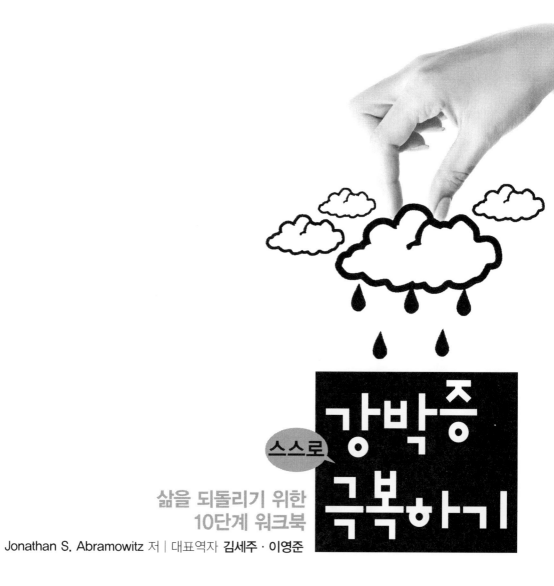

스스로

강박증
극복하기

삶을 되돌리기 위한
10단계 워크북

Jonathan S. Abramowitz 저 | 대표역자 **김세주 · 이영준**

Getting Over OCD
A 10–Step Workbook for Taking Back Your life

학지사

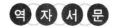

역 자 서 문

강박증 치료에 있어 약물치료와 인지행동치료는 두발자전거의 앞뒤 바퀴와 같다. 자전거의 두 바퀴가 균형을 이루어 나란히 움직일 때 빠르고 멀리 갈 수 있는 것처럼 약물치료와 인지행동치료가 균형을 이루어 함께 움직일 때 강박증도 효과적으로 치료될 수 있다. 이 책에서도 설명되어 있듯이 강박증 인지행동치료의 효과는 이미 오래전부터 여러 연구와 임상을 통해 확실하게 입증되었다. 하지만 실제 임상현장에서 이에 대한 접근이 그리 쉽지는 않다. 모두가 바쁘게 살아가는 현실에서 수개월 동안 매주 클리닉을 방문해 인지행동치료를 받는 일이 누구에게나 가능한 것은 아니다. 더욱이 강박증 인지행동치료에 대한 경험이 풍부한 좋은 치료자를 만나기도 쉽지 않다. 몇몇 기관과 학술 단체에서 전문가 육성을 위한 교육 프로그램들을 운영하고 있긴 하지만, 아직은 치료자의 수가 많이 부족한 형편이다. 앞으로는 많은 전문가가 육성되어 원하면 누구나 좋은 강박증 인지행동 치료자를 만날 수 있기를 소망한다.

이 책은 강박증 환자들이 손쉽게 인지행동치료에 접근할 수 있도록 혼자서도 사용할 수 있게 고안되었다. 비록 이 워크북이 정신과 의사나 임상심리사 등 전문가의 치료를 대신하기 위한 것은 아니지만, 인지행동치료 전문가의 직접적인 도움을 받기 어려운 많은 환자에게 현실적이고 실제적인 도움이 될 것이다. 전문가의 도움을 받는 경우에도 훌륭한 보조 자료로 활용될 수 있을 것이다. 또한 이 책은 강박증 인지행동치료에 대해 알기 원하는 정신과 의사와 임상심리사들에게도 훌륭한 참고서가 될 것이다. 이 워크북은 강박증 인지행동치료의 모든 과정을 충실히 포함하고 있다. 아직까지 우리나라에 강박증 인지행동치료에 대한 제대로 된 교재가 없는 현실에서, 이 책이 강박증 인지행동치료의 기초를 익히는 데 좋은 자료로 활용되기를 기대한다.

이 책을 번역하는 데는 여러 사람의 도움이 있었다. 오랜 시간 동안 번역 작업을 함께해 준 세브란스병원 정신과와 임상심리실 동료들에게 심심한 감사를 드린다. 특히 까다로운 영어 표현에 대한 자문을 기꺼이 맡아 준 국립서울병원 정경운 선생님과 이 책의 첫 장부터 마지막 장까지 꼼꼼한 검토와 조언을 해 준 세브란스병원 김혜원, 강지인 선생님에게 특별히 고마운 마음을 전한다. 오랜 시간 기다려 주시고, 좋은 책을 만들어 주신 학지사에도 감사를 전한다.

대표 역자
김세주 · 이영준

저 자 서 문

강박사고와 강박행동이 여러분을 방해하는가? 아마도 여러분은 강박증에 대해 정확히 이런 식으로 생각해 본 적이 없을 것이다. 어찌되었건, 지금까지 여러분의 삶이 완전히 중단되지는 않았을 것이다. 그러나 여러분이 이 문장을 읽고 있다는 사실은 어떤 방식으로든 강박증이 자신을 방해하고 있다는 것을 의미한다. 가고 싶은 곳을 못 가게 하거나, 하고 싶은 일을 못하게 하거나, 어떤 일을 함에 있어 다른 사람들보다 시간이 훨씬 더 많이 걸리게 하거나, 또는 그저 괴로움을 유발하거나 간에 말이다.

강박사고와 강박행동이 여러분을 방해하는 것을 막는 방법은 이 책의 각 단계를 처음부터 끝까지 작업해 나가는 것이다.

보람이 될 그리고 도전이 될 이 여행에 온 것을 환영한다. 보람이 되는 이유는 이 책에서 소개되어 있는 기술들을 배우고 익히면 여러분의 강박증이 많이 호전될 것이기 때문이다. 자, 상상해 보자. 더 이상 강박적 두려움으로 인해 겁나지 않는다. 이제는 더 이상 특정 상황을 회피할 필요가 없고, 강박적 행동에 의존해서 대처할 필요도 없다. 거의 일상생활에 제약을 받지 않는다. 멋지지 않은가?

도전이 되는 이유는 강박증을 극복하는 기술을 배우려면 몇몇 힘든 작업과 훈련을 가져야 하기 때문이다. 이전에도 도움을 받으려고 시도해 본 적이 있는가? 어쩌면 치료가 잘 진행되지 않았을 수도 있다. 지금 치료자를 찾고 있는가? 어쩌면 강박증을 제대로 치료할 수 있는 전문가를 찾는 것이 쉽지 않을 수도 있다. 어쩌면 여러분은 도움을 받으려고 계속 시도했지만 여의치 않았을 수도 있다. 강박증 환자들의 대부분은 정신건강 전문가의 도움을 받지 못한다. 그래서 나는 이 책을 쓰게 되었다. 어쩌면 이번이 강박증상에 대해 뭔가 해 보려는 첫 번째 시도일 수 있다. 어떤 경우에 해당하든 이 워크북을 선택함으로써 여러분은 지난 반세기 동안 많은 연구를 통해 효과가 입증된 프로그램을 경험할 것이다. 나는 강박증의 인지행동치료에 관련된 연구들을 수행하였고, 수백 명의(비록 수천 명은 아닐지라도) 강박증 환자들에 대한 치료경험이 있기 때문에 강박증과 그 치료법에 대해 잘 알고 있다. 나는 강박증 치료에 가장 효과적인 인지행동치료를 여러분이 가장 편리하게 이용할 수 있도록 내가 지닌 모든 과학적, 임상적 지식들을 동원해서 이 워크북을 만들었다.

강박증에 대한 여러 다른 책들과는 달리 이 워크북에서 소개하는 기법들은 모두 잘 고안된 임상시험을 통해 널리 연구된 것들이다. 이 책에서 소개된 방법들이 확실하게 강박증상을 호전시킨다는 사실은 이미 과학적으로 입증되었다. 나는 기본적으로 치료에 유용하다고 입증된 전략들을 사용하였으며, 혼자서 학습할 수 있는 형태로 바꾸었다. 나는 코치가 되어 여러분이 강박증을 극복할 수 있게 모든 비법을 가르쳐 줄 것이다. 또한 나는 응원단장이 되어 여러분이 강박증과의 전투를 치르도록 격려할 것이다.

여러분의 강박증은 얼마나 심한가? 어쩌면 강박증이 단지 '이따금씩 나타나서' 여러분을 특정 상황에서만 방해할 수 있다. 예를 들어, 공중화장실을 사용해야 하는 경우, 마지막으로 퇴근해서 문을 잠가야 할 때, 원치 않는 무시무시한 폭력적인 생각을 떠올리게 하는 칼이나 야구방망이, 경찰 총을 볼 때 등이다. 또는 어쩌면 강박사고와 강박행동이 끊임없이 대인관계나 가족, 종교, 영적 생활, 직업 그리고 삶의 다른 영역들을 방해할 수도 있다. 원치 않는 성적인 생각이나 혹은 죄를 범했거나 무시무시한 실수를 저질렀다는 두려움을 계속 가지고 있는 경우, 비극적인 일에 대한 책임이 자신에게 있다는 걱정을 항상 하는 경우, 사물들이 딱 맞지 않고 더 완벽하게 배열하고 정돈해야 할 것처럼 느끼는 경우 등이다. 강박사고와 강박행동을 얼마나 자주 경험하든 간에, 나는 여러분이 건강과 자유를 향한 이 10단계 여행에 함께하기를 기대한다. 여러분은 여행길의 모든 단계가 가진 가치를 알게 될 것이다.

나는 누구일까

내가 강박증에 대해 처음으로 접한 것은 1994년 멤피스 대학교 심리학과에서 임상 심리학 박사과정을 공부할 때다. 내가 수련과정에 있을 때 만났던 한 점잖고 친절한 여성은 가족들이 잠자는 동안 자신이 난폭해져서 그들을 죽일까 봐 두려워하였다.

그녀는 모든 칼을 자물쇠로 잠글 수 있는 안전한 곳에 보관하였으며, 이치에 맞지 않는 자신의 터무니 없는 생각을 행동으로 옮기지 않게 해 달라고 하느님께 계속해서 기도하였다. 비록 강박증에 대한 책과 논문을 많이 읽기는 했지만, 그때 나는 그녀의 문제를 직접 듣고 그녀가 얼마나 괴로워하는지 살펴볼 준비가 전혀 되어 있지 않았다. 나는 지도교수의 감독하에 '노출 및 반응방지' 라는 형태의 인지행동치료를 시행하였고, 마침내 그녀가 강박증을 극복하게 도와주었다. 이를 계기로 나는 강박증에 대한 호기심을 가지게 되었고, 강박증에 대한 연구와 임상적 경험을 많이 쌓고 더 많이 배워야겠다고 결심하게 되었다.

나는 운 좋게도 에드나 포아(Edna Foa) 박사, 마이클 코작(Michael Kozak) 박사, 마틴 프랭클린(Martin Franklin) 박사, 그리고 몇몇 강박증 및 인지행동치료 전문가의 가르침과 지도 아래 필라델피아에 있는 강박증 치료 및 연구센터(현 펜실베이니아 대학교 부설)에서 박사과정을 마치고 전문가로서의 활동을 시작하였다. 강박증의 진단, 치료 및 연구에 대해 배울 수 있었던 그 4년 동안의 기간은 내가 임상가로서 그리고 과학자로서의 역할을 수행하는 데 매우 귀중한 시간이었다.

2000년도에 나는 미네소타 주 로체스터에 있는 메이요 클리닉으로 옮겼고, 메이요 강박증 및 불안장애 클리닉을 만들어 치료 및 연구 프로그램을 운영하였다. 메이요 클리닉에는 미국 전역과 전 세계로부터 강박증 환자들이 내원하였다. 나는 많은 환자를 직접 치료하고 상담했으며, 강박증 환자들을 돕는 법을 배우려는 많은 치료자를 교육하고 지도하였다. 또한 그동안 연구, 수련 및 임상활동을 통해 배운 것들을 담아 세 권의 강박증 책(전문가를 위한)을 출판하였다.

2006년 나는 채플힐의 노스캐롤라이나 대학교로 옮겼고, 심리학과 교수 겸 부학장이 되었다. 또한 주로 강박증 및 다른 불안장애 환자들을 담당하는 노스캐롤라이나 대학교 불안 및 스트레스 클리닉의 책임을 맡았다. 내가 하는 일은 미래의 심리학자인 박사과정 학생들에게 인지행동치료를 어떻게 이해하고 연구하는지, 그리고 강박증 환자들에게 어떻게 적용하는지 가르치고 지도하는 일이다. 강박증으로 인한 고통을 최소화하기 위해 우리 팀은 강박증 치료 및 예방에 대한 연구를 매우 열심히 하고 있다. 또한 나는 작은 개인 클리닉을 가지고 있다. 그곳에서는 여러 지역에서 채플힐로 찾아오는 강박증 환자들을 주로 치료하고 있다.

결론적으로, 나는 내 일을 사랑한다. 나는 사람들의 얘기를 잘 이해한다. 그리고 새로 만나는 모든 사람의 강박사고와 강박행동을 이해하기 위한 도전을 즐거워한다. 그러나 내게 가장 보람이 있는 일은, 여러분과 같은 사람들이 인지행동치료의 원칙(노출 및 반응방지)을 사용해서 강박사고, 두려움, 이치에 맞지 않는 의례적 행동, 그리고 고통스러운 불안으로부터 벗어나 위안을 얻도록 돕는 일이다. 내가 가진 관심과 사랑, 그리고 감사하게도 임상가이자 과학자로서 받았던 특별했던 수련과 여러 경험을 생각해 볼 때, 직접 만나서 치료할 수 없는 사람들을 위해 내가 할 수 있는 최선의 일은 강박증 환자를 위한 워크북을 쓰는 일인 것 같다. 이 워크북 안에는 과학과 기술이 여러분에게 제공해 줄 수 있는 모든 내용이 담겨 있다.

이 워크북이 어떻게 여러분을 도울 수 있을까

심리학 또는 정신의학 분야에 있는 전문가들은 인지행동치료가 강박증 치료에 가장 효과적인 방법이라고 생각한다. 강박증 인지행동치료는 전 세계적으로 수천 명의 환자에서 연구되었다. 60~70%의 사람은 인지행동치료를 통해 적어도 어느 정도 효과를 본다. 만약 여러분이 인지행동치료의 과정을 모두 끝마친다면 강박증상은 50~70% 정도 줄어들 것이다. 그것은 강박적 불안과 강박적인 의례적 행동이 의미 있게 감소하고, 삶의 질이 상당히 개선된다는 것을 의미한다. 비록 내가 여러분의 성공을 보장할 수는 없지만, 열심히 하면 여러분은 인지행동치료를 통해 틀림없이 효과를 볼 것이다.

환자 치료와 연구를 통한 나의 경험에서 생각해 볼 때, 강박증을 극복하는 가장 좋은 방법은 점진적 과정을 밟는 것이다. 강박사고와 강박행동을 매우 효과적으로 제거하는 노출 및 반응방지 형태의 인지행동치료가 정확하게 성공하는 이유는, 치료를 진행하면서 각자 자신만의 성공 방식을 만들어 나가기 때문이다. 다른 책들과는 달리 이 워크북이 인지행동치료의 각 과정에 해당되는 열 개의 단계로 만들어진 이유도 바로 여기에 있다. 각 단계마다 여러분은 강박사고와 강박행동을 극복하기 위한 기본 전략을 익히는 훈련을 할 것이다. 이 책을 읽는 동안 연필이나 볼펜을 늘 소지하

라. 그리고 앞으로 수개월 동안 계속 사용할 수 있도록 빈 작업지와 서식들을 복사해 놓는 것이 좋다.

이 책은 자습서(self-help book)다. 즉, 혼자서도 사용할 수 있도록 고안된 것이다. 하지만 이 책이 전문적인 도움이 필요한 여러분에게 자격을 갖춘 정신건강 전문가의 치료를 대신할 수는 없다. 여러분은 이 워크북을 다음과 같은 방식으로 사용할 수 있다.

- 치료자와 함께 치료 작업을 해 나갈 때 보조 자료로 사용할 수 있다. 사실 내가 이 책을 쓴 동기 중 하나는 환자와 고객이 치료를 받는 동안 사용할 수 있는 좋은 자료가 있었으면 하는 것이었다. 치료를 받았지만 별로 효과가 없었다면 어쩌면 여러분의 치료자는 강박증 치료의 전문가가 아닐 수도 있다. 이미 믿음이 가고 마음에 드는 임상가를 찾았다면(이는 효과적인 치료에 매우 중요한 요소다), 여러분은 아마도 치료자와의 의사소통을 효과적으로 하고 치료적 관계를 공고히 하기 위해, 이 책의 내용을 임상가와 함께 나누고 싶을 것이다. 이 워크북은 치료의 동반자로서 체계를 잡아 주며 여러분의 치료가 잘 진행되게 도와준다.
- 지속적인 전문가의 도움이 필요하지 않은 정도의 강박증상을 극복하는 데 사용할 수 있다. 강박사고와 강박행동에 대해 많은 사람이 전문가의 도움을 받지 않는 이유 중 하나는 병적 수준에 이르지 않는, 소위 '준임상적(subclinical)' 증상을 가지고 있기 때문이다. 이는 강박증 진단을 공식적으로 내릴 수 있을 정도의 증상을 가지고 있지 않은 것을 의미한다. 그렇다고 해서 삶에 아무런 문제가 없거나, 증상이 개선되어도 얻을 게 없다는 뜻은 아니다. 1단계에서는 자신의 증상이 스스로 생각하는 것보다 심각한지 아닌지, 그리고 진단적 평가를 위해 정신건강 전문가를 찾아가 봐야 하는지 아닌지 살펴볼 것이다. 만약 전문가를 반드시 찾아가 봐야 할 정도로 심각하지 않은 경우에는, 이 워크북을 활용하는 자기주도 인지행동치료(self-directed CBT)가 안성맞춤이다. 물론 우울하거나(강박증 환자에게서 흔하다) 자살 생각이 있는 경우에는 즉시 의사를 찾아야 한다.
- 강박증을 가지고 있으면서 추가적인 정서적 지지를 바라는 경우에 도움이 된다. 실제 인물, 실제 증상 그리고 내가 목격한 실제의 성공담으로 엮어져 있는 이야

기와 사례를 통해, 여러분은 강박증에서 벗어나는 길을 찾기 위한 투쟁이 자신만의 외로운 싸움이 아니라는 것을 알게 될 것이다. 내가 상담하는 많은 사람은 강박사고와 강박행동이 자신의 삶에 침입한 것에 대한 아무런 책임이 없음에도 불구하고 자신을 괴롭히는 증상에 대해 흔히 수치심을 가지고 있다. 수치심과 죄책감은 증상 호전에 방해가 되는데, 강박증이 불청객이라는 사실을 여러분이 더 잘 알게 되면 사라진다.

- 여러분의 지지 네트워크를 강화하는 데 이 책을 사용할 수 있다. 이 워크북은 친구, 가족 그리고 정신건강 전문가들이 강박증에 대한 더 많은 지식을 더 많이 얻고 여러분이 경험하고 있는 것을 더 잘 이해하며 여러분이 강박증을 헤쳐 나가는 것을 돕는 여러 가지 방법을 배우는 데 도움이 된다.

지금까지 정신건강 전문가를 찾아가 본 적이 없는가(강박증을 가진 사람에게 성공적인 도움을 줄 수 있을 정도로 제대로 된 수련을 받고 경험을 쌓은 전문가는 매우 적다)? 없다면, 내가 여러분에게 강박증에 대해 알려 주고 회복을 향한 여행을 시작하게 하는 기회를 갖게 되어 기쁘다. 치료자와 작업을 해 나가면서, 다른 한편으로 이 워크북을 활용하는가? 만약 그렇다면 여러분의 치료에 나를 참여시켜 주어 감사하다. 여러분을 돕는 것은 나에게 기쁨이다. 여러분이 강박증에 대한 경험이 많지 않은 치료자인가? 만약 그렇다면 내가 여러분의 안내자 역할을 할 수 있게 되어 영광이다. 이 책이 여러분의 작업에 도움이 되기를 희망한다.

어떤 내용이 담겨 있을까

새로운 치료 프로그램을 시작할 때 드는 다양한 감정은 모두 정상이다. 증상에 갇혀 있는 느낌이 들기도 하지만, 변화가 불안하게 느껴질 수도 있다. 여러분은 강박증을 벗어나고 싶지만 그렇게 하려면 어떻게 해야 할까? 여러 가지가 복잡하게 섞여 있는 그 모든 감정 때문에 여러분은 나약하고 혼란스러운 느낌이 들 수도 있다. 이 책에 담겨 있는 치료 프로그램은 여러분이 자신의 감정을 더 잘 이해하도록 도움으로써 여러분에게 힘을 실어 줄 것이다. 또한 아마도 지금 여러분을 꼼짝 못하게 하고 있는 두려움과 불안을 극복할 수 있게 도와줄 것이다.

이 워크북은 세 부분으로 나뉘어 있다. 제1부는 1, 2, 3단계로 구성되어 있으며 강박증의 증상, 원인 그리고 치료에 대해 배울 것이다. 강박증에는 몇 가지 유형의 강박사고와 강박행동이 있다. 제1부에서는 여러분의 고유한 강박증 유형에 대해 배우고, 각자에게 알맞은 인지행동치료 기법을 계획할 수 있도록 도울 것이다. 최종적으로는 인지-행동적 관점에서 강박증을 바라보는 방법을 배울 것이다. 제1부에 포함된 세 단계에서는 이후 단계에서 여러분이 사용할 치료전략들을 최대한 활용할 수 있도록 여러분의 증상을 이해하기 위한 기반을 조성할 것이다.

제2부에서는 강박증을 물리치기 위한 전략을 사용할 수 있도록 여러분을 준비시킬 것이다. 구체적으로, 4단계에서는 강박사고 및 강박적인 의례적 행동과의 전투를 위한 행동 계획을 수립할 것이다. 5단계에서는 도전적인 인지행동치료 작업에 지속적으로 동기부여를 하기 위해 몇 가지 훈련을 완료할 것이다.

제3부는 이 워크북의 가장 핵심적인 부분이다. 6, 7, 8, 9단계에서는 강박증 치료에 매우 효과적인 인지행동치료 기법을 여러분이 적용할 수 있도록 단계적인 지침을 제공할 것이다. 이 기법은 강박증을 지속시키는 '생각, 느낌, 행동' 패턴을 바꾸도록 도울 것이다. 10단계에서는 호전된 상태를 계속 유지하고, 강박증을 영원히 물리치기 위한 계획을 수립할 것이다. 이 책에 나오는 예시와 작업지 및 서식은 여러분이 이 프로그램을 최대한 활용하는 데 도움이 될 것이다. 워크북의 각 단계를 익히기 위해서는 반드시 그 이전 단계를 숙지하여야 한다. 예를 들어, 2단계에서 수행하는 자기분석은 3~6단계에서 치료 프로그램을 계획하고 실행할 때 사용될 것이다. 그러므로 꼭 순서대로 각 단계를 읽고 순서대로 진행해 나가야 한다.

자, 이제 여러분은 앞에 무엇이 놓여 있는지 알게 되었을 것이다. 함께 이 프로그램을 수행해 나가자. 1단계에서는 두려움과 불안이 줄어들고, 일하고 즐기고 그저 있는 그대로의 여러분 자신이 될 수 있는, 더욱 풍부하고 나은 삶을 향한 여행이 시작될 것이다.

차 례

제1부
적에 대해 알기

제2부
준비하기

제3부
나의 치료 프로그램

제1부

적에 대해 알기

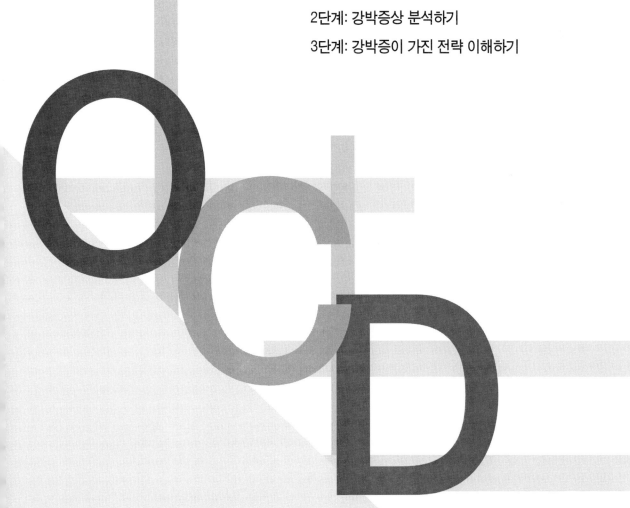

강박증에 대해 알아보기
– 증상, 원인, 치료에 대해 배우기 –

시작하기에 앞서 한 가지를 분명히 할 필요가 있다. 강박증은 환자와 그들이 사랑하는 사람을 힘들게 하는 실제 존재하는 정신장애다. 강박증은 꾸며 내거나 스스로 빠져드는 것이 아니다. 하지만 스스로 원해서 강박증이 생긴 것은 아니더라도, 강박증이라는 '적'에 대해 '어떠한 반응을 보이는가'는 강박증을 없애는 데 중요한 요인이 된다.

강박증상에 대한 가장 좋은 인식은, 그것을 '매우 괴롭고 비생산적이며 도움 없이는 통제하기 힘든 일련의 원하지 않는 생각, 느낌 및 행동 패턴'이라 생각하는 것이다. 강박증에서 나타나는 특징적인 사고의 형태는 바라지 않는데도 마음속에 침습하는, 원치 않고 무의미하며 때때로 매우 불쾌하게 만드는 생각, 장면 그리고 충동이다. 이것을 강박사고라 부른다. 머릿속에 침습하여 떠오르는 이런 종류의 생각은 무엇인가 나쁘거나 해로운 일이 일어날지도 모른다는 두려움, 불확실감, 불안감 그리고 불편감을 유발한다. 불안한 감정을 느끼는 패턴은 결국 불안을 줄이고 강박사고를 처리하기 위해 무엇인가를 해야 할 것 같은 충동을 촉발시키는데, 이때 하는 행동이 의례적 행동과 회피행동이다. 의례적 행동(때때로 강박적인 의례적 행동이라 불린다) 및 회피행동은 강박증을 가진 사람이 강박사고에 대처하고, 안전하고 확실하다는 느낌을 다시 회복하며, 불안을 줄이기 위해 취하는 행동 패턴이다.

강박증의 두 가지 핵심 사항은 다음과 같다.

- 강박사고는 불안을 유발한다.
- 강박적인 의례적 행동과 회피행동은 불안을 줄이려는 시도다.

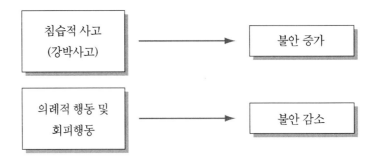

여러분의 생활에서 이처럼
방해되는 패턴을 경험한 적
이 있는가?

때때로 강박적인 의례적 행동과 회피행동이 단기적
으로는 강박적 불안과 불확실감을 줄여 주기도 하지
만, 장기적으로는 오히려 역효과를 가져온다. 왜냐하
면 강박사고는 언제나 다시 돌아오기 때문이다. 결과
적으로 이전에 하던 의례적 행동과 회피행동을 점점 더 많이 하고 있는 자신을 발견
하게 될 뿐이다. 이와 같은 생각, 느낌, 행동 패턴은 시간이 가면 갈수록 점점 심해져
서 회피행동과 의례적 행동(어쨌든 역효과를 낳는)을 하는 데 너무나 많은 에너지를 소
비하게 되고, 결국 직장, 학교, 사회 및 여가 생활이 무너지게 된다.

　미국정신의학회의 『정신장애의 진단 및 통계 편람 제4판(*Diagnostic and Statistical
Manual of Mental Disorders, 4th edition: DSM-IV-TR*)에 따르면 강박증은 불안장애
중 하나로 분류된다. 강박증은 심각한 고통을 유발하거나 일상생활을 방해하는 강박
사고 또는 강박적인 의례적 행동이 하루에 적어도 한 시간 이상 있을 때 진단할 수 있
다. 불안장애로 분류되는 다른 정신건강 문제로는 공포증(동물, 폭풍, 어두움, 폐쇄된
공간에 대한 비합리적 공포), 사회불안장애(사회적 상황에서 당황하는 것과 사람들 앞에서
말하는 것에 대한 공포), 공황장애(강한 공포 및 두려움의 반복적 엄습), 광장공포증(대중
속에 혼자 있는 것에 대한 두려움), 외상후스트레스장애(PTSD: 개인이 경험한 외상적 사
건에 대한 불안, 회상 및 악몽), 범불안장애(대인관계, 재정, 직업, 학업 및 건강과 같은 일

상적인 문제에 대한 과도한 걱정)가 있다. 이와 같은 다른 불안장애들이 종종 강박증과 동반되어 나타나기도 하지만, 이 워크북에서 다루지는 않을 것이다.[1]

다음과 같은 것은 강박증이 아니다

이 워크북에 나오는 치료 전략은 강박증에 매우 효과적이며, 특히 앞서 기술한 문제들을 해결하기 위해 고안되었다. 그러나 불행하게도 일부 전문가를 포함한 많은 사람이 강박증을 반복적 생각이나 행동을 보이는 다른 질환과 혼동한다. 그러므로 어떤 것이 강박증인지 아는 것과 더불어, 어떤 것이 강박증이 아닌지 아는 것도 중요하다. 만약 여러분이 강박증이 아닌 다음 유형에 해당한다면, 이 워크북은 별로 도움이 되지 않을 것이다.

강박 스펙트럼 장애

다음 중 여러분이 어려움을 겪고 있는 '강박적' 생각과 행동에 표시해 보라.

☐ 반복적인 머리카락 뽑기(예: 발모광)
☐ 틱 또는 뚜렛 증후군(예: 눈 깜빡임과 같은 갑작스러운 얼굴의 움직임, 헛기침 또는 킁킁거림과 같은 원치 않는 발성, 다양한 신체 부위에서 갑작스럽게 일어나는 근육의 움직임)
☐ 반복적인 피부 뜯기 또는 손톱 물어뜯기
☐ 강박적 도박
☐ 강박적인 성적 행동(예: 대인관계나 일상생활을 방해하는 수준의 과도한 음란물 사용 또는 자위 행위)

---

1. 여러분이 이러한 다른 불안장애 중 하나를 가지고 있다고 생각한다면 다음의 워크북이 도움이 될 것이다. *The Anti-Anxiety Workbook*, by Martin M. Antony, PhD, and Peter Norton, PhD (Guilford, 2008).

☐ 강박적 절도

☐ 자해 행동(예: 칼로 베기)

☐ 강박적 쇼핑, 구매 및 저장

☐ 심각한 병에 걸렸다는 것에 대한 과도한 집착(예: 건강염려증/건강불안)

강박증이 아닌 강박 스펙트럼 장애에 해당하는가?   만약 이 문제들 중 하나 이상에 해당한다면, 여러분은 소위 강박 스펙트럼 장애를 가지고 있을 수 있다. 강박 스펙트럼 장애는 강박증과 일부 겹치는 측면이 있지만, 앞서 제시한 그림에서와 같은 생각, 느낌 및 행동 패턴을 보이지 않는다. 그러므로 그 질환에는 그에 맞는 별도의 치료적 접근이 필요하다. 만약 여러분의 증상이 강박 스펙트럼 장애 범주에 더 합당하다면, 정신건강 전문가와 상의해 보라.

강박성 인격장애

다음 목록 중 여러분에게 해당하는 성격 특성에 표시해 보라.

☐ 세부 사항과 규칙에 집착한다.

☐ 다른 사람들이 내 방식대로 일해 주기를 고집하며, 그렇지 않을 경우에는 매우 화가 난다.

☐ 완벽주의가 일을 완수하는 데 방해가 된다.

☐ 인색하고 너그럽지 못하다. 내 물건을 다른 사람과 함께 쓰는 것이 어렵다.

☐ 일과 생산성에 과도하게 몰두한다.

☐ 전반적으로 융통성이 없고 고집이 세다.

☐ 윤리적ㆍ도덕적인 면에서 과도하게 양심적이고 경직되어 있다.

☐ 옷, 책, 신문 등 낡고 가치 없는 물건조차 버리지 못한다.

여러분이 보통 사람들과 비슷하다면 아마도 두세 항목에 표시하였을 것이다. 그러

나 네 가지 이상에 해당하고, 그것 때문에 일상생활
에서 어려움을 겪는다면 강박성 인격장애를 가지고
있을 수 있다. 강박성 인격장애는 강박증과 다른 것이

다(항상 나는 환자들과 학생들에게 이 두 가지가 비슷한 이름을 가진 것은 유감스러운 일이
라고 이야기한다). 강박성 인격장애는 강박증에서 보이는 생각, 느낌 및 행동 패턴을
갖고 있지 않으며, 이 워크북에서 사용될 치료 기법이 효과적이지 않다.

강박증이 있다는 것은 어떤 것인가

강박증은 매우 다양한 양상을 보이는 질환이다. 다음에 나오는 네 사람의 사례에
서 알 수 있듯이 강박증의 모습은 저마다 매우 다를 수 있다. 하지만 증상은 다양할지
라도, 근본적으로 모든 강박증에서 분명히 조금 전에 설명한 공통적인 생각, 느낌 및
행동 패턴을 발견할 수 있을 것이다. 다음 사례들에서 이 패턴이 어떻게 서로 연관되
어 있는지 살펴보라.

태연 씨: 절대 하지 않았던 실수

"내 증상은 대학 진학으로 생전 처음 집을 떠나 살게 된 직후부터 시작되었다. 과
제물을 완성하거나 물건 값을 내야 하거나 중요한 문서를 작성할 때마다, 혹시 내가
어떤 심각한 실수를 했을지도 모른다는 의심이 머릿속에 들기 시작했다. 예를 들어,
'통화 요금을 적게 냈으면 어떻게 하지?' '요금을 납부하는 계좌번호를 잘못 눌렀으
면 어떻게 하지?' 하는 의심들이었다. 어쩌면 요금을 내지 못해 전화가 끊기게 될지
도 모른다는 생각이 계속 떠올랐다. 또한 문 앞에 수금원들이 나타나 나를 뒤쫓는 장
면도 떠올랐다."

"그래서 절대로 실수하지 않기 위해, 어떤 것을 제출하거나 보내기 전에 전부 다시
읽기로 결심하였다. 그렇지만 얼마 지나지 않아 다시 확인하는 행동은 감당할 수 없
는 정도가 되었다. 나는 계좌번호와 금액이 정확한지 확인하기 위해 지로용지를 반

복해서 읽는 일에 집착하기 시작했다. 심지어 여러 번 확인을 해도 여전히 의심이 사라지지 않았다. 때때로 지로요금 납부 확인 버튼을 누르려는 순간에도, 실수를 하지 않았는지 확인하기 위해 지로용지를 다시 살펴봐야 했다. 이 모든 과정을 다시 처음부터 시작했다. 물론 이런 행동이 이성적으로는 전혀 말이 되지 않는다는 것을 알고 있었다. 내가 두려워하던 것들 중에 실제 일어난 실수는 하나도 없었다. 하지만 나는 여전히 확인을 반복해야만 안심할 수 있었다. 모든 것에 실수가 없다는 보장이 없는 한, 나는 영원히 강박적 집착을 계속할 것 같았다."

성수 씨: 꼼꼼한 케이블 설치기사

"나는 케이블 TV 설치기사다. 일 때문에 항상 여러 사람의 집에 들어가야만 했는데, 그때부터 '내가 우리 동네에 병균과 위험한 오염물을 퍼뜨리고 다닐 수 있겠구나.'라는 생각을 하기 시작하였다. 내가 종로에 사는 누군가로부터 병균을 묻혀 와서 을지로에 있는 어떤 가족에게 퍼뜨렸다고 생각해 보자. 아무 잘못 없는 사람들(아마도 아동)이 끔찍한 병에 걸린다면, 그것은 내 잘못일지도 모른다. 내가 개똥, 독성이 있는 살충제, 또는 거름을 뿌린 잔디를 밟았을지도 모른다는 걱정이 들었다. 그것들을 묻힌 채로 누군가의 집에 들어가면 어떻게 될까? 그 집에 아기가 살고 있고, 내가 걸었던 언저리를 기어 다니면 어떻게 될까? 나는 머릿속에서 이런 강박사고들을 없앨 수가 없었다. 강박사고는 깨어 있는 내내 나와 함께 있는 것 같았다. 그리고 이런 강박사고 때문에 나는 매우 걱정스러웠다."

"나는 이런 생각과 두려움을 해결하기 위해, 내가 밟은 곳을 주의 깊게 관찰했고 잔디밭 위를 걷는 것을 회피했다. 다른 사람 집에 들어가기 전에는 항상 손을 문질러 씻었고 신발을 물수건으로 닦았다. 그럼에도 불구하고 나는 여전히 나도 모르게 오염물을 퍼뜨릴지도 모른다고 생각했다. 어느 순간, 나는 아무 일도 발생하지 않았다는 것을 확인하기 위해 방문했던 모든 집에 전화를 걸어야겠다고 생각했다. 그 후로는 고객들 집을 방문하는 사이사이에 우리집에 들러 샤워를 하고 작업복을 세탁할 수 있도록 경로를 짜기 시작했다. 당연히 업무에 지장이 있었지만, 나 때문에 아무 죄 없는 사람들이 병에 걸릴까 봐 너무 두려웠다. 당연한 얘기지만, 결국 나는 케이블

TV 회사에서 해고되었다."

유리 씨: 산후 강박증

"모든 것은 아들 상욱이가 태어나면서부터 시작됐다. 원래 나는 항상 걱정이 많은 사람이었지만, 아무것도 할 수 없는 작은 아기를 돌봐야 하는 일은 정말로 공포스러웠다. 더 끔찍한 것은, 아무것도 모르고 어떤 것도 방어할 수 없는 아기에게 내가 나쁜 짓을 저지를지도 모른다는 극도로 끔찍한 생각을 멈출 수가 없다는 것이었다. 이런 생각을 입에 담는 것조차 힘들지만, 아기가 울 때면 그 아기를 심하게 흔드는 생각이 들곤 하였다. 말도 안 되는 생각이란 걸 알고 있었지만, 그 생각은 너무 무서웠다. 때때로 나는 자제력을 잃고 아기를 흔들어서 죽이지 않았다는 것을 확인하기 위해 자고 있는 아기를 살펴보았다."

"상욱이의 기저귀를 갈아 줄 때에는 온갖 종류의 끔찍한 성적인 생각이 들었다. 기저귀를 갈아 줄 때마다 '음경'이라는 단어가 머릿속에 떠올랐고 아기를 성적으로 애무하는 생각이 들었다. 내가 기저귀를 가는 것 때문에 아기가 성적으로 흥분하는 것은 아닌지 의심하였다. 이런 생각을 떨쳐 버리려고 했지만 곧 다시 떠올랐다. 이 생각 대신 좋은 생각을 하려고 애써 보았지만 언제나 나쁜 생각이 이겼다. 왜 그럴까? 알고 보면 내가 소아성애자여서? 변태여서? 이 끔찍한 생각을 행동으로 옮기게 되는 것은 아닐까? 결국 나는 기저귀 가는 일을 피하게 되었다. 기저귀는 전부 남편이 갈았다. 아기는 불쌍하게도 남편이 퇴근해서 집에 올 때까지 더러워진 옷을 입은 채로 있어야 했다. 또한 나는 남편에게 이런 생각을 가진 나를 나쁜 사람이라고 생각하는지 끊임없이 물어보았다. 남편은 내가 여전히 좋은 사람이라고 안심시키려 하였다. 나는 부모가 되는 것은 근사한 일이라고 생각해 왔지만, 결국 끔찍한 악몽이 되고 말았다."

정훈 씨: '딱 맞지 않는' 강박증

"나는 십 대 초반부터 '짝수인지' '균형이 잡혀 있는지' '순서대로 되어 있는지'를 확인하는 데 많은 시간을 소모하였다. 마치 자동 조종장치처럼 내 머리는 언제나 이 것만 생각했다. 생각하고 싶지 않았지만 무시하거나 물리칠 수 없었다. 예를 들어, 홀수는 균형이 맞지 않다는 생각 때문에 문제였다. 만약 홀수를 발견하면 짝수로 맞추기 위해 무엇인가를 해야 했다. 가령 오늘 23개의 이메일을 받았다면, 24로 만들기 위해 스스로에게 이메일을 하나 더 보내야 했다. '균형 맞추기' 또한 큰 문제였다. 만약 왼쪽 몸에 뭔가 닿았다면, 뒤돌아서 오른쪽 몸에 똑같은 압력으로 닿게 해서 균형을 맞춰야 했다. 그렇게 하지 않으면 '균형이 맞았다'는 느낌이 들지 않았다. 침실도 딱 맞게 정리정돈되어야 했다. 서랍 속 옷들도 특정 방식으로 배열되어 있어야 했고, 책상 위 물건들도 특정 방식으로 놓여 있어야 했다. 심지어 옷 입기, 신발 신기, 음식 먹기, 씻기, 머리 빗기도 특정한 방식대로 해야 했다. 완벽하지 않거나, 균형이 잡혀 있지 않거나, 또는 짝수가 아니어도 어떤 나쁜 일이 발생하는 것은 아니었지만, '딱 맞지 않는다'는 생각에 압도되는 느낌이 들었다. 마치 그 느낌이 영원히 지속되어 그 생각을 하다가 미쳐 버리고 말 것 같았다. 그래서 그 느낌을 없애기 위해 이러한 의례적 행동을 하는 데 시간을 그저 소비했다. 불행하게도 그렇게 하는 데 너무 많은 시간이 들어 다른 것을 거의 할 수가 없었다."

이런 사람들과 비슷한 점이 있는가?

이상의 사례들에서 강박증에서 보이는 생각, 느낌 및 행동 패턴을 확인하였는가? 이런 강박증의 패턴들을 무력화하는 것이 인지행동치료의 목표다. 그러므로 중요한 첫 단계는 자신의 생각, 감정 및 행동에서 그 패턴들을 찾는 방법을 배우는 것이다.

이런 문제를 여러분만 가지고 있는가

불안장애는 가장 흔한 정신과 질환이다. 대략 20%의 성인(5명 중 1명)이 일생 중 어느 한 시점에 임상적으로 심각한 불안을 경험한다. 강박증의 경우 성인 인구의 2~3%에서 발생한다. 더욱이 이 숫자는 강박증 진단기준을 완전히 충족하지 못하는 가벼운 정도의 강박사고 및 의례적 행동을 경험하는 수많은 사람은 포함시키지 않은 것이다. 앞으로 알게 되겠지만, 대부분의 사람은 일생 중 어느 시점에 강박사고 및 의례적 행동을 경험한다. 여러분이 모르고 있을 수도 있지만, 아마도 여러분의 주변에도 강박증을 가지고 있는 사람들이 있을 것이다. 그러므로 강박증으로 고통받는 것은 여러분 혼자만의 문제는 아니다.

대부분의 사람은 더 독립적이 되고 책임감이 커지는 10대 후반 또는 20대 초반에 강박증을 겪기 시작한다. 앞선 사례들을 통해 알아차렸을지도 모르지만, 흔히 책임감은 강박증에서 중요한 역할을 한다. 강박증이 언제 시작되었는지 정확히 잡아내는 것은 어려울 수도 있다. 하지만 언제 처음으로 강박사고와 강박행동을 갖게 되었는지 기억하지 못해도 괜찮다. 더 중요한 것은 일단 강박증의 패턴이 시작되면 혼자서 없애기 어렵다는 사실이다. 그러므로 더 일찍 치료를 시작할수록 더 좋다. 그리고 시작하는 방법은 강박증의 일부인 여러분이 경험하고 있는 생각, 느낌 및 행동의 종류를 인식하는 것이다.

강박증은 여러분 머릿속에 어떤 생각을 떠오르게 하는가

여러분의 가장 친한 친구가 자신은 새 자동차에 '강박적'이라고 주장할지도 모른다. 여러분의 아들은 스포츠 스타에 '강박적'일 수도 있다. 여러분의 직장 동료는 어떤 가수에게 '강박적'일 수도 있다. 여러분은 새로운 애인을 만나 '강박적'으로 질투심에 휩싸였던 때를 떠올릴 수도 있다. 그러나 '강박'이라는 용어에 대한 이와 같은 쓰임은, 강박증에서 보이는 사고방식과 강박증이 여러분에게 미치는 영향에 견줄 만한 것이 아니다. 심리학자에게 강박사고와 강박적 생각이란, 단지 어떤 것에 대해 많이 생각하는 것 이상을 의미한다. 강박증에서 보이는 강박사고란 침습적이고, 부적절하며, 이치에 맞지 않고, 고통을 주는 지속적이고 원치 않는 생각, 충동, 의심 및 장면이다. 강박증을 가진 사람에게 강박사고는 어떤 것에 대한 강렬한 관심의 표현이 아니다. 오히려 강박사고는 다음과 같은 것을 의미한다.

- 원치 않는 생각과 의심
- 무시하거나 저항하려고 애쓰는(하지만 흔히 실패하는) 생각과 의심
- 여러분을 불편하고, 불안하며, 위험하다고 느끼게 하는 생각과 의심

> 강박사고는 어떤 일에 대한
> 강렬한 관심이 아니다.

이런 생각은 새 자동차에 대한 공상에 빠져드는 것과는 전혀 다른 것이다.

이 워크북은 강박증에서 보이는 강박사고를 치료하기 위해 고안되었다. 그러나 반복적이고 부정적인 사고가 모두 강박증상은 아니다. 만약 다른 종류의 문제라면 다른 치료적 접근이 필요하다. 예를 들어, 과도한 걱정은 흔히 범불안장애의 징후다. 걱정은 강박사고와는 다르다. 걱정은 직장, 학업, 인간관계, 의사결정, 건강, 돈 등과 같이 실제 생활과 관련된 문제에 대한 것이다. 예를 들어, '직장을 잃고 거리로 쫓겨나면 어떻게 하지?'와 같은 생각이다. 생각을 곱씹는 것은 강박사고와 자주 혼동되는 또 다른 형태의 반복적이고 부정적인 생각이며, 우울증의 징후다. 예를 들어, 좌절, 상실 및 그 밖의 극복하지 못할 것 같은 문제들처럼, 실제 부정적 사건에 대해 반복적으로 생각하는 것이다. 만약 여러분의 부정적 생각이 강박사고보다는 걱정 또는 생각을 곱씹는 범주에 더 합당한 것 같다면, 전문적인 평가를 통해 여러분이 강박증을 가지고 있는지 아니면 다른 문제를 가지고 있는지 알아보는 것이 좋다.

강박사고의 종류

강박증의 한 요소인 강박사고는 일반적으로 위험, 폭력, 도덕 또는 위해에 대한 책

임감과 관련되어 있다. 강박사고는 흔히(항상 그런 것 은 아니지만) 크게 다음 범주로 나뉜다. ① 위해나 실 수에 대한 책임감, ② 오염, ③ 순서와 대칭, ④ 폭력 과 공격성, ⑤ 성, ⑥ 종교와 도덕성이다. 각각의 범주에서 가장 흔한 강박사고들이 다음에 나열되어 있다. 각 목록을 살펴보면서 여러분에게 많은 불안과 고통을 유발 하고 일상생활을 방해하는 강박사고에 표시해 보라.

> 여러분의 강박사고는 보통 다음 중 어떤 것인가?

1. 위해나 실수에 대한 책임감
다음 내용과 관련된 심한 불안 또는 걱정

☐ 다른 사람에게 해를 끼칠 수 있는 실수를 하는 것

☐ 부주의로 다른 사람에게 해를 입히는 것

☐ 재앙(예: 화재, 절도 및 그 밖의 나쁜 일)에 대한 책임

☐ 나쁜 일 또는 끔찍한 일이 일어나는 것을 충분히 예방하지 못한 것

☐ 차로 누군가를 치는 것

☐ 불운 또는 재앙과 관련된 숫자나 단어(예: 4, 13)

2. 오염
다음 내용과 관련된 심한 불안 또는 걱정

☐ 배설물 또는 체액(예: 피, 침, 소변)

☐ 먼지 또는 세균

☐ 독성 화학물질 또는 기타 물질(예: 살충제, 비료, 석면, 세정액)

☐ 특정 장소 또는 특정 사람과의 접촉

☐ 동물 또는 곤충에서 온 세균

☐ 오염되어 병드는 것

☐ 오염을 다른 사람에게 퍼뜨리는 것(오염과 책임감 강박사고)

☐ 오염되는 것이 역겹다고 느끼는 것(병에 걸리는 것이 두렵다기보다는)

3. 순서, 배열 및 대칭

다음 내용과 관련된 집착

- ☐ 순서와 정확성
- ☐ 딱 맞게 배열되어 있지 않다는 생각
- ☐ 좌우 균형이나 대칭을 맞추고 싶어 하는 것
- ☐ 짝수 또는 홀수

4. 폭력 및 공격성

다음 내용과 같은 원치 않는 생각, 장면, 충동 및 심한 두려움

- ☐ 해치고 싶지 않은 사람(예: 사랑하는 사람)을 해치거나 죽이는 것
- ☐ 폭력적인 장면 또는 생각
- ☐ 폭력과 관련된 단어(예: 죽음, 살인, 총)
- ☐ 원하지 않는데도 떠오르는 자해하려는 생각(자살하려는 생각은 아님)
- ☐ 음란한 말, 인종차별적 비방, 모욕, 저주 ─ 해치고 싶지 않은 사람에게 공격적인 말이나 행동을 하려는 충동
- ☐ 원치 않는 공격적 충동을 행동으로 옮기는 괴로운 생각이나 욕구

5. 성

다음 내용과 같은 원치 않는 생각, 장면, 충동 및 심한 두려움

- ☐ 금지된 또는 변태적인 성적 주제들(예: 자위, 음란물, 간통)
- ☐ 동성애(만약 여러분이 이성애자라면) 또는 이성애(만약 여러분이 동성애자라면)
- ☐ 소아성추행, 근친상간, 동물과의 성관계
- ☐ 변태가 되는 것
- ☐ 공격적 성행위(예: 강간)

6. 종교 또는 도덕성(병적 죄책감)

다음 내용과 관련된 원치 않는 생각, 장면, 충동 및 심한 두려움

- ☐ 신성모독
- ☐ 종교의 교리를 잘 따르고 있는지에 대한 생각
- ☐ 신과의 관계
- ☐ 죄, 지옥 그리고 벌
- ☐ 도덕성 및 옳고 그름
- ☐ 그 밖의 원치 않는 또는 부도덕한 주제들(예: 욕설을 떠올리는 것)

7. 기타 강박사고

다음 내용과 관련된 심한 두려움 또는 집착

- ☐ 심각한 질병에 걸리거나 진단을 받는 것(예: 암)
- ☐ 강박증이 아닌 다른 정신질환에 걸리는 것(예: 조현병)
- ☐ 신체적 외모에 대한 측면

여러분의 강박사고가 이상의 유형들에 해당되는 경우에도 그 구체적인 내용은 사람마다 다르다. 30쪽의 표는 각 범주에 해당하는 특정한 강박사고의 예를 보여 준다. 여러분의 강박사고가 이 범주들 중 하나에 딱 들어맞지 않는다고 해도 염려할 것 없다. 강박사고는 사람마다 조금씩 다르다. 비록 여러분의 강박사고가 이 범주들에 딱 들어맞지 않는다고 해도, 이 워크북은 여러분에게 도움이 될 것이다.

하지만 강박사고는 표에 나열되어 있는 것보다 훨씬 더 기이하고 이치에 맞지 않을 수도 있다. 다음은 내가 경험하였던 흔치 않은 사례들이다.

- 노아 씨는 특정 지역, 예를 들어 서울에 있는 북한산에 가면 오염될 것 같아 두려웠다.
- 한수 씨는 성찬식 때 사용하는 빵 부스러기가 속옷 안으로 떨어졌을 수도 있기

때문에, 예수님과 성관계를 가졌다는 강박적 의심을 가지고 있었다.

- 승리 씨는 남자인 자신이 임신했을지도 모른다는 말도 안 되는 생각이 반복적으로 떠올랐다.
- 소영 씨는 자신도 모르는 사이에 자신이 낯선 사람과 성관계를 가져서 뜻하지 않게 바람을 피웠을지도 모른다는 강박사고를 가지고 있었다.

범주	강박사고의 예
위해나 실수에 대한 책임감	• 알약을 바닥에 떨어뜨려서 아이가 그것을 먹으면 어떻게 될까? • 집에 불을 내서 책임을 져야 할지도 몰라. • 내가 누군가를 차로 쳤지만 그것을 모르고 있을지도 몰라. • 13이라는 숫자는 내가 사랑하는 누군가에게 불운을 가져올지도 몰라.
오염, 세균, 병, 독, 역겨움	• 문고리의 세균이 나에게 옮는다는 생각 • 화장실 사용 후에 손을 씻지 않은 사람과 악수를 하게 되면 어떻게 될까? • 내가 아기를 만지면, 내 세균들이 옮을 거야. • 해로운 화학물질에 노출되지 않았을까?
순서, 배열 및 대칭	• 책상이 정리되지 않고 엉망이라는 생각 • 홀수에 대한 생각 • 사물들이 '딱 맞다'는 것을 느끼려고 함
폭력, 성, 도덕, 종교와 관련된 강박사고	• 욕설, 상스러운 말, 인종차별적 비방에 대한 생각 • 사랑하는 누군가에게 해를 끼치거나 죽이는 것에 대한 생각 • 자제력을 잃고 무언가 끔찍한 일을 하게 되면 어떻게 될까? • 조부모가 성관계를 갖는 장면 • 누군가의 성기 부분을 빤히 쳐다보고 싶은 충동 • 내가 소아성애자가 아니라는 것을 100% 확신할 수 있을까? • 부적절한 성관계를 갖는 것에 대한 생각 • 십자가 위 예수가 발기되어 있는 장면처럼 원치 않는 신성모독적 장면 • '나도 모르게 죄를 지어서 신이 매우 화가 나면 어쩌지?'와 같은 의심

　여러분의 강박사고는 어느 주제에 속하는가? 어떠한 형태인가? 강박적 장면은 괴로운 영상이 머리에 생생하게 떠오르는 것이다. 예를 들어, 애인이 교통사고로 산산조각 나는 장면이 반복적으로 떠오르는 것이다. 강박적 충동은 해를 입히거나 부적절한 일을 저지르는 것에 대한 원치 않은 욕구 또는 생각으로, 예를 들어 사랑하는 사람에게 인종차별적 욕을 하거나 심하게 때리는 것에 대한 충동이다. 강박적 의심은 확실하게 아는 것이 중요하다고 여기는 일들에 대해 계속해서 확신하지 못하는 것이

특징이다. 예를 들어, 형광등을 갈아 끼울 때 수은에 노출되지는 않았는지, 실수로 끔찍한 일을 저지르지는 않았는지, 자신이 사실은 동성애자 또는 이성애자가 아닌지, 죽을 때 천국에 갈지 또는 지옥에 갈지 등과 같은 것이다. 다른 종류의 강박사고로는 고통스러움에도 불구하고 머릿속에서 떨쳐 버릴 수 없는 원치 않은 단어, 숫자, 선율 또는 그 밖의 생각과 두려움 등이 있다.

다음 작업지를 활용하여 여러분의 강박사고 중 가장 심각한 것 세 개를 골라 적어 보라. 여러분이 고른 세 개의 강박사고를 치료 프로그램의 첫 번째 목표로 삼을 것이다. 어떤 강박사고가 여러분을 가장 괴롭히고 가장 불안하게 만드는지 스스로에게 질문해 보면 가장 심각한 세 개의 강박사고를 정하는 데 도움이 될 것이다. 여러분의 강박사고 중에서 가장 없애고 싶은 것은 무엇인가? 가장 자주 나타나는 것은 무엇인가? 일에 가장 큰 지장을 주고, 가장 많은 시간을 소비하는 의례적 행동의 원인이 되는 것은 무엇인가?

나에게 가장 심각한 세 개의 강박사고

1. _____

2. _____

3. _____

강박사고: 이것은 당신의 아픈 부분을 공격한다

여러분의 강박사고에 대해 조금 더 깊게 살펴보자. 인생에서 가장 중요한 것(가장 소중하게 여기는 것)에 대해 생각해 보라. 내가 환자로부터 자주 듣는 대답은 건강, 가족, 종교, 신, 직업, 학업, 돈, 인간관계, 명성 등이다. 가장 가치 있다고 생각하는 것들의 목록을 32쪽의 작업지에 기록한 후, 앞서 작성한 가장 심각한 세 개의 강박사고 목록과 비교해 보라. 가장 심각한 세 개의 강박사고와 인생에서 가장 중요하게 여기는 것들은 어떻게 연결되어 있는가? 작업지에 그것들의 관계에 대해 적어 보라.

대부분의 사람은 강박적 생각, 장면 및 의심이 자신에게 가장 중요한 것들과 깊은 관련이 있다고 말한다. 이런 사실은 강박사고가 왜 그토록 고통스러운지, 그리고 왜 여러분을 불안하고 불편하며 안전하지 않다고 느끼게 하는지를 설명해 준다. 어쨌든 삶의 가장 중요한 영역에 대한 괴로운 생각이 끝없이 떠오른다면 누군들 이렇게 느끼지 않겠는가? 내가 많은 강박증 환자를 치료하면서 경험한 일반적인 패턴 몇 가지를 살펴보자.

- 실수에 대한 책임과 관련된 강박적 의심은 자신이 매우 합리적이고 조심성 있다고 여기거나 또는 책임을 져야 하는 위치에 있는 사람들에게 흔하다.
- 세균과 오염에 대한 강박사고는 청결과 건강 유지(자신과 사랑하는 사람들의)를 중시하는 사람들에게 흔히 나타난다.
- 폭력 및 공격성과 관련된 강박사고는 스스로를 세심하고, 배려심이 크며, 친절하다고 생각하는 사람들에게서 흔하다.
- 가족에게 해를 끼치는 강박사고는 대개 가족 간에 유대감이 강하며, 친척을 매우 사랑하는 사람들에게 흔하다.
- 종교적 강박사고는 대부분 종교 및 신과의 관계를 매우 진지하게 여기는 사람들에게 생긴다.

1. 여러분이 인생에서 가장 중요하게 여기는 것은 무엇인가?

_____

_____

_____

2. 여러분의 강박사고는 인생에서 가장 중요하게 여기는 것과 어떻게 관련되는가?

_____

_____

_____

• 성적 강박사고는 자신을 매우 도덕적으로 여기는 사람이나, 또는 스스로를 어떤 사람이라고 생각하는가에 있어 성이 중요한 역할을 하는 이들에게서 흔히 나타난다.

강박증 때문에 어떤 행동을 하게 되는가

강박사고라는 용어와 마찬가지로 사람들은 강박적 도박, 쇼핑, 성행위와 같이 반복적인 문제행동을 언급할 때 강박행동 또는 강박적이라는 용어를 남용한다. 그러나 임상적 측면에서 이야기하면, 강박증에서의 강박적인 의례적 행동이란 강박사고에 동반되는 위협, 불안, 불확실성 및 고통에 대한 반응을 뜻한다. 누구도 불안이나 걱정을 좋아하지 않는다. 따라서 당연히 강박증을 가진 사람들은 불안을 줄이고 안전하다고 느끼게 해 주는 어떤 행동을 수행함으로써 강박사고를 없애거나 불쾌한 느낌을 줄이려는 시도를 한다. 이와 같은 '안전추구' 행동이 지나치게 반복되고 흔히 자신이 정한 특정한 규칙을 따를 때, 그것을 강박적인 의례적 행동이라 한다. 앞서 살펴본 강박증 사례들에서 이러한 패턴을 떠올려 보라.

• 태연 씨는 온라인 송금을 할 때 실수할지도 모른다는 강박적 두려움에 대한 대응으로 강박적으로 확인하는 의례적 행동을 하였다. 확인하기는 실수를 방지하는 역할을 한다.
• 성수 씨는 자신이 세균과 오염물질을 퍼뜨릴지도 모른다는 두려움에 대한 대응으로 씻고 닦았다. 그는 그 행동이 자신과 다른 사람의 안전을 보장할 수 있는 유일한 방법이라고 생각했다.
• 정훈 씨는 '딱 맞지 않는다' 는 강박적 사고에 대한 대응으로 균형 맞추기와 배열하기 의례적 행동을 하였다. 만약 물건이 제대로 놓여 있지 않으면 불편한 감정이 그를 미치게 만들었다.

아마도 여러분은 이런 종류의 전략에 익숙하겠지만, 강박사고와 불안에 대처하기

> 별생각 없이 사소한 안전추구 행동을 하고 있는가?

위해 사용하는 전략이 이것만은 아닐 것이다. 그렇게까지 반복적이거나 규칙적이지는 않은, 즉 강박적이지 않은 다른 전략들을 사용하고 있을 수도 있는데, 이를 간단한 의례적 행동(mini-ritual)이라고 한다. 예를 들면, 오염을 닦아 내기 위해 바지에 손을 문지르거나, 마주 오는 차를 향해 돌진하는 강박사고가 들 때 핸들을 더욱 꽉 움켜쥐는 것 등이다.

어쩌면 여러분은 그 외에도 강박적인 의례적 행동이나 간단한 의례적 행동의 일부(또는 전부)를 마음속으로 수행하는 '정신적인 의례적 행동'을 하고 있을지도 모른다. 유리 씨는 아기에 대한 성적 강박사고 및 해를 끼치는 내용의 강박사고에 대한 대응으로 강박적인 의례적 행동과 더불어 정신적인 의례적 행동(좋은 생각을 하는)을 사용하였다.

> 안심구하기는 강박증에서 매우 중요함에도 불구하고 간과되기 쉬운 의례적 행동이다. 그러므로 이번 프로그램에서는 다른 의례적 행동과 구별해서 확실하게 다룰 것이다.

여러분은 안심구하기(reassurance seeking)를 통해 강박적 불편감을 줄이고 더 안전하다는 느낌을 가지려고 시도할 수도 있다. 안심구하기는 주변 사람에게 똑같은 질문을 반복해서 물어보거나(예: "문 잠근 거 확실해? 확실해? 진짜 확실해?"), 해로운 화학약품에 대한 웹사이트를 반복해서 검토하는 것처럼 강박적일 수 있다. 또한 안심구하기는 웹사이트의 정보를 머릿속으로 반복적으로 검토하거나, 욕설 또는 인종차별적 발언이나 부적절한 행동을 하지 않았다는 것을 확신하기 위해 모든 대화 내용을 마음속으로 계속 떠올리는 것처럼 정신적 행동으로 나타날 수도 있다.

이런 의례적 행동들은 겉보기에는 서로 달라도 강박적 불안을 줄이고 안전하다고 느끼기 위한 목적을 공유한다. 다음 다양한 종류의 의례적 행동에 대한 자세한 소개를 읽어 보고, 여러분이 사용하는 의례적 행동의 종류와 여러분이 강박사고에 대처하는 데 그것들이 어떻게 도움을 주는지 생각해 보라.

강박적인 의례적 행동

강박적인 의례적 행동은 강박적 불안을 줄이고 안전하다고 느끼기 위해 반복하는 행동이다. 물론 이러한 의례적 행동은 강박적 두려움의 정도에 비추어 볼 때 명백히 과도하고 비현실적인 것이다. 대부분의 강박적인 의례적 행동은 몇 개의 일반적인 범주로 나누어진다. ① 확인하기, ② 오염 제거, ③ 반복하기, 그리고 ④ 정리하기, 배열하기 및 균형 맞추기다. 다음 표에는 가장 흔한 의례적 행동들 중 일부가 나열되어 있다. 여러 형태의 의례적 행동 목록을 살펴보면서 여러분에게 문제가 되는 것(너무 많은 시간을 소모하게 되고 저항하기 어려우며 생활에 방해가 되는 것)에 표시해 보라.

1. 확인하기

다음의 내용들에 대해 반복해서 확인하려는(단순히 한두 번 확인하는 것 이상) 저항할 수 없는 충동

□ 문, 수도꼭지, 창문, 전기기구들이 잠겨 있는지, 꺼져 있는지, 플러그가 뽑혀 있는지

□ 무엇인가 잃어버리거나 놓고 온 것은 아닌지(예: 지갑)

범주	흔한 강박적인 의례적 행동
확인하기	• 창문이 닫혀 있는지 또는 난로가 꺼져 있는지 확인하기 위해 되돌아가기 • 교통사고를 일으키지 않았다는 것을 확신하기 위해 뉴스를 확인하기 • 돈을 정확하게 넣었는지 확인하기 위해 봉투를 다시 열기
오염 제거	• 반복해서 손 씻기 • 대소변을 볼 때마다 매번 샤워하기 • 가게에서 구입한 모든 식료품을 집 안에 들이기 전에 닦기
정해 놓은 규칙을 반복하기	• 글씨를 완벽하게 쓰기 위해 편지봉투 주소를 다시 쓰기 • 전등 스위치를 여러 번 켰다 끄기 • 출입구를 여러 번 들락거리기
정리하기, 배열하기, 균형 맞추기	• 옷장의 옷을 특정한 방식으로 정리하기 • 오른쪽 몸이 벽에 닿으면, 왼쪽 몸도 닿게 하기

☐ 끔찍한 실수를 저지르지 않았는지

☐ 사랑하는 사람이 안전한지

☐ 재앙이 일어나지 않았는지

☐ 여러분이 부정적인 사건이나 재앙을 유발하지 않았는지

☐ 다른 사람에게 질문해서 안심구하기

☐ 확인하면서 숫자세기

2. 오염 제거
특정한 규칙에 따라 과도하게 씻고 닦기

☐ 손 씻기

☐ 샤워, 목욕, 몸단장, 칫솔질

☐ 특별한 화장실 규칙(예: 용변 후 닦을 때)

☐ 옷 갈아입기

☐ 물건 닦기(편지, 가게에서 사 온 물건, 세탁물)

☐ 손세정제 또는 살균제 사용하기

☐ 오염을 막거나 없애기 위한 다른 방법들(예: 장갑 사용하기)

☐ 씻고 닦는 동안 숫자세기

3. 반복하기
다음 종류의 행동을 반복하는 것

☐ 출입구 들락거리기, 계단 오르내리기, 전등 스위치를 켰다 끄기, 의자에서 일어나기 등 규칙을 정해 놓은 행동

☐ 다시 읽거나 쓰기

☐ 만지거나 두드려 보기

☐ 반복하는 동안 숫자세기

☐ 원치 않는 생각이나 장면이 사라질 때까지 이와 같은 무의미한 행동을 반복하기

☐ 재앙적 결과(예: 불운, 죽음)를 막기 위해 이와 같은 행동을 반복하기

4. 정리하기, 배열하기, 균형 맞추기

☐ 물건을 특정한 순서로 정리하기(예: 옷, 책)

☐ 홀수의 의미를 상쇄하기 위해 짝수까지 세기

☐ 균형을 맞추려고 하기(예: 오른쪽과 왼쪽)

☐ '딱 맞게' 보이기 위해 하는 다른 방법들

간단한 의례적 행동

간단한 의례적 행동은 시간이 오래 걸리는 강박행동과 달리, 짧고 아주 미묘하며 눈에 띄지 않는다. 사실 여러분은 간단한 의례적 행동을 강박증의 한 부분으로 인식하지 못할 수도 있다. 장환 씨는 가족을 태우고 차를 운전할 때면, 나무를 들이받아 모두 죽게 만들지도 모른다는 강박사고가 떠오르곤 했다. 그는 이런 강박사고에 대한 대응으로, 자신이 여전히 차를 잘 운전하고 있다는 것을 확신하기 위해 핸들을 더욱 꽉 움켜쥐는 간단한 의례적 행동을 사용했다. 남편에게 해를 끼치는 강박사고를 가진 수영 씨는 고통스러운 생각으로부터 주의를 돌리기 위해 시끄러운 음악을 틀었다. 그녀는 이 행동이 강박증의 한 부분이라는 것을 인식하지 못했다. 하지만 강박사고에 대처하기 위해 주의를 다른 곳으로 돌린다면, 그것은 간단한 의례적 행동일 수 있다. 성진 씨는 공공 건물의 출입문 손잡이, 승강기 버튼 등 다른 사람들이 일상적으로 만지는 사물과 접촉할 때 오염에 대한 강박적 두려움이 촉발되었다. 그는 두려워하는 것에 닿았을 때, 손을 바지나 셔츠에 재빨리 닦아서(병균을 문질러 떼어 내는 간단한 의례적 행동) 오염에 대한 두려움을 감소시켰다.

여러분의 강박증상에는 간단한 의례적 행동이 포함되어 있는가? 다음 목록을 살펴본 후, 여러분이 강박적 불안을 줄이거나 그에 대처하기 위해 사용하는 간단한 전략에 표시해 보라.

☐ 병균을 제거하기 위해 손이나 옷을 재빠르게 문질러 닦거나 터는 것

☐ 강박적 불안이나 나쁜 일이 벌어질 것 같은 느낌을 줄이기 위해, 어떤 다른 종류의 간단한 행동을 하는 것

나의 간단한 의례적 행동:

_____

_____

_____

☐ 강박사고나 상황에서 주의를 돌리려고 다른 활동을 하는 것

주의를 다른 곳으로 돌리기 위한 나의 행동:

_____

_____

_____

정신적인 의례적 행동

형준 씨는 가족이 죽는 것에 대한 강박사고를 가지고 있었다. 그는 이런 생각이 촉발될 때마다(죽음이라는 단어를 볼 때처럼) 마음속으로 생명이라는 단어를 10번 반복해야 했다. 이런 의례적 행동은 죽음에 대한 강박사고를 '취소'하거나 '중화'시켜 주었다. 지희 씨는 자신이 '너무 잘난 척'을 해서 죄를 지었을지도 모른다는 강박적 의심을 가지고 있었다. 불안을 줄이기 위해 그녀는 하느님이 벌하지 않을 거라는 느낌이 들 때까지 조용히 기도를 반복하였다. 나영 씨는 자신도 모르는 사이에 부정을 저질렀을지도 모른다는 생각에 사로잡혀 있었다. 그녀는 간통을 저지르지 않았다는 완벽한 확신을 완벽히 얻기 위해 그날의 모든 행동을 머릿속으로 반복해서 검토해야 했다. 또한 '내가 행복한 결혼을 한 거라면, 왜 이런 생각을 하는 걸까?'와 같은 생각처럼, 강박사고의 의미를 분석하는 데 수많은 시간을 보냈다.

우리는 이 프로그램에서 이런 종류의 의례적 행동에 대해 특별히 관심을 기울여야 한다. 인식하지 못하거나 겉으로 드러나지 않는 정신적인 의례적 행동은 성공적인 치료에 방해가 된다. 마치 컴퓨터 바이러스에 감염된 파일을 모두 제거해서 더 이상 바이러스가 퍼지지 못하게 하지 않으면 결국 컴퓨터가 망가지는 것과 같다. 정신적

인 의례적 행동은 겉으로 드러나는 행동이 아니라 생각이기 때문에 컴퓨터 바이러스처럼 놓치기 쉽다. 그것은 여러분만이 정신적인 의례적 행동이 있는지 없는지를 알 수 있다는 것을 뜻한다. 정신적인 의례적 행동은 강박사고와 혼동되기 쉽고, 전문가조차도 때때로 그 둘을 구분하기 어려워한다.

다음은 여러 가지 정신적인 의례적 행동의 목록이다. 여러분이 강박사고에 대처하기 위해 사용하는 정신적 행동에 표시하라.

☐ 강박사고와 불안을 중화하기 위해 특정한 단어, 말, 장면 및 어구를 생각하는 것
☐ 특정한 횟수 또는 특별한 방식으로 반복해서 기도하는(머릿속으로) 것
☐ 목록(예: 해야 할 일 목록)을 끝없이 곱씹어 생각하는 것
☐ 대화나 활동 등 어떤 일에 대해 머릿속으로 반복해서 검토하는 것 또는 '완벽하다'는 느낌이 들 때까지 계속 검토하는 것
☐ 원치 않는 생각을 멈추거나 억누르려고 시도하는 것
☐ 강박적 상황이나 생각을 합리화하거나, 깊이 생각하거나, 무엇이 문제인지 알아내는 데 과도한 시간을 소비하는 것(예: 그게 정말 사실일까?)

> 스스로에게 질문해 보라.
> • 불안을 줄이기 위해 의도적으로 떠올린 생각인가? 그렇다면 정신적인 의례적 행동이다.
> • 아니면 불안을 유발하는 원치 않는 생각인가? 그렇다면 강박사고다.

안심구하기 의례적 행동

많은 전염병 전문가는 지후 씨에게 공중화장실을 사용해도 에이즈에 걸릴 가능성은 거의 없다고 이야기하였다. 그러나 그는 단지 완벽한 확신을 얻기 위해 관련 정보를 계속 찾아보고 반복해서 피검사를 받았다. 선희 씨는 천국에 가게 될지 지옥에 가게 될지 물어보기 위해 매주 수차례 목사님에게 전화를 걸었다("사람들이 _____을 해도 천국에 갈 수 있을까요?"). 그녀는 지옥에 대한 강박사고가 있었으며, 자신이 '충분히 선량한' 기독교인이 아닐까 봐 걱정했다. 민석 씨는 거의 10년 전 결혼식에서 자신이 '충분히 집중' 했는지, 만약 못 했다면 그때 한 결혼서약이 정말로 유효한 것인지에 대한

강박적 의심을 가지고 있었다. 그는 안심을 구하기 위해 아내, 그리고 결혼식에 참석했던 다른 사람들에게(예식을 진행한 신부님을 포함하여) 자신이 예식 때 '집중하는' 것처럼 보였는지에 대해 반복해서 질문하였다. 그는 심지어 자신이 '충분히 집중하는' 것처럼 보였는지 확인하기 위해 결혼식 비디오테이프를 검토하였다.

> "당신은 하느님이 나를 사랑한다고 생각하는가?"
> "당신은 다리미가 꺼졌다고 확신하는가?"
> "내가 병에 걸릴 가능성은 없는가?"
> "내가 다른 사람을 해치는 생각을 행동으로 옮기게 될까?"
> "섹스에 대해 너무 많이 생각한다면 나는 변태일까?"

이런 질문을 계속한다면, 여러분은 눈에 띄지 않고 흔히 간과되기 쉬운, '안심구하기'라는 강박증상을 가지고 있는 것이다. 여러분은 지후 씨의 사례처럼, 자신이 이미 답을 알고 있는 문제에 대해 안심을 구하고 있다는 것을 알아차렸을 수도 있다. 여러분은 선희 씨와 마찬가지로 절대적으로 장담할 수 없고, 단지 믿음에 근거해서 답할 수밖에 없는 초현실적이고 실존적이며 철학적인 질문에 대해 명확한 해답을 찾고 있을 수도 있다. 여러분이 안심을 구하려는 질문은 민석 씨의 사례에서처럼 심지어 답이 없을 수도 있다. 여러분은 어쩌면 노골적으로 질문하기보다는 은근슬쩍 여러 번 물어봄으로써 안심을 구할 수도 있다. 또한 단순히 자신의 생각을 고백하거나, 특정 상황에서 다른 사람들이 어떻게 반응하는지 관찰함으로써 안심을 구하려 할 수도 있다. 신중하려고 하는 것은 이해하지만, 강박증을 극복하기 위해서는 그 전략들이 의례적 행동임을 인식하고 치료의 목표로 삼아야 한다.

완석 씨는 살충제를 무서워했다. 그는 살충제에 노출되어서 나중에 암에 걸릴까 봐 걱정했다. 그는 강박적으로 씻고 닦았을 뿐만 아니라 끝없이 질문했다. 너무 불안할 때에는 가게 점원에게 살충제와 연관된 위험들에 대해 수십 가지의 질문을 하였다. "지난주에 살충제를 뿌렸던 곳을 걸었는데 괜찮을까요?" "살충제가 뿌려진 곳은 얼마 후에 걸어야 괜찮을까요?" "이 제품을 사용하면 암에 걸리지 않을까요?" "살충제 냄새를 맡을 수 있다면 그건 너무 가까이에 있다는 뜻일까요?" 흥미로운 사실은,

그가 이미 안심구하기 질문에 대한 답을 알고 있었다는 것이다! 그는 여러 사람에게 같은 질문을 반복했다. 안심구하기의 목적은 새로운 정보를 얻는 것이 아니다. 오히려 이미 이성적으로는 확실히 알고 있지만 100% 확신하지 못하는 것에 대해 다른 사람의 확인을 받음으로써 자신의 불안을 감소시키려는 행동이다. 안심구하기의 다른 예로는 검사를 반복해서 받는 것(예: 내과적 검사), 불확실성을 줄이기 위해 관련된 웹사이트 정보와 참고서적을 반복해서 확인하는 것 등이 있다. 여러분은 강박적 안심구하기 증상을 가지고 있는가? 여러분이 강박적 두려움에 대해 안심을 얻기 위해 사용하는 전략에 표시하라.

☐ 같은 질문이나 비슷한 질문을 반복하기

☐ 인터넷을 통해 과도하게 정보를 찾아보기

☐ 두려워하는 대상에 대한 정보가 담긴 책이나 설명서 등을 강박적으로 반복해서 읽기

☐ 비슷한 일을 하기 전에 다른 사람들에게 어떤 일이 일어나는지 과도하게 관찰하기

☐ 안심하기 위해 누군가를 옆에 있게 하기(예: 운전할 때)

☐ 똑같은 것(또는 생각)에 대해 반복해서 고백하고 사과하기

나에게 가장 심각한 세 가지 의례적 행동

다음으로 넘어가기 전에 강박적인 의례적 행동, 간단한 의례적 행동 그리고 정신

나의 주된 의례적 행동

_____

_____

_____

_____

_____

적인 의례적 행동에 대한 점검 목록을 살펴보고, 여러분이 사용하는 안심구하기 전략을 검토하라. 어떤 것에 가장 많은 시간을 소비하는가? 어떤 것이 삶을 가장 방해하는가? 치료 프로그램의 목표로 해야 하는 것은 어떤 것인가? 그것들을 '나의 주된 의례적 행동' 작업지에 간단하게 기록하라. 2단계에서는 그 행동들을 이해해서 줄일 수 있도록 더욱 자세히 분석할 것이다.

다양한 유형의 강박증

앞서 이야기한 대로, 아이스크림의 맛이 다양한 것처럼 강박증도 매우 다양하다. 강박사고는 다양한 주제를 가질 수 있고, 의례적 행동은 다양한 형태로 나타날 수 있다. 하지만 마치 몇몇 특정한 맛의 아이스크림이 서로 더 잘 어울리는 것처럼, 특정한 강박사고는 특정한 의례적 행동과 더불어 나타나는 경향이 있다. 이런 조합은 대개 다음 네 가지 주요한 강박증 하위 유형으로 나뉜다. 여러분의 강박증이 어떤 하위 유형에 해당하는지 아는 것은 중요하다. 왜냐하면 하위 유형에 따라 제3부에 나오는 치료 기법들이 서로 달리 적용될 것이기 때문이다.

책임감 강박사고와 확인하기 의례적 행동

사고, 화재, 절도, 불운을 초래하는 것처럼 실수하는 것에 대해, 또는 실수로 다른 사람의 기분을 나쁘게 하는 것처럼 남들에게 피해를 주는 것에 대해 강박적으로 집착한다면 아마 여러분은 앞서 읽었던 태연 씨의 사례처럼 이 하위 유형에 속할 것이다. 흔히 책임감 강박사고는 떨쳐 버릴 수 없는 의심의 형태로 나타난다. '내가 다리미 플러그를 뽑지 않았으면 어떡하지?' 또는 '차로 누군가를 치고도 내가 몰랐으면 어떡하지?' 또한 '숫자 13은 불운을 유발할 것이다.'와 같은 생각처럼, 여러분은 끔찍한 결과와 연관 지은 '운이 나쁜' 단어, 숫자 및 색깔에 대해 강박적 두려움을 가지고 있을 수도 있다.

피해를 유발하는 것에 대한 강박적 두려움을 가지고 있는 경우, 아무런 피해나 손상도 발생하지 않았다는 것을 확실히 하기 위해, 또는 모든 사물과 사람이 안전하다고 스스로를 안심시키기 위해, 그 상황을 주의 깊게 강박적으로 확인하는 것과 같은 예방 조치를 취하는 것은 당연하다. 여러분이 도둑이나 화재를 두려워한다면, 특히 외출할 때나 잠자리에 들기 전에 현관, 창문, 전등이나 전기기구 등을 확인할 것이다. 자신도 모르는 사이에 자동차 사고를 냈을까 봐 두려워한다면, 여러분은 자동차 백미러를 확인하거나, 심지어 사고와 관련된 뉴스를 확인하려 할 것이다. 그 외에도 서류에 실수를 저질렀을까 봐 지나치게 확인하는 것, 인터넷에서 과도하게 정보를 검색하는 것 또는 다른 사람들에게 지나치게 안심을 구하는 것은 이 하위 유형에서 흔한 의례적 행동이다. 또한 '안전하다'고 느끼기 위해 출입구 들락거리기와 같은 행동을 반복하거나, '안전한' 생각 또는 장면(예: 행운의 숫자)을 주문을 외우듯이 떠올리는 미신적인 행동을 할 수도 있다.

오염 강박사고와 오염 제거 의례적 행동

이 유형의 강박증은 주로 체액(소변, 대변 또는 정액), 먼지, 세균 또는 독성 화학물질이나 약물 등과 관련이 있다. 또한 성수 씨처럼 사랑하는 사람이나 낯선 사람 등 다른 사람을 오염시키는 것에 대한 강박사고를 가지고 있는 경우도 있다. 혹시 자신이나 다른 사람을 병들게 만들 수도 있다고 생각하거나, 아니면 질병에 대한 두려움이 없는 경우에도 단지 역겨움 때문에 오염물을 두려워할 수도 있다. 어느 쪽이든 간에, 여러분은 아마도 문고리, 화장실, 병원, 특정한 사람들이나 장소, 신체 부위 등 오염의 원인이라고 생각되는 상황이나 사물을 피하려 할 것이다. 오염물을 떠올리게 하는 상황이나 사물, 예컨대 피를 연상시키는 붉은 물체 같은 것도 피하려고 할 것이다. 심지어는 두려워하는 대상이나 오염물에 직접 닿지 않은 경우에도, 접촉했을 수도 있다고 걱정하거나 오염될 만큼 '충분히 가까이' 있었을지도 모른다고 염려할 수도 있다. 어쩌면 우연히 접촉만 해도 한 사물에서 다른 사물로 매우 쉽게 오염이 퍼져 나갈 것처럼 느낄 수도 있다.

아마도 여러분은 오염과 모든 두려운 질병으로부터 안전하다고 느끼기 위해 두려

> 강박사고가 '~라면 어떻게 하지?' 라는 질문에서 비롯되곤 하는가?

강박사고가 역겨운 느낌과
관련이 있는가?

워하는 오염물질을 회피할 것이다. 회피할 수 없을 때
에는 자신이 정해 놓은 규칙에 따라서 샤워, 목욕, 화
장실 사용을 하거나, 물티슈나 멸균용 손세정제를 지
나치게 많이 사용하는 것처럼 과도한 씻기, 닦기 의례적 행동을 할 수도 있다. 어쩌
면 숫자를 세면서 손을 씻거나 일련의 규칙에 따라 문지르는 것처럼, 의례적 행동들
을 특별한 방식으로 해야 할 수도 있다.

대칭('딱 맞는 것') 강박사고와 정리하기 · 배열하기 · 균형 맞추기 의례적 행동

물건이 제대로 놓여 있지
않다는 느낌 때문에 괴로운
가?

정리하기, 배열하기, 균형 맞추기 등의 증상 조합을
가지고 있다면(때때로 '불완전함' 또는 '딱 맞는 것'에
대한 강박증이라 부르는), 여러분의 강박적 불안은 정확
성을 요구하는 것에 초점이 맞춰져 있는 것이다. 그렇
다면 여러분은 무언가 '딱 맞지 않다'는 고통스러운 생각을 피하려고 노력할 것이
다. 24쪽에서 소개한 정훈 씨가 이런 패턴을 경험하였듯이, 여러분 또한 그럴 수 있
다. 여러분은 특정한 순서로 물건을 정리하고 배열해야 하거나, 홀수를 반드시 피하
려고 하거나, 물건이 항상 대칭을 이루고 '균형이 맞는 것'처럼 보이게 하려고 할 수
도 있다. 강박적으로 배열을 하는 의례적 행동은 미완성의 느낌이나 불완전하다는
느낌을 줄여 주기도 한다. 예를 들면, 오른발을 두 번 구르면 왼발도 두 번 구르는 것
이다. 또한 정리하는 의례적 행동이 재앙적인 결말을 막아 주는 것처럼 느낄 수도 있
다. 예를 들어, '특정 순서로 옷을 정돈하지 않으면 사랑하는 사람이 비행기 사고로
죽을 거야.'와 같은 생각이다.

폭력적 · 성적 · 종교적 강박사고와 정신적인 · 간단한 · 안심구하기 의례적 행동

확인하기, 닦기, 정리하기 등과 같은 전형적인 강박행동이 없고 강박사고가 주된

문제라면, 여러분은 이 범주에 해당될 가능성이 높다. 이 하위 유형은 강박적인 의례적 행동을 보이지 않기 때문에 한때 '순수 강박사고'라고 불리기도 했지만, 요즘에는 강박증 환자 대부분에서 비록 뚜렷하고 전형적이지는 않을지라도 강박행동이 동반된다고 알려져 있다. 하지만 사실 그런 강박행동은 미묘한 정신적인 의례적 행동, 간단한 의례적 행동이나 안심구하기 행동이기 때문에 의례적 행동으로 인식하지 못할 수도 있다. 폭력적 · 성적 · 종교적 강박사고는 흔히 함께 나타나고 몇 가지 공통된 특징을 가지고 있기 때문에 함께 이 하위 유형으로 분류된다. 특히, 이 유형 모두는 생각, 장면, 충동, 의심으로 나타날 수 있으며, 평소의 도덕적 · 종교적 성향과는 반대로 나타나는 경향이 있다. 또한 가장 난처한 순간에 경험될 때가 많은데(예: 가족과 함께 있거나 기도를 하려고 할 때), 흔히 여러분은 이런 강박사고를 정신적인 의례적 행동, 간단한 의례적 행동, 안심구하기 의례적 행동을 통해 다루려고 한다.

폭력적 강박사고

이것은 매우 불쾌한 공격적 생각이 떠오르거나 상해나 죽음에 대한 장면이 반복적으로 떠오르는 유형이다. 흔히 아기나 노인처럼 아무런 잘못이 없고 스스로를 방어할 능력이 없는 사람을 신체적 · 언어적으로 공격하는 생각, 또는 경찰의 총을 훔치거나 자동차로 나무를 들이받는 것과 같은 자기파괴적인 행동을 하려는 충동이다. 아들을 보면서 그 아이를 죽이는 생각을 멈추지 못한다. 칼을 보면 옆에 있는 사람을 찌르는 생각을 한다. 외국 사람을 보면서 인종차별적 발언을 생각한다. 비행기를 타고 가는 중에 비상 탈출구를 열려는 충동을 느낀다.

나는 여러분이 이런 강박사고를 행동으로 옮기지 않을 거라고 확신한다. 그런 행동에 대해 생각하는 것조차 두려워할 것이다. 여러분은 아마도 불안을 줄이기 위해 강박사고를 떨쳐 버리려 하거나, '모두 다 안전하다.'와 같은 '좋은' 생각으로 그 강박사고를 대체하는 정신적인 의례적 행동을 할 것이다. 어쩌면 강박사고가 떠오를 때 하고 있던 행동(예: 옷을 입는 것)을 강박사고 때문에 '망치지' 않고 끝낼 수 있을 때까지 반복할 것이다. 또한 여러분은 쉽게 알아차리기 어렵고 강박적이지 않은 다른 다양한 전략을 사용할 수도 있다. 예를 들면, 여기에는 다른 사람에게 폭력적 생각을 털어놓거나(경고하는 것), 이런 강박사고가 여러분이 실제로 위험하거나 사악한 사람이라는 증거가 아니라 단지 생각일 뿐인지 안심을 구하는 것 등이 포함된다. 또한 여러분은 자신이 그런 충동에 따라 실제로 행동을 하는지 알아보기 위해 스스로를 '시험해 보려고' 할 수도 있다.

성적 강박사고

여러분은 갓 결혼했지만 배우자를 배신하는 달갑지 않은 생각이 떠오를 수 있다. 유리 씨의 경우처럼 조부모나 자녀와 관련된 용납할 수 없는 성적 행위를 하는 장면이 떠오르기도 한다. 누군가의 옆을 지나칠 때 그 사람의 가랑이로 눈길이 가는 원치 않는 충동이 생기기도 한다. 아동이나 동성에 의해 성적으로 흥분될까 봐 걱정한다. 이것은 성적 환상을 말하는 것이 아니다. 성적 환상은 실제로 성적으로 흥분되기도 하고 성적 행위를 유발하기도 하는 반면, 강박증에서의 성적 강박사고는 이와 다르게 불안과 고통을 유발한다. 여러분은 이런 생각을 하고 싶어 하지 않지만, 아무리 애써도 이런 생각을 조절할 수가 없다.

여러분은 금기시되고 끔찍한 이러한 성적 강박사고를 통제하기 위해, 정신적인 의례적 행동으로 이를 떨쳐 버리려 하거나 또는 좀 더 용인될 수 있는 생각으로 바꾸려고 할지도 모른다. 또는 기도에 의존하거나, 예를 들어 '이런 강박사고를 떠올린다는 것은 내가 변태라는 뜻인가?'와 같이 강박사고의 내용이 무엇을 의미하는지를 지나치게 분석할 수도 있다. 지나친 분석의 한 형태는 원치 않는 성적 생각이 자신에게 성적 반응을 유발하는지 확인하기 위해 스스로를 '시험하는' 의례적 행동이다(일종의 정신적인 확인하기). 또한 다른 사람에게 그런 생각을 털어놓고 "너는 내가 변태라고 생각하니?"라는 질문을 하면서, 자신의 강박사고가 무엇을 의미하는지 안심을 구하는 의례적 행동도 흔하다.

종교적 강박사고(병적 죄책감)

이것은 신에 맞서는 원치 않는 신성모독적인 생각, 신부님과의 성관계 같은 불경스러운 장면, 예배당 훼손과 같은 불경스러운 일을 하려는 충동 등을 말한다. 또한 죄를 범하지 않았는지, 종교적·도덕적 계율을 어기지 않았는지에 대해 두려워하고 걱정할 수도 있다(병적 죄책감). 신이 벌할 거라고 걱정하기도 하고, 종교적으로 자신이 정말 신실한지, 헌신하고 있는지에 대해 강박적 의심을 가지고 있을 수도 있다. 이런 종류의 강박사고를 가지고 있는 경우, 불안을 줄이기 위해 기도나 고해를 지나치게 많이 하거나, 강박적으로 안심구하기를 하거나(예: 목사님에게), 강박사고를 지나치게 분석하거나, '하느님은 선하시다.' 와 같은 특정 구절을 반복하는 등 다른 정신적인 의례적 행동들을 할 수도 있다.

여러분의 강박증은 어떤 하위 유형에 속하는가

아마도 여러분의 강박사고와 의례적 행동은 다음 범주의 하위 유형들 중 적어도 어느 하나에 해당될 것이다. 예를 들어, 성수 씨는 오염 강박사고와 씻기 및 닦기 의례적 행동을 가지고 있었지만, 동시에 다른 사람에게 피해를 주는 것과 관련된 책임감 강박사고도 가지고 있었다. 여러분의 증상이 어떤 하위 유형에 속하는지 살펴보고, 다음 항목 중 해당되는 것에 표시하라(필요한 만큼 표시하라).

□ 책임감 강박사고와 확인하기 의례적 행동
□ 오염 강박사고와 오염 제거 의례적 행동
□ 대칭 강박사고와 정리하기 · 배열하기 · 균형 맞추기 의례적 행동
□ 용납될 수 없는 강박사고와 정신적인, 간단한, 안심구하기 의례적 행동
    – 폭력적 강박사고 □
    – 성적 강박사고 □
    – 종교적 강박사고(병적 죄책감) □

여러분은 어떻게 강박증을 갖게 되었는가

한 마을이 심한 눈보라에 휩싸이게 되는 과정은 어떨까? 눈보라는 습기, 아주 찬 공기 그리고 특정 상태의 바람 등 여러 요소가 한데 합쳐질 때 발생한다. 이러한 조건들 중 어느 하나만으로는 불가능하고, 모든 것이 적절하게 존재할 때만 눈보라를 일

으킬 수 있다. 마찬가지로 강박증도 생물학적·유전적·학습적·환경적 요인들이 복잡하게 결합해서 발생한다. 지금까지의 연구결과를 종합해 볼 때, 생물학적 요인과 유전적 요인은 불안에 대한 취약성을 높이고, 학습적 요인과 환경적 요인은 여러분이 왜 그런 특정한 종류의 강박사고와 의례적 행동을 갖게 되었는지를 결정한다. 다음은 우리가 강박증에 대해 알고 있는 사실들과 그것들이 치료에 있어 어떤 의미를 갖는지를 간단히 요약한 것이다. 하지만 우선 분명히 짚고 넘어갈 것이 있다. 강박증을 가지고 있다는 것이 여러분이나 다른 누군가의 잘못은 아니다. 여러분은 자신의 생물학적 요인에 대한 책임이 없으며, 특정한 경험을 했거나 다른 환경적 요인에 놓이도록 원한 것도 아니다. 그렇지만 여러분에게 책임이 없다는 것이 자신을 위해 아무것도 할 수 없다는 뜻은 아니다.

우울증: 강박증과 싸우기 전에 우울증을 치료해야 하는 이유

아마도 여러분은 한두 번쯤 강박증을 부끄러워했던 경험이 있을 것이다. 여러분은 강박사고와 의례적 행동을 다른 사람에게 숨기려고 애썼을 것이다. 다른 강박증 환자들처럼, 어쩌면 여러분은 오랫동안 슬픔, 무가치함 그리고 절망을 경험하였을 것이다. 강박증을 가지고 있다는 사실은 어쨌든 우울한 일이다. 이런 감정들은 전적으로 이해할 만하다. 하지만 극심한 슬픔과 절망은 이 워크북을 통해 도움을 받는 데 방해가 될 수 있다. 다음의 흔한 우울증 증상 목록들을 살펴보라. 이 중 한 가지 이상을 2주 이상 경험하고 있다면 우울증에 대해 도움을 받는 것이 좋다. 우울증을 치료받으면 기분이 나아질 뿐만 아니라, 이 워크북에 나와 있는 전략들로부터 더 많은 도움을 받을 수 있을 것이다.

- 2주 이상 대부분의 시간 동안 슬프고, 가라앉고, 짜증 나는 느낌이 듦
- 수치심, 절망감, 죄책감 또는 무가치하다는 느낌이 듦
- 일상생활 또는 취미생활에서 흥미 또는 즐거움이 감소함
- 우는 일이 잦아짐
- 일을 완수하기 어려움
- 평소보다 활동적이지 않음에도 불구하고 피곤하고 기력이 없다고 느낌
- 식욕이 뚜렷하게 감소하거나 증가하며, 이에 따라 체중 변화가 있음
- 수면 문제: 잠들기 어렵거나 또는 평소보다 더 많이 잠
- 둔해진 느낌이 들고 결정을 내리기 어려우며, 집중하기 어려움
- 삶이 살 만한 가치가 없게 느껴지거나 또는 죽음과 자살에 대해 생각함

강박증은 뇌질환일까

일반적으로 강박증은 세로토닌 '불균형'과 같은 뇌의 문제로 발생하는 의학적 또는 생물학적 질병이라는 가설이 널리 알려져 있다. 세로토닌은 뇌와 전신에 작용하는 신경전달물질로 우울 및 불안과 관련이 있다. 그러나 모든 생물학적 연구가 강박증의 세로토닌 불균형 가설을 지지하는 것은 아니다. 세로토닌 불균형 이론이 매우 대중적이긴 하지만, 전문가들은 완전히 증명된 사실은 아니라고 생각한다.

몇몇 뇌영상 연구에 따르면, 강박증을 가진 사람은 전두 피질, 대상회, 미상핵, 시상 등 뇌의 특정 구조의 기능이 비정상일 가능성이 있다. 강박사고와 의례적 행동을 가지고 있는 사람의 뇌에서 일어나는 현상을 아는 것은 매우 흥미롭지만, 영상 연구들은 매우 엇갈린 결과들을 보인다. 또한 뇌의 특정 부위에서 분명하게 나타나는 기능 이상이 강박증의 원인인지, 아니면 단지 개인이 강박증을 가지고 있다는 것을 반영하는 것인지 알 수 없다. 한편 강박증을 가지고 있지 않은 사람도 매우 불안해지면 강박증을 가진 사람의 뇌와 비슷해지는 것을 보여 주는 흥미로운 연구도 있다.

여러분에게 강박증 또는 다른 불안장애를 가지고 있는 가까운 친척이 있는가? 많은 경우에 그렇다. 강박증은 가족 내에서 전해 내려오는 경향이 있기 때문에, 몇몇 연구자는 강박증이 유전병이라고 이야기한다. 그러나 지난 10여 년간의 연구에도 불구하고 '강박증 유전자'는 발견되지 않았다. 어쩌면 존재하지 않기 때문일 것이다. 그렇지만 쉽게 불안해지는 성향은 유전적인 것처럼 보인다. 따라서 '불안-성향' 유전자가 다른 요인들과의 상호작용을 통해 강박증을 유발할 가능성이 있다. 하지만 강박증이 가족 내에서 전해 내려온다고 해서 반드시 유전적 문제라는 뜻은 아니다. 무의식중에 가족으로부터(그리고 삶에 영향을 주는 다른 사람으로부터) 강박증적 성향을 학습할(우리가 다른 많은 것들을 배우는 것처럼) 가능성도 비슷한 확률로 존재한다. 이것은 좋은 소식이다. 왜냐하면 강박증을 유전적으로 결정된 영구적인 것이 아니라, 여러분이 변화시킬 수 있는 것으로 바라볼 수 있기 때문이다.

> 강박증이 학습에 의해 생긴 부분이 있다면, 학습으로 바로잡을 가능성이 있는 것이다. 인지행동치료의 효과는 바로 여기에 근거한 것이다.

학습 이론

학습 이론은 강박적 두려움과 의례적 행동이 여러 가지 방식으로 습득될 수 있다고 제안한다. 예를 들어, 강박증상은 다른 사람을 관찰함으로써 학습될 수 있다. 만약 가까운 친척이 숫자 13에 대한 두려움이 있거나 지나치게 손을 씻는다면, 여러분은 그것을 따라 할 수 있다. 또한 여러분은 방송이나 교사 또는 삶에 영향을 주는 다른 사람으로부터 강박증의 경향성을 배울 수도 있다. 예를 들어, "세균은 어디에나 있다."라는 말을 반복적으로 듣는다면, 여러분은 세균에 대한 두려움을 배울 수 있다. 외상적 사건 또한 강박증을 일으킬 수 있다. 여러분의 강박사고와 의례적 행동은 자신의 안전에 대해 다시 한 번 돌아보게 만든 비극적 사건 이후에 시작되었을 수도 있다.

여러분은 또한 인격 형성기 동안 강박증과 관련이 있을 수 있는 특정한 환경에 노출되었을 수도 있다. 예를 들어, 부모 대신에 동생을 돌봐야 하는 것처럼, 어린 나이에도 불구하고 책임을 져야 하는 위치에 있었을 수 있다. 어쩌면 비록 불가능한 것은 아닐지라도, 매우 지키기 어렵고 엄한 규율을 가진 가정에서 자랐을 수도 있다. 또한 아마도 이런 규율을 따르지 않았을 때 일어날 수 있는 심각한 결과를 무서워했을 것이다. 예를 들어, 두 분 다 의사인 민수 씨의 부모는 항상 손을 완벽하게 깨끗이 해서 세균이 전혀 없도록 유지해야 한다고, 그렇지 않으면 심각한 병에 걸릴 수 있다고 반복적으로 경고했다. 세균은 눈에 보이지 않았기 때문에 그는 제대로 씻지 않았을까 봐 늘 걱정하였고, 결국 완벽하게 깨끗하다는 것을 확신하기 위해 강박적인 씻기 의례적 행동을 시작하였다.

마지막으로, 생각과 행동이 어떤 부정적 사건을 유발하는 것처럼 보이는 우연의 일치도 강박증 습득에 중요한 역할을 할 수 있다. 예를 들어, 형범 씨는 연세 많으신 할아버지가 어쩌면 곧 돌아가실지도 모른다는 생각을 했다. 우연히도 일주일이 채 지나기 전에 할아버지가 심장마비로 세상을 떠나셨다. 불행하게도 그는 일주일 전 자신이 떠올렸던 '나쁜 생각' 때문에 할아버지가 돌아가셨다고 생각했다. 그때부터 형범 씨는 나쁜 생각들을 '취소'하기 위해 정신적인 의례적 행동을 만들었고, 가족에 대한 부정적 생각이 떠오를 때마다 사용하였다.

생물학적 이론과 마찬가지로 학습 이론도 아직 사실로 증명된 것은 아니다. 그렇지만 내가 만난 많은 환자는 강박증 발생에 영향을 미쳤을 수도 있는 이런 종류의 학습 경험들을 보고하곤 하였다. 여러분은 과거에 이런 경험이 있는가? 다음 작업지에 기록해 보라.

강박증상의 발생에 기여해 온 것들을 이해하면, 강박증상을 호전시키는 방법이 있다는 것을 아는 데 도움이 된다. 또한 강박증의 원인이 자신에게 있다고 느끼는 불안

강박사고와 의례적 행동을 유발한 나의 학습 경험

1. 외상적 사건

_____

_____

_____

2. 관찰한 것

_____

_____

_____

3. 영향을 준 요인들(예: 방송, 교사, 부모)

_____

_____

_____

4. 경험한 것

_____

_____

_____

도 줄일 수 있다. 그렇지만 하나의 원인을 찾느라 곁길로 새지는 말라. 강박증은 항생제로 박테리아를 죽여서 없앨 수 있는 인후염이 아니다. 앞서 언급한 것처럼, 우리는 어떤 요소들이 모여서 강박증상을 만드는지 정확히 모른다. 이 워크북에 소개하는 치료 프로그램은 강박증의 원인보다는 증상에 대한 깊은 이해를 필요로 한다. 지난 25년 이상의 심리학 연구를 통해 지금 우리는 강박증상을 매우 잘 이해하고 있다. 2~3단계에서는 여러분이 자신의 강박증상에 대해 전문가가 될 수 있도록 도울 것이며, 이 프로그램을 통해 최대의 효과를 얻게 할 것이다.

인지행동치료: 적에 맞설 수 있는 무기

현재까지 임상시험을 통해 강박증 치료에 안전하고 효과적이라고 입증된 두 가지 치료법은 인지행동치료와 선택적 세로토닌 재흡수억제제(selective serotonin reuptake inhibitors: SSRIs)다. 어떤 치료가 여러분에게 최선일까? 2007년 미국정신의학회에서 발간한 강박증 치료지침에서는 다음 사항들을 권고하였다.

- 인지행동치료를 적극적으로 받을 자세가 되어 있고 우울증상이 심하지 않다면, 인지행동치료만 단독으로 받을 것을 추천한다.
- 인지행동치료를 받고 있지만 원하는 만큼 호전이 없거나 또는 심한 우울증이나 다른 불안장애로 어려움을 겪고 있다면, 약물치료와 인지행동치료를 병행할 것을 추천한다.

> 인지행동치료와 약물치료를 병행해야 하는 상황인가?

- 현재 약물치료 중이지만 강박증상이 지속되고 있고 투약 중인 약물을 끊을 수 있기를 원한다면, 인지행동치료를 추천한다.
- 인지행동치료를 시도하였지만 도저히 감당이 안 돼서 다시 도전하기를 원하지 않는다면, 단독으로 약물치료를 받을 것을 추천한다.

이상의 치료지침에서 이야기하는 인지행동치료는 모든 것을 혼자서 하는 자기주도형(self-help) 인지행동치료가 아니라 숙련된 치료자와 함께하는 인지행동치료다. 이 워크북은 심지어 치료자 없이도 실질적인 호전을 가져올 수 있도록 자기주도 형식의 인지행동치료 기법을 담고 있다. 특히 강박증이 심하지 않고 다른 문제들과 복잡하게 얽혀 있지 않은 경우에는 특히 더 도움이 될 것이다. 하지만 대개는 이 책을 사용할 때, 혼자 하는 것보다 숙련된 치료자의 도움을 받아서 전략들을 정확하게 적용하면 더 큰 호전을 가져올 것이다.

강박사고 및 의례적 행동 폐기하기

인지행동치료에서는 강박증의 두 가지 연결고리, 즉 '강박사고와 불안 증가 연결고리'와 '의례적 행동과 불안 감소 연결고리'를 약하게 만드는 기술들을 배우고 익힌다. 인지행동치료의 첫 번째 요소는 강박사고, 불안 그리고 의례적 행동에 대해 배우고, 서로 어떻게 연결되어 있는지를 이해하는 것이다. 여러분은 1단계를 마침으로써 이미 그 시작을 하였다. 2단계와 3단계도 첫 번째 과정의 한 부분이다. 인지행동치료의 두 번째 요소는 치료를 위한 개별화된 계획 또는 로드맵을 마련하는 일이다. 그 계획은 여러분이 인지행동치료 전략으로 무력화할 강박사고와 의례적 행동 목표를 정하는 데 도움이 된다. 4단계에서는 여러분 자신의 치료 계획을 수립할 것이다.

대부분의 사람처럼 아마도 여러분은 변화에 대해 여러 가지 복잡한 감정을 느낄 것이다. 그러므로 인지행동치료에서 하나의 중요한 요소는 여러분이 치료를 시작할 준비와 강박증에서 벗어나려는 목표를 향해 열심히 나아갈 준비가 됐는지 살펴보는 것이다(이것이 인지행동치료의 세 번째 요소이며, 5단계에서 다룰 것이다). 인지행동치료의 네 번째 요소는 인지치료다. '인지'는 생각하는 것을 말한다. 6단계에서 다룰 인지치료는 강박사고와 의례적 행동을 계속 지속시키는 문제 있는 사고방식을 발견하고 교정하는 일련의 전략을 포함한다. 인지치료는 다음에 설명할 인지행동치료의 주요 요소들이 효과적으로 작용할 수 있도록 기초를 닦아 준다.

인지행동치료의 가장 강력한 무기는 '노출 및 반응방지' 기법이다. 7단계와 8단계에서 다룰 노출치료는 강박사고를 촉발하는 생각과 상황에 점진적이고 치료적으로 직면하는 것이다. 피하거나 두려워하는 것들에 점진적으로 직면하는 훈련을 하면 그것들과 강박적 두려움 간의 연결고리가 점점 약해지고, 결국 여러분은 더 이상 불안해지지 않게 될 것이다. 9단계에서는 의례적 행동 및 안심구하기 충동에 저항하기 위한 반응방지 기법을 사용할 것이다. 여러분은 이런 행동 패턴을 중단함으로써 자신을 안전하게 지키거나 재앙을 막기 위해 또는 강박적 두려움을 줄이기 위해서 의례적 행동에 의존할 필요가 없다는 것을 배울 것이다. 간단하게 말해서, 반응방지는 의례적 행동과 불안 감소 사이의 연결고리를 약화시킨다.

인지행동치료 프로그램의 맨 마지막에는 호전된 상태를 오랫동안 유지시키는 전략을 포함하고 있다. 예를 들어, 인지행동치료 기법을 일상적인 생활방식에 통합시킴으로써, 이 프로그램을 통해 이룬 것들을 더욱 굳건히 하고 장기적인 회복을 가져올 것이다. 10단계에서는 강박증 재발을 어떻게 막을 수 있는가에 대한 제안을 할 것이다.

지금쯤 아마 짐작했겠지만, 인지행동치료를 한다는 것은 많은 노력을 기울여야 한다는 것을 의미한다. 치료자와 함께 작업하든 또는 혼자서 이 워크북을 사용하든 마찬가지다. 지금까지 피해 왔던 상황에 직면하고, 오랫동안 의지해 온 의례적 행동에 대한 충동에 저항하기 위해서는 용기가 필요하다. 인지행동치료가 어려워 보이겠지만, 오래 훈련하면 점차 쉬워질 것이다. 인지행동치료의 가장 큰 장점은, 강박증상을 줄일 수 있는 가장 안전하고 효과적인 방법이라는 것이다. 또한 인지행동치료의 효과는 오랫동안 지속된다. 그러므로 일단 인지행동치료 기법을 배우고 익히면 그것들은 영원히 여러분의 것이 될 것이다.

> 좀 더 평안한 미래를 위해서는 먼저 불안을 투자해야 한다.

강박증의 약물치료

　선택적 세로토닌 재흡수억제제(SSRIs)는 안전하고 효과적인 강박증 치료법이지만, 전반적으로는 인지행동치료보다 덜 효과적인 경향이 있다. 여러분이 약물에 반응할 가능성은 대략 50% 정도이고 약물에 반응할 경우 강박사고 및 의례적 행동은 20~40% 정도 감소될 것이다. 강박증에 대해 잘 알고 있는 대부분의 정신과 의사는 선택적 세로토닌 재흡수억제제를 처방한다. 현재 강박증 치료용으로 식약청에서 승인한 선택적 세로토닌 재흡수억제제는 다음과 같다.

　상품명(성분명)
- 팍실(파록세틴)
- 프로작(플루옥세틴)
- 듀미록스(플루복사민)
- 졸로푸트(서트랄린)
- 그로민(클로미프라민)
- 렉사프로(에스시탈로프람)

　여러분에게 어떤 선택적 세로토닌 재흡수억제제가 가장 효과적일지 알기는 어렵다. 또한 이런 약들이 여러분에게 얼마나 도움이 될지 예측하기는 더욱 어렵다. 그렇지만 약물치료는 매우 손쉬운 치료법이다. 정기적으로 갖는 치료 회기와 '노출 및 반응방지' 없이도 약약은 여러분의 몸 안에서 모든 작용을 한다. 그러나 이러한 간편함에는 대가가 따른다. 선택적 세로토닌 재흡수억제제가 비록 효과적일지라도 그것만으로는 강박증상을 완전히 제거하지 못할 수도 있다. 또한 호전된 상태를 유지하기 위해서 약을 계속 복용해야 하며, 오랫동안 약을 복용했을지라도 중단하면 재발의 위험을 감수해야 한다. 또 다른 단점은 선택적 세로토닌 재흡수억제제가 입마름, 수면 변화, 변비, 두통, 체중 증가, 성기능 장애와 같은 불편한 부작용을 일으킬 수도 있다는 것이다. 사람마다 약물에 대한 반응은 다르기 때문에, 여러분에게 나타날 수 있는 부작용의 종류를 예측하기란 어렵다.

자격 있는 인지행동치료 치료자를 선택하는 방법

　불행하게도, 인지행동치료는 널리 이용할 수 있는 치료법이 아니다. 모든 정신건강 전문가가 강박증 인지행동치료 기법을 잘 수련받은 것은 아니다. 강박증 인지행동치료를 적절하게 수련받았을 가능성이 높은 사람인지 알아보기 위해, 여러분은 치료자에게 어디서 강박증 인지행동치료에 대한 수련을 받았는지, 얼마나 많은 경험을 가지고 있는지, 그리고 어떤 치료법을 사용하는지를 물어보아야 한다. 치료자가 어떤 치료법을 사용한다고 대답하는지 주의 깊게 들어 보라. 만약 치료자가 '노출 및 반응방지' 기법에 대해 설명해 준다면, 여러분은 제대로 된 치료를 받을 수 있을 것이다. 만약 그렇지 않다면, 여러분이 이 책으로 작업하는 것을 기꺼이 도와줄 수 있는지 물어볼 수 있다.

강박증상 분석하기

1단계에서 배운 것처럼, 강박증상은 다양한 형태로 나타날 수 있다. 실제로 강박적 두려움, 회피 패턴 그리고 의례적 행동은 사람마다 다르다. 왜냐하면 각자 두려워하는 상황에 대해 생각하는 방식이 다르고, 재앙을 피하고 자신이 안전하다고 느끼기 위해 행동하는 방식이 서로 다르기 때문이다. 다시 말해, 여러분의 강박사고와 의례적 행동은 자신만의 어떤 '강박증 논리'에 의해 만들어진다.

예를 들어, 수연 씨는 변기, 칫솔, 샴푸통, 목욕 수건 등 화장실과 관련된 물건에 닿으면 손을 씻는 의례적 행동을 가지고 있었다. 그녀는 씻지 않으면 세균에 감염되어 심한 병에 걸릴까 봐 두려워했다. 석현 씨도

> 여러분의 강박사고들은 의례적 행동이나 회피전략과 어떻게 연결되어 있는가?

손을 꼭 씻어야만 할 것 같은 느낌이 있었다. 그는 돈이나 문 손잡이, 난간 등 사람들이 자주 만지는 물건과 접촉하면 불안해져서 손을 씻었다. 하지만 병에 걸릴까 봐 걱정하는 것은 아니었고, 단지 손을 씻지 않으면 불안이나 역겨움이 영원히 지속될 것 같은 느낌을 두려워하였다. 수미 씨도 손을 씻는 의례적 행동을 가지고 있었는데, 애인이 아닌 다른 사람과 성관계를 하는 원치 않는 생각이 떠오를 때 촉발되었다. 그녀에게 손을 씻는 행동은 '도덕적으로 더러운' 느낌에서 비롯되는 불안을 없애고 마음을 깨끗이 하는 상징적 의미를 가지고 있었다. 이 세 가지 예에서 알 수 있듯이 강박사고와 의례적 행동 사이의 연결은 각 개인마다 다르다.

이렇게 각 사람마다 매우 다른 강박사고와 강박행동 간의 연결을 이해하는 것은 아주 중요하다. 왜냐하면 그 연결이 여러분을 강박증에 사로잡아 놓기 때문이다. 또한 강박사고의 자세한 내용을 확인하는 것과 두려움이 의례적 행동과 어떻게 연결되어 있는지를 확인하는 것은 효과적인 인지행동치료 프로그램을 디자인하는 데 반드시 필요하다. 인지행동치료는 누구에게나 '무조건 똑같이' 적용하는 치료가 아니라는 것을 기억하라. 우리는 협력해서 여러분에게 꼭 맞는 프로그램을 만들어 갈 것이다. 여러분은 옷이 잘 맞지 않으면 그것을 재단사에게 맡길 것이다. 하지만 재단사는 옷을 수선하기 전에 여러분의 치수를 재야 한다. 인지행동치료도 마찬가지다. 강박사고와 의례적 행동을 공격 목표로 삼기 전에 우리는 먼저 그 문제에 대해 자세히 알아야 한다. 그러므로 이번 단계에서는 자신에게 꼭 맞는 맞춤형 치료 프로그램을 만들기 위해서 여러분의 강박증상을 분석하고, 강박사고와 의례적 행동 그리고 강박증의 그 밖의 측면에 대한 자세한 정보를 얻을 것이다. 좋은 자기분석을 위해서는 몇 시간 정도를 할애해서 충분히 생각할 필요가 있다.

시작하기에 앞서 '강박증 에피소드' 한두 가지를 다루어 보는 것이 도움이 된다. 그러므로 자기분석을 하기 전에, 잠깐 여러분의 강박사고와 의례적 행동이 처음 시작되었던 상황을 생각해 보자. 스스로에게 다음과 같이 질문해 보라.

- 뭔가 문제가 생겼다는 첫 번째 신호는 무엇이었는가?
- 당시의 기분과 생각은 어땠는가?
- 그다음에는 어떤 일이 벌어졌는가?
- 얼마나 불안해졌는가?
- 불안을 줄이기 위해 어떻게 하였는가(예: 강박적인 의례적 행동, 회피행동)?
- 그 행동이 어떻게 기분을 나아지게 했는가?

그 상황에서 어떻게 강박사고가 불편감이나 불안을 증가시키고, 어떻게 의례적 행동과 회피행동이 그런 불편감과 불안을 덜어 주었는지 살펴보라. (주의사항: 자기분석을 할 때, 기분이 나쁘거나 수치스러운 생각과 행동을 일부러 떠올리도록 요구하기 때문에 흔히 괴로운 감정이 들 수 있다. 이것은 지극히 정상적인 과정이다.) 자기분석을 하다가 불

안해지면 잠시 멈추어도 괜찮다. 운동이나 영화, 좋아
하는 취미활동 등 다른 것을 하면서 얼마 동안 강박증
에 대해 생각하지 말라. 기분이 좀 나아지면 다시 자
기분석을 하라. 여러분이 느끼는 괴로운 감정은 일시
적이라는 것을 잊지 말라. 시간이 지나면 사라질 것이
다. 증상에 대해 생각하는 것을 피하지 않고 직면하는
훈련을 계속하면, 고통스러운 느낌의 강도가 점점 약

> 강박사고와 강박행동을 분
> 석하는 것이 괴롭더라도 포
> 기하지 말라. 그냥 잠시 쉬
> 어 가라. 운동을 하거나, 영
> 화를 보거나, 취미활동을
> 하면서 잠깐 동안 한숨 돌
> 린 후, 다시 자기분석으로
> 돌아가 보라.

해질 것이다. 이 책에 담겨 있는 1~10단계를 차근차근 밟아가다 보면, 강박증과 관
련된 생각과 행동에 집중하는 것이 점점 수월해질 것이다.

강박사고 분석하기

강박사고의 해부학적 구조

태원 씨는 환경독소 오염에 대한 강박사고를 가지고 있다. 특히 형광등 수은에 노
출되는 것을 두려워한다. 형광등에 실제로 소량의 수은이 들어 있긴 하지만, 등이 깨
진다고 해도 그 위험은 매우 적다. 하지만 태원 씨는 형광등이 달려 있는 방 안에 있
으면 강박적 불안이 촉발되었고, 특히 전등이 깜빡거리거나 정상으로 작동하지 않는
것처럼 보일 때면 더 불안해하였다. 그는 이런 상황을 피하려 하였지만 어쩔 수 없이
깜빡이는 형광등 근처에 있을 땐, '저 전등이 깨져서 수은에 노출될 수 있어.' 와 같은
원치 않는 생각들이 떠올랐다. 또한 수은중독의 결과로 발생할 수 있는 엄청난 일들
에 대해 염려했다. 예를 들어, '난 영구적인 뇌 손상을 입을지도 몰라.' '난 아마 미
쳐 버릴 거야.' 와 같은 생각이었다. 이와 같은 두려워하는 결말에 대한 생각은 '방에
서 나가야겠다.' '샤워를 해야겠다.' '옷을 빨아야겠다.' 는 충동을 불러일으켰다.

1단계에서 강박사고란 '불안을 유발하는 침투적인 생각이나 장면, 충동'이라고 정
의했다. 하지만 강박사고에는 조금 더 복잡한 측면이 있다. 강박사고는 세 가지 구성요
소로 이루어져 있는데, 이것을 이해하는 것은 강박사고를 제거하는 데 매우 중요하다.

- **촉발요인**은 직면하였을 때 불안과 괴로움을 불러일으키는 상황이나 대상이다.
- **강박적 침투사고**는 불안, 죄책감, 불확실한 느낌, 의심, 그 밖의 괴로운 느낌들을 유발하는 한 가지 이상의 원치 않는 생각이나 장면, 충동을 뜻한다.
- **두려워하는 결말**은 강박사고에 대처하기 위해 무엇인가(강박적인 의례적 행동, 안심구하기, 특정한 상황 회피하기 등) 하지 않으면 발생할 것 같은 끔찍한 결과나 비극을 의미한다.

태원 씨의 강박사고에서 이와 같은 세 가지 구성요소를 찾아낼 수 있는가?

- 태원 씨의 촉발요인: 형광등이 달려 있는 방에 있는 것
- 태원 씨의 강박적 침투사고: 형광등이 깨져서 수은에 오염될지도 모른다는 생각
- 태원 씨의 두려워하는 결말: 뇌 손상을 입는 것

또 다른 예를 들어 보자. 미진 씨는 보행자 옆을 운전할 때(촉발요인)마다 그 사람을 다치게 하는 강박사고가 떠올랐다. 이런 상황은 그녀를 불안하게 만들었고, 그녀에게 '그때 내가 도로를 주의 깊게 쳐다보지 않았을지도 몰라.' '사람을 치어 놓고도 모르고 지나쳤을 수 있어.' 와 같은 생각이나 장면(강박적 침투사고)이 의지와 상관없이 떠오르게 하였다. 또한 어떤 사람이 부상을 입은 채 길가에 쓰러져 있는 장면도 침투적으로 머릿속에 떠올랐다. 미진 씨는 자신이 범죄를 저지르고 사고 현장을 떠났을 것 같아 염려하였고, 누군가 그 사고(상상 속)를 목격해서 자신을 경찰에 신고하지 않았는지(두려워하는 결말) 궁금해하였다. 미진 씨는 이런 두려워하는 결말이 실제로 발생했을까 봐, 자신이 아무도 다치게 하지 않았다고 확신할 수 있을 때까지 되돌아가서 도로변에 다친 사람이 쓰러져 있는지 확인하는 것을 반복하였다.

이 단계에서 강박증상에 대한 분석을 통해 알게 된 것들을 기록하기 위해 여러분은 다음 강박증 분석 작업지를 사용할 것이다. 먼저 1단계(31쪽)에 있는 나에게 가장 심각한 세 개의 강박사고 목록을 확인해서 강박증 분석 작업지 제일 왼쪽 칸에 그 강박사고들을 적으라. 다음은 태원 씨의 오염에 대한 강박사고와 미진 씨의 자동차 사

강박증 분석 작업지

강박사고 (31쪽)	촉발요인	강박적 침투사고	두려워하는 결말	회피 대상	의례적 행동 및 기타 불안 감소 전략
1.					
2.					
3.					

고에 대한 강박사고(일명 '뺑소니' 강박사고)를 적은 작업지다. 여러분의 작업지를 작성할 때 참고하라.

태원 씨의 강박증 분석 작업지

강박사고	촉발요인	강박적 침투사고	두려워하는 결말	회피 대상	의례적 행동 및 기타 불안 감소 전략
환경 독소에 의한 오염	• 형광등 • 형광등이 있는 방 • 형광등이 깜빡이는 것	• 형광등이 깨질 수 있고, 그러면 유해한 양의 수은에 노출될 수 있어. • 미쳐 버리고 말 거야. • 병이 들겠지. • 죽게 될 거야.	• 영구적인 뇌손상을 입을 수 있어. • 미쳐 버리고 말 거야. • 병이 들겠지. • 죽게 될 거야.	• 형광등이 달려 있는 방 사용하기 • 형광등 갈아 끼우기 • 형광등을 파는 철물점	• 샤워하기 • 세탁하기 • 가늘고 짧게 숨쉬기 • 안심구하기 (정보 검색하기)

미진 씨의 강박증 분석 작업지

강박사고	촉발요인	강박적 침투사고	두려워하는 결말	회피 대상	의례적 행동 및 기타 불안 감소 전략
보행자를 차로 친 것에 대한 책임감	• 보행자 옆으로 운전	• 내가 충분히 주의하고 있나? • 나도 모르게 사람을 치지 않았을까? • 부상당해 길에 쓰러져 있는 사람에 대한 장면	• 뺑소니 사고에 대해 책임져야 할지도 몰라. • 누군가 나를 목격해서 경찰에 신고할 거야. • 경찰이 잡으러 올 거야.	• 보행자 가까이에서 운전하기(행인이 많은 거리나 주차장, 주거 지역, 학교 등) • 운전하면서 라디오 듣기	• 백미러 확인하기 • 도로변을 확인하기 위해 차 돌리기 • 내가 누군가를 치었는지 떠올려 보기 위해 상황 분석하기

여러분의 강박사고를 촉발하는 요인은 무엇인가

일단 가장 심각한 세 개의 강박사고를 기록한 후에는 각 강박사고를 촉발하는 상황, 대상 그리고 기타 주변 자극에 대한 파악을 시작할 수 있다. 64쪽의 강박사고의 촉발요인 찾아내기 작업지에 있는 질문들이 도움될 것이다. 이 질문들을 살펴본 후 강박증 분석 작업지로 돌아가서, 각 강박사고를 지속적으로 유발시키는 대상이나 상

황을 촉발요인 칸에 적어 보라(태원 씨와 미진 씨가 기
록한 촉발요인들을 참고하라).

　지금 당장 촉발요인이 떠오르지 않아도 괜찮다. 여
러분은 이런 연습을 통해 이전까지는 난데없이 나타

강박사고가 그저 아무 데서
나 튀어나와서 그것을 멈추
기 위해 어쩔 수 없이 의례
적 행동을 하게 되는가?

나는 것처럼 보였던 강박사고가 실제로는 무엇 때문에
촉발되었는지 생각하게 될 것이다. 새로운 촉발요인이 떠오를 때마다 강박중 분석
작업지 에 그 내용을 추가하면 된다. 다음은 흔한 촉발요인의 예다. 여러분의 기억을
도와줄 것이다.

강박사고를 촉발하는 흔한 상황 및 대상

　오염 강박사고의 경우　　여러분은 어떤 경우에 씻거나 닦고 싶다는 마음이 드는
가? 소변이나 대변, 피, 땀, 정액, 침 등과 같은 노폐물이나 체액에 닿는 것(또는 닿을
수도 있다는 가능성)이 촉발요인일 수 있다. 더러운 세탁물이나 특정한 신체 부위(성
기나 항문 등)와 접촉하는 것을 두려워할 수도 있다. 쓰레기통, 욕실, 마룻바닥, 문 손
잡이, 난간, 기타 다른 물건(펜이나 연필) 등 여러 사람이 만지는 사물들 역시 촉발요
인이 될 수 있다. 세제, 살충제 등 화학물질, 먼지, 동물, 장례식장이나 공동묘지에
있는 시체 등도 해당될 수 있다. 특정한 사람이나 장소 때문에 촉발되는 경우도 있
다. 예를 들어, 정희 씨의 경우는 오염에 대한 두려움을 촉발하는 요인이 입병이 난
사람 옆에 있는 것이었다. 승민 씨의 경우는 간호사인 아내가 퇴근 후 아직 샤워를
하지 않는 상황이 촉발요인이 되었다(아내의 근무복 역시 촉발요인이었다). 그는 아내
가 병원에서 묻혀 온 세균에 오염될까 봐 걱정하였다. 병원 자체도 촉발요인 중 하나
였다.

　위해나 실수에 대한 책임감 강박사고의 경우　　무엇인가 실수했거나 제대로 마
무리하지 않은 채 방치했거나 또는 충분히 주의하지 못했다는 생각 때문에 되돌아가
서 확인하고 싶은 상황이 있는가? 외출할 때인가? 밤에 자려고 할 때인가? 숙제나 문
서 작업을 할 때인가? 다리미나 오븐 같은 전기 제품을 사용할 때인가? 또는 보행자
옆으로 운전을 하거나 과속방지턱을 넘을 때, 오래된 서류들을 버릴 때(중요한 것을

강박사고의 촉발요인 찾아내기

1. 강박적 두려움을 유발하는 상황이나 대상은 무엇인가?

_____

_____

_____

2. 회피하고자 하는 상황이나 대상은 무엇인가?

_____

_____

_____

3. 강박적인 의례적 행동을 하고 싶게 만드는 상황이나 항목은 무엇인가?

_____

_____

_____

4. 어떤 상황에서 안심구하기를 하고 싶은 마음이 드는가?

_____

_____

_____

분실할지도 모른다는 생각이 드는 경우), 중요한 편지를 보내거나 돈을 입금할 때, 그 외에 바닥에 있는 깨진 유리나 얼음조각처럼 잠재적으로 위험할 수 있는 상황을 볼 때도 강박사고가 촉발될 수 있다. 소방차가 지나가는 것을 얼핏 보기만 해도, '내가 가전제품을 켜 놓은 채로 나왔기 때문에 집에 불이 났을지도 모른다.'는 강박사고가 떠오르는 사람도 있다. 그 밖에 특정한 숫자나 단어들 또한 강박적 두려움의 촉발요인이 될 수 있다.

대칭, 정리, 배열, 불완전성 강박사고의 경우　　순서대로 정돈되지 않은 책, 난잡한 글씨, 완벽하게 개어져 있지 않은 옷 등이 흔한 촉발요인에 해당된다. 어떤 한 여성은 왼쪽, 오른쪽 중 한쪽만 어딘가에 닿거나 스치면 고통스러워졌다. 자동차 주행기록계나 영수증에 적힌 홀수가 촉발요인이 되기도 한다. '대칭이 아니야.' '균형이 맞지 않아.' '순서가 뒤죽박죽이야.' 라는 느낌을 주는 다른 상황도 마찬가지로 촉발요인이 될 수 있다.

폭력적 강박사고의 경우　　칼, 망치, 총, 야구방망이 등과 같이 잠재적으로 무기가 될 수 있는 것들을 보는 것에 의해 폭력적 강박사고가 촉발될 수 있다. 다른 촉발요인으로는 공포 영화, 할로윈, 공동묘지, 또는 '죽인다' '찌른다' 처럼 폭력과 관련된 단어 등이 있다. 아동이나 노인처럼 약한 사람들을 보거나 이들과 함께 있는 것, 또는 기차역 승강장에 있는 것처럼 잠재적으로 위험할 수도 있는 상황들 또한 폭력적 강박사고를 촉발할 수 있다.

성적 강박사고의 경우　　아동을 보는 것(소아성추행을 당할 수 있는)이나 친척들을 보는 것(근친상간 강박사고) 또는 게이바 앞을 지나거나 수영장, 헬스클럽, 잡지에서 매력적인 동성을 보는 것 등과 같이 동성애와 관련된 사람이나 상황에 의해 성적 강박사고가 촉발될 수 있다. 강박사고는 심지어 단지 체육관 옆을 지나가는 것만으로도 촉발될 수 있다. 또한 성적 단어, 도발적 몸매, 에로틱한 소리 등도 강박사고의 촉발요인이 될 수 있다.

종교적 강박사고의 경우　　종교적 강박사고는 종교적인 내용의 그림, 성경책, 예배당, 기도, 종교의식, 악마 상징물 등에 의해 촉발될 수 있다. 내가 치료했던 한 사람의 경우 붉은 악마와 관련된 것은 모두 종교적 강박사고를 촉발시켰다. 그 사람은 축구공이나 축구장, 축구 유니폼 등 축구와 관련된 것은 모두 피했다.

강박적 침투사고 찾아내기

다음으로는 강박사고의 또 다른 구성요소인 강박적 침투사고에 대해 알아보자. 강박적 침투사고란 불안, 공포, 부끄러움, 무서움, 당황스러움 등 정서적 괴로움을 유발하는 전혀 달갑지 않고, 말도 되지 않으며, 도저히 받아들일 수 없는 생각이나 장면, 충동 및 의심을 말한다. 가족을 강간 또는 살해하는 생각이나 손에 세균이 있을지 모른다는 의심 등이 강박적 침투사고의 예다. 강박적 침투사고는 앞서 알아보았던 촉발요인에 의해 발생하기도 하고, 또는 '저절로' 예상치 못하게 발생하기도 한다. 68~69쪽의 강박적 침투사고 찾아내기 작업지에 들어 있는 질문들이 여러분의 강박적 침투사고를 알아보는 데 도움이 될 것이다. 여러분이 가지고 있는 가장 심각한 세 개의 강박사고 각각에 대해서 그 질문들에 대한 답을 생각해 보라. 그후 강박증 분석 작업지의 강박적 침투사고 칸에 여러분이 가지고 있는 침투사고를 기록하라. 태원 씨나 미진 씨의 예가 도움이 될 것이다.

> 강박적 침투사고에 이름을 붙이는 것이 여러분을 불편하게 하는가? 바로 그 점이 강박적 침투사고를 목록에 포함시켜서 제거하는 작업을 해야 하는 이유다.

흔한 강박적 침투사고

몇 가지 흔한 강박적 침투사고의 예를 살펴보면 어떤 종류의 생각이나 장면을 강박적 침투사고로 기록해야 할지 파악하는 데 도움이 될 것이다.

오염 강박사고의 경우   오염 강박사고를 갖고 있다면 세균이나 질병에 대한 침투적 생각이나 장면이 떠오를 수 있다. 예를 들면, 세균이 손 전체를 덮고 기어 다니는 장면이 떠오르기도 한다. 또한 해로운 오염물질에 너무 가까이 간 것이 아닌지 의심이 들 수도 있다. 예를 들어, '내가 생화학 실험실 옆을 지날 때, 독성 가스를 마셨을 수도 있지 않을까?' 하는 의심이 드는 경우다. 심리학자 잭 라흐만(Jack Rachman)은 '정신적 오염'이라고 부르는 다른 종류의 오염 강박사고에 대해 기술하였는데, 이것은 외상적 사건에 대한 기억이나 원치 않는 성적 생각 또는 수치심 때문에 '내적인 더러움'을 느끼는 것이다.

　　위해나 실수에 대한 책임감 강박사고의 경우　　위해나 실수에 대한 책임과 관련된 강박사고를 갖고 있다면, 여러분은 아마도 침투적 의심을 경험하였을 것이다. 예를 들면, '내가 그때 충분히 조심했나?' '다리미를 확실히 껐나?' '토스트기 플러그는 뽑았나?' '문은 잠갔나?' '신용카드 전표에 서명은 제대로 했나?' '친구나 직장 상사를 때렸으면 어떻게 하지?' '차로 사람을 치었으면 어떻게 하지?' '나 때문에 가족이 사고를 당하면 어떻게 하지?' 등과 같은 생각이다. 사랑하는 사람에게 일어나는 사고, 화재, 부상 또는 죽음과 같이 불행한 사건에 대한 장면이 떠오르는 것도 흔하다. 어떤 사람은 '하느님이 내가 너무 오만했다고 생각하실까?'(병적 죄책감 강박사고) '이 결정을 후회하지 않을 확신이 나한테 있나?' 와 같이 장담하기 어려운 내용의 강박적 의심을 가지고 있는 경우도 있다.

　　폭력적 강박사고의 경우　　어쩌면 여러분은 자신의 실제 모습과는 정반대인 황당한 장면, 생각, 충동 등을 경험했을 수 있다. 예를 들어, 사랑하는 사람을 해치는 생각이나 장면이 원치 않게 떠오르거나, 잠자는 사람이나 아기처럼 스스로를 보호할 능력이 없는 누군가를 공격하는 생각이 원치 않게 떠오를 수도 있다. 심지어는 기르고 있는 강아지를 망치로 때리는 것처럼, 폭력적인 행동을 할 것 같은 충동을 경험할 수도 있다. 때로는 그 충동들이 정말 실제처럼 느껴져서 '내가 실제로 그런 일을 원하는 것은 아닐까?' 하고 헷갈릴 수도 있다.

　　성적 강박사고의 경우　　성적 강박사고는 여러 형태로 나타날 수 있다. 아동이나 동성, 친척, 기타 적절하지 않은 대상(예: 애인이나 배우자가 아닌 다른 사람)과의 성관계 등 개인적으로 받아들일 수 없는 내용의 성행위 장면이 자신의 의지와 상관없이 떠오를 수 있다. 다른 사람의 가랑이 또는 가슴을 쳐다보거나 기저귀를 가는 동안 아기의 성기를 만지는 행동처럼 '더러운' 또는 '변태적' 행동을 하는 생각이나 충동이 들 수도 있다. 그렇지만 자극적으로 느껴지는 성적 환상은 강박사고가 아니라는 사실을 기억하라. 왜냐하면 그것은 불안을 유발하지 않기 때문이다.

　　종교적 강박사고의 경우　　일반적으로 종교적 강박사고에는 불경스러운 장면, 하느님의 뜻에 반하는 행동을 하려는 충동, 자신의 신앙이나 교리에 의문을 갖는 생각이나 의심 등이 포함된다. 결과적으로 종교적인 병적 죄책감 강박사고를 가진 사람은 흔히 '내가 죄를 범했거나 종교적 계명을 어기지 않았을까?' 하는 강박적 의심을 갖게 된다.

대칭, 정리, 배열, 불완전성 강박사고의 경우   대칭, 정리, 배열, 불완전성 강박사고를 가진 사람들 중 일부는 앞서 설명한 위해, 폭력, 종교 또는 도덕적 주제의 강박적 침투사고를 가지고 있다. 하지만 일부 다른 사람은 이런 종류의 침투사고를 가지고 있지 않은데, 그런 경우에는 아마도 '완전하지 않은' 또는 '딱 맞지 않는' 것에 대한 강박사고를 가지고 있을 것이다. 또한 물건의 순서나 균형이 맞지 않을 때, 자신이 '미쳐 가거나' '통제력을 상실하는' 장면을 떠올릴 수도 있다.

강박적 침투사고 찾아내기

1. 불안 또는 불편한 느낌을 유발하는 불쾌하거나 말도 안 되는 생각은 무엇인가?

_____

_____

_____

2. 통제하거나 저항해야만 할 것 같은 원치 않는 생각이나 장면은 무엇인가?

_____

_____

_____

3. 실제 자신이 어떤 사람인지 의심하게 하는 비도덕적·비정상적인 생각이나 공격적인 생각은 무엇인가?

_____

_____

_____

계속

4. 정말 그렇게 하고 싶지 않지만, 그런 식으로 행동하게 될까 봐 두려운 생각은 무엇인가?

_____

_____

_____

5. 다른 사람에게 말하고 싶지 않은 괴로운 생각, 장면, 상상에는 어떤 것들이 있는가?

_____

_____

_____

여러분이 두려워하는 결말 알아내기

강박사고의 세 번째 구성요소는 여러분이 예상하는 두려운 재앙 또는 부정적 결과다. 예를 들어, '다리미를 켜 놓고 나왔기 때문에 불이 나면 내 책임이야.' '숫자 13을 봤으니까 사고가 날 거야.' 와 같은 예상이다. 두려워하는 결말은 '손을 씻지 않으면 병에 걸릴 거야.' '그 행동을 반복하지 않으면 사랑하는 사람이 해를 당할 거야.' '기도를 완벽하게 하지 못하면 하느님이 나에게 화를 내실 거야.' 등과 같이 재앙을 예방하기 위한 의례적 행동을 하지 못하는 것과 관련되어 있을 수 있다. 또는 강박사고를 떠올리는 것 때문에 부정적 결말이 발생할까 봐 두려워할 수 있다. 예를 들면, '아기를 해치는 생각을 너무 많이 하면 결국 통제력을 잃고 그 행동을 하게 될지도 몰라.' 또는 '신성모독적인 생각을 한다는 건 하느님에 대한 믿음이 흔들리고 있다는 뜻이야.' 와 같은 생각이다. 이런 두려워하는 결말들은 강박사고와 의례적 행동을 하나의 실에 꿰어 주는 강박증의 '논리'를 대표한다. 여러분이 두려워하는 결말이 무엇인지 알아낸다면, 인지행동치료 프로그램에서 강박증상을 약화시키는 데 큰 도움이 될 것이다.

> 여러분의 두려움은 최악의 상황이 일어날 것인지 아닌지 확실히 알 수 없다는 점에서 비롯된 것인가?

아마도 여러분의 강박사고는 '손을 씻지 않으면 곧 병에 걸리게 될 거야.'와 같이 단기간 내에 발생하고 두려워하는 결말과 관련되어 있을 것이다. 하지만 '살충제에 노출되면 40년 후에는 암에 걸리게 될 거야.'와 같이 앞으로 수년 내에는 발생하지 않을 파국적 사건에 대해 강박적으로 집착할 수도 있다. 아마도 최악의 상황이 발생할 것인지 아닌지 확실히 모른다는 것 또한 여러분이 두려워하는 결말에 포함될 것이다. 이것은 중요한 문제이기 때문에 3단계에서 다시 살펴볼 것이다.

> 나와 동료들의 연구결과에 의하면, 불확실성을 참지 못하는 것과 의심이 강박사고와 의례적 행동에서 중요한 역할을 한다는 게 분명하다.

지금 여러분은 몇 개의 사례를 읽었다. 자, 이제 자신의 가장 심각한 세 개의 강박사고에서 두려워하는 결말을 찾아낼 차례다. 강박 촉발요인에 직면했을 때 자신이나 다른 사람을 보호하기 위한 어떤 의례적 행동도 하지 않는다면 어떤 일이 벌어질 거라고 생각하는가? 73쪽의 두려워하는 결말 찾아내기 작업지에 소개되어 있는 질문들은 이런 두려움을 정확히 찾아내는 데 도움이 될 것이다. 여러분이 가지고 있는 각각의 강박사고에 대해 이 질문을 던져 보라. 그런 다음, 강박증 분석 작업지의 해당 칸에 각 강박사고에서의 두려워하는 결말 한두 개를 적어 보라. 다음 예들을 참고하면 여러분이 자신의 두려워하는 결말을 찾는 데 도움이 될 것이다.

흔한 두려워하는 결말

오염 강박사고의 경우 1단계에서 설명했듯이, 오염 강박사고를 가진 사람은 대개 자신이나 다른 사람이 오염되어 병에 걸릴까 봐 두려워한다. 여러분은 피나 소변이 묻었을 때, 빠른 시간 내에 손을 씻지 않으면 끔찍한 병에 걸릴지도 모른다고 걱정할 수 있다. 또는 이전에 사용했던 세제 찌꺼기가 여전히 손에 남아 있어서, 여러분이 만든 음식을 먹은 가족이 병에 걸릴지 모른다고 걱정할 수도 있다. 또는 회피하고 싶은 결말이 병에 걸리는 것이 아니라 단순히 '오염된 것 같은' 기분이나 세균이 퍼지고 있는 느낌을 견뎌야 하는 것 자체일 수도 있다.

위해나 실수에 대한 책임감 강박사고의 경우   아마도 여러분은 자신이 다치는 것이나 다른 사람에게 해를 입히는 것 또는 다른 사람이 해를 입는 것을 막지 못한 책임이 있다는 것을 두려워할 것이다. 예를 들어, '만약 내가 오븐을 껐는지 확인하지 않으면, 온 집에 불이 나서 귀중품들이 모두 타 버릴 것이고 그것은 내 잘못이야.'라고 생각하는 것이다. '뺑소니' 강박사고를 가진 사람은 자신이 보행자를 자동차로 치고도 인식하지 못해서 죽게 내버려 둔 채 사고현장을 떠났을지도 모르고, 누군가가 그것을 신고해서 자신이 잡혀갈지도 모른다는 두려움 때문에 되돌아가서 도로를 확인하고 싶은 충동을 느낀다. 어쩌면 여러분은 숫자 '13'을 세면 가족 중 누군가에게 불운이 닥칠 것을 걱정할 수도 있다. 불운을 예방하기 위한 의례적 행동을 하지 않으면 사랑하는 사람이 다칠 것이고, 그렇게 되면 자신의 잘못이라고 걱정할 수도 있다.

대칭, 정리, 배열, 불완전성 강박사고의 경우   여러분은 특정한 방식으로 물건을 배열하지 않으면 누군가에게 피해나 불행이 닥치지 않을까 두려워할 수 있다. 아니면 어떤 것이 '딱 맞지' 않을 때 불완전하다는 느낌을 떨쳐 버리지 못하고 미치거나 공황발작이 일어나지 않을까 두려워할 수도 있다. 이런 강박사고를 가지고 있으면, 시간이 갈수록 뭔가 '딱 맞지 않다'는 두려움이 주변의 여러 방면으로 점점 더 확산될 수 있다.

폭력적 강박사고의 경우   여러분은 통제력을 잃고 뜻하지 않게 강박사고에 따라 행동하게 될까 봐 걱정할 수도 있다. 예를 들어, '하느님께 막아 달라고 기도하지 않으면, 난 미쳐서 아기를 물에 빠뜨려 죽일 거야.' '그녀가 잠들어 있을 때 내가 그녀를 죽일지도 모르니까 각방을 써야 하고, 칼은 안전한 곳에 치워 놓아야 해.'와 같은 걱정을 할 수 있다. '아무리 무시하려고 해도 폭력적 생각을 멈출 수 없다는 건 내가 폭력적인 것을 원하거나 또는 사랑하는 사람이 다치길 원하는 게 틀림없어.'라고 걱정할 수 있다. 또는 여러분이 실제로 폭력적이고 비정한 사람일까 봐 두려워할 수 있다.

성적 강박사고의 경우   폭력적 강박사고와 마찬가지로 성적 강박사고를 행동으로 옮기는 것을 두려워하는 경우도 많다. '이러다 난 동성애자가 될 거야.' '난 어린아이를 성추행하게 될 거야.' 등의 두려움이다. 또는 성적 강박사고가 자신의 실체를 나타내는 것일까 봐 두려워하기도 한다. 예를 들어, '이런 생각을 한다는 건 내가 정말로 동물과 성관계를 하고 싶어 한다는 뜻이야.' '아동 성추행에 대한 생각을 하는 것을 보니 내가 정말 그런 행동을 하고 싶어 하는 게 틀림없어.'와 같은 것이다. 죄를 짓는 것, 하느님으로부터 벌을 받는 것, 그리고 지옥에 대한 두려움도 흔하다.

종교적 강박사고의 경우   여러분은 아마도 종교적 계율을 어기거나, 하느님을 노하게 하거나, 지옥에 떨어지는 것을 두려워할 것이다. 또한 여러분의 강박사고가 진짜로 종교를 배신하는 것을 의미하거나 마음 깊은 곳에서는 하느님을 미워하고 사탄을 좋아하는 것을 의미할까 봐 두려워할 것이다.

두려워하는 결말 중 일부는 대상이나 상황에서 비롯되는 재앙적 사건과 관련된 것들이다. 예를 들어, '더러워 보이는' 사람이 여러분이 구입한 물건을 봉투에 담아 줬을 때 바로 닦아 내지 않으면 병에 걸릴 것이라거나, 또는 전기요금을 납부할 때 뭔가 실수를 했고 그것을 확인하지 않았기 때문에 전기가 끊길 것이라는 생각 등이다. 침투사고로부터 비롯되는 재앙적 결말에 관한 것들도 있다. 예를 들어, 성적 생각을 너무 많이 하면 결국 강간을 저지르게 될 것이라거나, 가족 중 누군가 사고를 당하는 장면이 떠올랐을 때 그에 대한 의례적 행동을 하지 않으면 결국 그 사람이 죽게 될 것이라든지 하는 것들이다. 또 다른 두려워하는 결말은 의례적 행동을 하지 않으면 벌어질 것 같은 사건이다. 예를 들어, '기도를 여섯 번 하지 않으면 하느님이 나에게 진노하실 거야.' '이 구역을 운전해서 한 번 더 돌지 않으면, 또는 그림을 벽에 똑바로 걸지 않으면 불행한 일을 당하게 될 거야.' 등이다.

강박증을 가진 모든 사람이 재앙에 대한 구체적인 두려움을 가지고 있는 것은 아니다. 촉발요인과 침투사고는 '의례적 행동을 하지 않으면 뭔가 나쁜 일이 일어날 거야.' 또는 '영원히 불안할 거야.' 와 같은 막연한 느낌을 유발하기도 한다. 이런 경우, 두려워하는 결말은 '불안을 오랫동안 경험하는 데에서 오는 해로움' 이라고 할 수 있

두려워하는 결말 찾아내기

1. 강박사고를 촉발하는 요인에 직면하고도 그에 대한 의례적 행동을 하지 않았을 때 발생할 수 있는 최악의 결과는 무엇인가?

_____

_____

_____

2. 촉발요인은 왜 그렇게 위험한가?

_____

_____

_____

3. 의례적 행동을 하지 않고 촉발요인에 직면하는 것은 왜 문제가 되는가?

_____

_____

_____

4. 강박사고 촉발요인을 피해야만 하는 이유는 무엇인가?

_____

_____

_____

5. 침투적 강박사고를 떠올리면 어떤 것이 나쁘거나 위험한가?

_____

_____

_____

계속

6. 특정한 생각이 떠올랐을 때, 그에 대해 아무것도 하지 않는다면 어떤 일이 벌어질까?

_____

_____

_____

다. 예를 들어, 통제력을 잃거나 '미쳐 가거나' 심장마비나 뇌졸중이 오는 것 등을 두려워할 수 있다. 두려워하는 결말에 이름을 붙이는 것은 중요하다. 왜냐하면 4단계에서 여러분의 치료계획을 세울 때 도움이 되기 때문이다.

회피행동 분석하기

강박사고를 촉발할 수 있는 것을 전부 회피하느라 많은 시간을 허비했지만, 여전히 촉발요인을 만나게 되지 않던가?

많은 사람이 강박적 두려움에 대처하는 방법 중 하나는 촉발요인이 되는 상황이나 활동을 회피하는 것이다. 태원 씨는 수은에 대한 두려움 때문에 형광등을 교체하거나 가게에서 파는 전구 근처를 지나가려 하지 않았고, 형광등이 켜 있는 방에는 가급적 들어가지 않았다. 미진 씨는 보행자를 차로 치는 강박사고 때문에 사람들이 많이 다니는 곳(주차장, 상가, 근린공원, 학교 운동장 등)에서는 운전을 하지 않았다. 강박증에서 회피전략을 사용하는 이유를 살펴보자. 태원 씨나 미진 씨가 촉발요인을 회피하는 것은 두려워하는 결말로부터 그들을 보호해 주는 것처럼 보인다.

여러분은 단지 특정한 화장실이나 특정한 홀수, 특정한 '나쁜' 장면만을 회피하고 있는가? 아니면 모든 화장실, 모든 홀수, 모든 '나쁜' 장면을 회피하고 있는가?

위험해 보이는 것을 피하는 것은 지극히 자연스러운 일이다. 그러므로 여러분 역시 자신만의 회피전략을 가지고 있을 수 있다. 세균을 두려워하는 경우, 병에 걸리지 않기 위해 손잡이, 난간, 그 밖에 세균과 관런된 모든 물체의 표면과 닿는 것을 회피할 것이다. 장례식장이나 공동묘지가 강박사고나 죽음에 대한 두려움을 촉발한다면 그런 장소들을 피할 것이다. 그러나 이런 회피행동은 일시적으로 안전하다는 느낌을 줄 뿐, 지속적으로 강박적 두려움을 줄여 주지는 못한다. 뿐만 아니라 회피 패턴은 한번 형성되면 저절로 지속되고 점점 심해지는 경향을 가지고 있어서, 여러분은 효과적이지 않은 그 대처전략을 점점 더 많이 사용하게 된다. 나중에 여러분은 회피 패턴을 감소시키고 강박사고를 좀 더 효과적으로 다루는 전략을 배우고 익힐 것이다. 그러므로 76~77쪽의 회피전략 분석하기 작업지를 활용해서 여러분이 무엇을 회피하고 있는지 알아내는 것이 중요하다.

　이제 회피전략 분석하기 작업지를 사용해서 여러분에게 가장 심각한 세 개의 강박사고 때문에 주로 회피하는 것들의 목록을 작성해 보라. 그런 다음 강박증 분석 작업지의 회피 대상 칸에 적어 넣으라. 태원 씨와 미진 씨의 사례는 62쪽에 나와 있다. 강박증 분석 작업지의 나머지 내용도 최대한 구체적으로 적어 보라. 여러분이 회피하는 것을 정확하게 기록하면 더 쉽게 치료목표를 설정할 수 있고 시행착오를 줄일 수 있다. 여러분이 특정 화장실만 사용하지 않거나, 미진 씨의 경우처럼 특정 장소에서만 운전하는 것을 피한다면, 그 내용을 작업지에 자세히 적어 보라. 회피전략을 알아내기 어렵다면 촉발요인 목록을 살펴보라. 아마도 여러분은 강박적 고통을 촉발하는 많은 것을 회피하고 있을 것이다. 다음 예들이 여러분의 기억을 떠올리는 데 도움이 될 것이다.

흔한 회피 패턴

　오염 강박사고의 경우　　아마도 여러분은 신발, 마룻바닥, 공중 화장실(변기나 세면대 같은 특정 부분을 포함해서), 쓰레기통, 쓰레기차, 그 밖에 사람들이 많이 만지는 물건(예: 승강기 버튼)을 회피할 것이다. 여러분은 오염이 두려워 특정한 옷, 상점 그리고 심지어는 사람이나 동물들을 피할 수도 있다. 한 남자 환자는 잔디용 비료 같은 화학물질의 독성이 두려워 봄에는 집 밖으로 나가지 못했다. 그는 밖에 있었던 사람이나 물건에 해로운 화학물질이 묻지 않았을까 걱정되었기 때문에, 집 안에 '안전구역'을 설정해 놓았고, 무엇이든지 완벽하게 깨끗이 닦기 전까지는 이 안전

회피전략 분석하기

강박적 두려움 때문에 회피하고 있는 것들을 적어 보라.

1. 상황(예: 아이와 단 둘이 있기, 특정한 영화나 드라마 보기):

_____

_____

_____

2. 장소(예: 병원, 장례식장, 공중 화장실):

_____

_____

_____

3. 사람(예: 장애를 가진 또는 에이즈에 걸린):

_____

_____

_____

4. 사물(예: 포르노 잡지, 칼, 마룻바닥):

_____

_____

_____

5. 행동(예: 학교 앞에서 운전하기, 특정 신체 부위를 만지기):

_____

_____

_____

계 속

6. 생각(예: 폭력, 성, 악마에 대한):

_____

_____

_____

7. 기타

_____

_____

_____

구역에 들어오지 못하게 하였다. 그는 집 안에 있는 다른 모든 '오염된' 곳들을 회피하였다.

위해나 실수에 대한 책임감 강박사고의 경우   여러분은 운전하기, 오븐 사용하기, 다른 사람을 위해 요리하기, 중요한 문서 작성하기 등 사고나 실수, 위해 및 그 밖의 부정적 상황을 초래할 가능성이 있는 특정한 활동을 회피하는가? 어쩌면 특정한 단어, 13과 같은 불운한 숫자, 자연재해나 질병과 관련된 글 읽기 등 불행을 떠올리게 하는 상황을 회피하고 있을 수도 있다. 그 밖에 애완동물 돌보기, 집이나 사무실 문단속하기, 기밀자료에 대한 책임 맡기 등을 회피할 수도 있다. 아이를 칠까 봐 학교버스 근처에서는 운전하지 않는 것, 집중하지 못해서 큰 실수를 할까 봐 중요한 문서를 작성할 때에는 음악을 듣지 않는 것 등의 알아차리기 힘든 미묘한 회피행동도 마찬가지로 꼭 기록해야 한다.

대칭, 정리, 배열, 불완전성 강박사고의 경우   여러분은 물건이 두서없이 놓여 있거나 균형이 잡혀 있지 않은 것을 매우 싫어할 수도 있다. 또한 특정한 장소를 회피할 수도 있다. 왜냐하면 그곳에 가면 괴롭고, 물건을 다시 정돈하고, '균형'을 맞추고, 숫자를 세는 의례적 행동을 하는 데 시간을 너무 많이 소비해야 하는 것을 알기 때문이다.

폭력적 강박사고의 경우　　여러분은 자신을 불안하게 만들거나 기분 나쁜 폭력적 생각과 충동을 유발하는 촉발요인을 회피할 수도 있다. 그 예로는 칼, 총, 야구방망이, 잠재적으로 여러분의 폭력에 희생될 수 있는 사람(사랑하는 사람, 아기, 노인), 경찰관, 폭력과 관련된 단어(피, 살인), 또는 폭력과 관련된 행동, 장소, 그림, 영화, 보도자료 등이 있다. 또한 자신이 해를 입히지 않을까 염려되는 누군가와 단 둘이 있는 상황처럼 원치 않는 생각을 행동으로 옮길 위험이 높아지는 상황을 회피하기도 한다. 여러분의 특정한 회피 패턴은 다른 사람과는 구별되는 매우 개별화된 것일 수 있다는 것을 기억하라.

성적 강박사고의 경우　　성적 강박사고를 가지고 있는 경우에 흔한 회피 패턴은 야한 장면이나 영화, 성적 흥분을 일으키는 사람(이성이든 동성이든)이나 장소(게이바, 체육관, 수영장, 탈의실 등), 기저귀 갈기, 상대방의 특정 신체 부위 처다보기, 소아성애자나 강간범에 대한 드라마나 뉴스 보도, 강간이나 성기, 수간 같은 특정 단어 등을 피하는 것이다. 어떤 강박증 환자는 원치 않는 성적 생각이 촉발된다는 이유로 자위나 다른 성적 활동을 회피한다.

종교적 강박사고의 경우　　여러분이 종교적 강박사고를 가지고 있다면, 신성모독에 대한 두려움 때문에 예배당을 회피하거나 하느님을 노하게 할까 봐 두려워서 종교와 관련된 사물을 피할 수도 있다. 지옥, 마귀, 악마 같은 단어나 저주를 회피할 수도 있다. 한 여성은 '어떻게 하느님을 섬겨야 하는가?'에 관한 설교를 회피하였는데, 그런 설교를 들으면 '내가 온 마음을 다해 하느님을 섬기고 있을까?'에 대한 강박적 의심이 촉발되기 때문이었다. 흔히 죄에 대한 강박사고를 가지고 있는 경우, 특정한 위법 행위와 관련된 활동을 지나치게 피하게 된다. 예를 들어, 신앙심이 깊은 한 여성은 자신이 무심코 낙태를 했거나 또는 다른 사람이 낙태를 하게 영향을 미쳤을지도 모른다는 강박적 두려움을 가지고 있었다. 그녀는 '선택'이라는 단어를 사용하는 것을 회피했는데, 그 단어가 낙태 찬성 캠페인의 표어인 '선택의 자유'를 연상 시켰기 때문이었다. 그녀는 할리우드 영화를 보는 것도 피했는데, 할리우드가 무신 론을 조장한다고 판단하고, 할리우드 영화를 지지하면 하느님이 진노할 것이라고 생 각했기 때문이었다.

의례적 행동 분석하기

두려움을 유발하는 강박적 생각이나 상황을 회피하려고 아무리 노력해도 모든 촉 발요인을 전부 다 피할 수는 없다. 예를 들어, 평소 재수 없다고 여기는 숫자가 적혀 있는 번호판을 가진 자동차가 다가온다거나, 옆에 지나가는 경찰관이 차고 있는 총 을 본다거나, 바닥에 중요한 물건을 떨어뜨려 주워야 한다거나, 또는 어떤 사람이 성적인 이야기를 하는 걸 듣는다거나 하는 것들이다. 두려워하는 상황을 다 피할 수 없다면, 차라리 의례적 행동을 함으로써 불안을 줄이고 두려워하는 결말을 막는 것이 차선책처럼 보일 수 있다. 태원 씨의 경우 형광등을 회피하지 못할 땐 만에 하 나라도 발생할지 모르는 수은 오염을 없애기 위해 최대한 빠른 시간 내에 샤워를 했다. 미진 씨의 경우 어쩔 수 없이 보행자 옆으로 운전해야 할 땐 강박적으로 백미 러를 확인하고 자신이 아무도 다치게 하지 않았다는 것을 확신하기 위해 가던 길을 되돌아가곤 했다. 강박적인 의례적 행동, 간단한 의례적 행동, 정신적인 의례적 행 동, 안심구하기 의례적 행동은 모두 이미 촉발된 강박적 두려움을 줄이기 위한 방 법들이다. 이런 의례적 행동들은 마치 여러분이 재앙을 예방하고 '상황을 바로잡 기'라도 하는 것처럼, 기본적으로 불안에서 벗어나 안전하다고 느끼게 해 주는 방 법들이다.

그러나 회피행동과 마찬가지로 의례적 행동 또한 강박적 두려움에 대한 장기적인 해결책은 아니다. 일시적으로는 이전보다 안전하다는 느낌이 들지도 모르지만 두려움을 잠시 미루어 둘 뿐 이다. 결국에는 다시 강박사고가 떠오르고 의례적 행 동을 점점 더 많이 하게 된다. 그러므로 여러분은 이

> 의례적 행동을 한 후에 느 끼는 안도감은 얼마나 지속 되는가?

런 행동 패턴을 중단하고, 강박사고와 강박 촉발요인을 건강하게 다루는 전략들을 개발해야 한다. 그러기 위해서는 먼저 자신의 의례적 행동에 대해 잘 알고 있어야 한다. 지금부터 여러분의 의례적 행동을 분석해 보자. 특히 강박사고와 의례적 행동 사이의 연결고리를 알아볼 것이다.

강박적인 의례적 행동

강박적인 의례적 행동은 가장 일반적인 형태의 의례적 행동이며, 가장 알아차리기 쉽다. 대개 여러분은 언제 자신이 이런 강박적인 의례적 행동을 하는지 잘 알고 있을 것이다(아마도 가슴 아프게 인식할 것이다). 하지만 어떤 강박행동은 몸에 매우 자동적으로 배어 있어서 무의식중에 해 버리게 된다. 여러분이 강박행동을 매우 수치스럽게 생각하는 경우에는 강박행동을 못 본 척 넘어가거나, 하고도 안 한 척할 수도 있다. 자기분석은 최대한 정확하고 빈틈이 없어야 하기 때문에 여러분의 모든 강박적인 의례적 행동들을 알아내어 인정하는 것이 중요하다. 강박적인 의례적 행동이 어떻게 강박사고와 연결되어 있는지를 이해하면 그 의례적 행동들을 중단하는 것이 훨씬 쉬워진다.

분석을 시작하기 위해 여러분이 1단계(35~37쪽)에서 작성하였던 강박적인 의례적 행동 점검표를 검토해 보라. 주된 의례적 행동(41쪽)에 포함된 것이 있는가? 강박적인 의례적 행동 분석하기 작업지(81쪽)에 있는 질문들을 이용해서 강박적인 의례적 행동들을 분석해 보라.

강박증 분석 작업지의 맨 오른쪽에는 가장 심각한 세 개의 강박사고에 상응하는 강박적인 의례적 행동(그리고 그 밖의 의례적 행동)을 적는 칸이 있다. 여러분이 사용하는 강박적인 의례적 행동들을 해당 칸에 적으라. 62쪽의 태원 씨와 미진 씨의 예를 보면 도움이 될 것이다. 도움이 될 만한 팁과 힌트가 다음에 소개되어 있다.

강박적인 의례적 행동 분석하기

1. 강박적인 의례적 행동을 하려는 충동을 촉발시키는 상황, 물건, 행동, 장소, 사람 또는 강박사고(또는 다른 단서)는 무엇인가?

_____

_____

_____

2. 강박적인 의례적 행동을 하려는 충동에 얼마나 저항하는가?

_____

_____

_____

3. 강박적인 의례적 행동에 저항하려고 할 때 얼마나 성공적이었는가? 어떤 상황에서 저항할 수 있었는가?

_____

_____

_____

4. 저항할 수 없는 상황은 어떤 상황이었는가?

_____

_____

_____

5. 강박적인 의례적 행동은 불안과 불편감을 얼마나 줄여 주는가? 또는 얼마나 안전하게 느끼도록 해 주는가?

_____

_____

_____

강박적인 의례적 행동 분석을 위한 팁

1단계에서 읽은 것처럼, 특정한 형태의 강박적인 의례적 행동은 특정한 내용의 강박사고와 함께 나타나는 경향이 있다. 오염 강박사고는 흔히 오염 제거 의례적 행동과 연관이 있다. 확인하기 의례적 행동은 위해나 실수에 대한 책임감 강박사고와 연관되어 있는 경우가 많다. 반복하기나 배열하기 의례적 행동은 위해나 불운에 대한 두려움을 줄이기 위해 흔히 사용된다. 다음 표에는 강박적인 의례적 행동을 찾아서 기술하는 데 도움이 되는 힌트가 제시되어 있다. 생각해 낼 수 있는 만큼 최대한 자세히 분석해야 한다는 것을 명심하라.

강박적인 의례적 행동 분석을 위한 힌트
1. 씻기와 닦기 의례적 행동 • 특별히 정해져 있는 방식이 있는가? • 특정한 횟수가 정해져 있는가? • 손 소독제나 세제 등 특정한 세정제를 사용해야 하는가? • 강박적으로 씻거나 닦기 위해 누군가에게 도와달라고 하는가? 2. 확인하기 의례적 행동 • 확인을 할 때 특별히 정해져 있는 방식이 있는가? (예: 전등 스위치를 여러 번 켰다 끄기) • 확인하고 있는 물건들을 반드시 만져 봐야 하는가? • 다른 사람에게 대신 확인해 달라고 부탁하는가? 또는 '내가 확인한 거 확실해?'라고 질문하는가? 3. 정리하기, 배열하기, 숫자세기, 반복하기 의례적 행동 • 반복적으로 물건을 정돈하거나 순서를 맞추어야 하는가? • 의례적 행동을 할 때 숫자를 세는가? 특정 횟수만큼 의례적 행동을 하는가? • 출입구를 반복적으로 드나들거나 옷을 입었다 벗었다 하는 것처럼 어떤 행동들을 반복하는가?

간단한 의례적 행동

간단한 의례적 행동은 강박사고에 대응해서 행하는, 반복적이지 않은 행동이다. 1단계의 37~38쪽에 있는 목록들 중 여러분이 하는 행동이 있는가? 이런 의례적 행동들은 미묘하기 때문에 강박행동보다 더욱 알아차리기 어렵다. 태원 씨는 형광등 근처에 있을 때 숨을 더 얕게 쉬는데, 그렇게 해야 들이마시는 수은의 양을 줄일 수 있다고 믿기 때문이다. 강박증상 분석을 통해 자신이 가지고 있는 강박사고와 의례적 행동에 대해 자세히 알고 난 후에야 비로소 그는 이런 전략들이 강박증상의 일부라는 것을 알게 되었다. 어쩌면 여러분도 강박적인 상황에서 간단한 의례적 행동을 해 왔지만, 그것을 의례적 행동이라고 인식하지 못했을 수도 있다. 간단한 의례적 행동 또한 강박사고에 대한 효과적인 대처 방법이 아니다. 그러므로 그것을 강박증상 분석에 포함시켜야 하고 치료 프로그램의 목표로 삼아야 한다. 84쪽에 있는 간단한 의례적 행동 분석하기 작업지의 질문들을 활용해서, 여러분이 하고 있는 간단한 의례적 행동들에 대해 조금 더 자세히 살펴보라. 그런 다음, 이 전략들을 강박증 분석 작업지의 제일 오른쪽 칸에 간단히 적어 보라(62쪽의 태원 씨의 예를 참고하라).

간단한 의례적 행동 분석을 위한 팁

간단한 의례적 행동은 짧고 자동적이기 때문에 알아차리기 어렵고, 통제하는 것도 쉽지 않다. 하지만 이 전략들이 단지 덜 반복적이고 조금 더 미묘하다는 점을 제외하고는 기본적으로 강박적인 의례적 행동과 같다는 것을 이해하면 제대로 찾아낼 수 있을 것이다. 간단한 의례적 행동을 어떻게 통제할지에 대해서는 9단계에서 다룰 것이다. 여기서는 여러분이 가지고 있는 간단한 의례적 행동을 찾아내는 것을 도와줄 것이다.

두려워하는 결말을 예방하기 위해 여러분이 하고 있는 미묘하고 재빠른, 숨겨진 행동들이 있는지 찾아보라. 예를 들어, 갑작스럽게 통제력을 상실하거나 누군가를 해치려는 생각을 행동으로 옮길까 봐 두려워서 칼을 꽉 움켜쥐는 행동이나 잠재적 희생자들로부터 칼을 멀리 치우는 행동 등이다. 다른 흔한 예로는 오염을 제거하기 위해 손이나 다른 물건을 재빠르게 닦는 행동(세균을 퍼뜨리지 않기 위해 다른 사람과 접촉하기 전에 재빨리 손을 씻는 행동), 안전하다는 확신을 얻기 위해 재빨리 주변 상황을 살펴보는 행동(강박적인 방식이 아니라는 것을 제외하면 확인하기 의례적 행동과 유사) 등이 있다. 아무리 간단한 행동이라도, 강박사고에 대응해서 자신이나 다른 사람의 안전을 지키려는 목적으로 하는 것이라면 모두 간단한 의례적 행동으로 간주된다.

> 어떤 행동을 반복해서 해야 한다고 느끼지는 않더라도, 그 행동은 의례적 행동일 수 있다.

간단한 의례적 행동 분석하기

1. 불안을 줄이거나 안전하다는 느낌을 갖기 위해 여러분이 사용하는 간단한 행동이나 전략은 무엇인가?

_____

_____

_____

2. 간단한 의례적 행동을 하려는 **충동**을 촉발시키는 상황, 물건, 행동, 장소, 사람 또는 강박사고는 무엇인가?

_____

_____

_____

3. 간단한 의례적 행동을 하려는 충동에 얼마나 저항하는가?

_____

_____

_____

4. 간단한 의례적 행동에 저항하려고 할 때 얼마나 성공적인가? 어떤 상황에서 저항할 수 있었는가? 어떤 상황에서 저항할 수 없었는가?

_____

_____

_____

5. 간단한 의례적 행동은 불안과 불편감을 얼마나 줄여 주는가? 또는 얼마나 안전하다고 느끼도록 해 주는가?

_____

_____

_____

정신적인 의례적 행동

정신적인 의례적 행동은 강박사고와 불안을 떨쳐 버리거나 중화시키기 위해 또는 예방하기 위해, 전적으로(또는 거의 전적으로) 마음속으로(밖으로 드러나는 것과는 반대로) 수행하는 특정한 생각, 읊조림, 기도, 숫자, 장면 및 그 밖의 전략들을 말한다. 미진 씨의 강박증 분석 작업지에서 볼 수 있듯이, 그녀는 자동차 사고에 대한 자신의 의심을 의례적인 방식으로 다시 분석하였다. 언제든지 강박적 의심이 들 때면, 뭔가 부딪힌 느낌은 없었는지, 이상한 소리를 들은 것은 아닌지, 운전하는 동안 누군가를 친 것은 아닌지 계속 주의 깊게 생각해야 했고, '누군가를 차로 친다면 내가 그걸 알 수 있을까?'라는 질문을 머릿속으로 계속 분석해야 했다. 또 다른 예로는 불행을 막기 위해 머릿속으로 세 번 기도를 해야 하는 것, 위해에 대한 생각에 맞서기 위해 안전이라는 단어를 마음속으로 반복해야 하는 것, 강박사고가 의미하는 바를 분석하거나 파악하려고 하는 것 등이 있다.

여러분은 1단계(39쪽)에서 정신적인 의례적 행동 목록에 체크한 것이 있는가? 정신적인 의례적 행동도 강박적인 의례적 행동, 간단한 의례적 행동과 마찬가지로 문제가 있다. 즉, 정신적인 의례적 행동이 단기적으로는 불안을 줄여 줄 수도 있지만, 강박적 불안감이 다시 돌아오는 것을 막을 수는 없다. 오히려 정신적인 의례적 행동은 점점 더 강해지고, 결국 여러분 스스로 멈추는 것이 어려워진다. 그러므로 사용 중인 모든 정신적인 의례적 행동을 찾아내고, 그것들을 중단하는 인지행동치료 전략을 배워야 한다. 86~87쪽의 정신적인 의례적 행동 분석하기 작업지에 있는 질문들을 이용하면 여러분의 정신적인 의례적 행동에 대해 좀 더 많이 알 수 있을 것이다. 그런 다음, 여러분이 가진 정신적인 의례적 행동을 강박증 분석 작업지 맨 오른쪽 칸의 의례적 행동 목록에 추가하라.

정신적인 의례적 행동 분석을 위한 팁

정신적인 의례적 행동은 주로 마음속에서만 나타나기 때문에 알아차리기 힘들 수 있다. 다음은 어떤 것들이 이 범주에 속하는지 구별하는 데 도움이 되는 힌트들이다. 통제하지 않으면 무서운 결과가 벌어질 것 같은 고통스러운 폭력적 · 성적 · 종교적

> 여러분의 강박사고가 폭력적이거나, 성적이거나, 종교적인 내용을 담고 있는가? 만약 그렇다면, 아마도 여러분은 정신적인 의례적 행동을 할 것이다.

강박사고를 가지고 있다면, 정신적인 의례적 행동을 사용할 가능성이 높다. 예를 들어, 동일 씨는 악마 또는 지옥과 관련된 원치 않는 강박적 장면이 떠올라 괴로웠다. 그는 자신의 강박사고를 '취소'하거나 '상쇄' 시키기 위해 예수님이나 십자가 같은 '선하고' '성스러운' 장면을 계속 마음속에 떠올리는 정신적인 의례적 행동을 가지고 있었다. 또한 마음이 조금 더 편안해질 수 있도록 기도나 성경 구절, 그리고 '내가 하느님을 사랑한다는 걸 하느님은 아신다.' 와 같은 문장을 머릿속으로 계속 반복했다.

위해나 실수에 대한 책임감 강박사고를 가지고 있다면, 미진 씨의 경우처럼 머릿속으로 검토를 하는 정신적인 의례적 행동을 가지고 있을 수 있다. 얼마 전에 내가 치료했던 한 여성은 자신이 운영하는 피자 가게에서 실수로 누군가를 식중독에 걸리게 했을지도 모른다는 강박적 두려움을 가지고 있었다. 그래서 매일 밤 가게 문을 닫은 후 아무도 식중독에 걸리지 않았다는 사실을 스스로에게 안심시키기 위해, 모든 영수증을 검토하며 각각의 피자에 자신이 어떤 재료를 넣었는지 기억해 내려고 애썼다. 그러나 자신의 기억을 완전히 믿을 수 없었기 때문에 그녀의 의례적 행동은 효과가 별로 없었다. 그럼에도 불구하고 그녀는 평생 동안 매일 한 시간씩 이런 의례적 행동을 하였다.

정신적인 의례적 행동 분석하기

1. 강박적인 생각을 통제하거나 또는 불안을 감소시키고 안전하다는 느낌을 갖기 위해 여러분이 사용하는 특별한 단어, 문장, 기도문 등과 같은 정신적 전략은 무엇인가?

_____

_____

_____

계속

2. 어떤 특정한 생각을 떨쳐 버리거나 또는 그 의미를 분석하려고(알아내려고) 애쓰고 있는가?

_____

_____

_____

3. 정신적인 의례적 행동을 하려는 충동을 촉발시키는 상황, 물건, 행동, 장소, 사람 또는 강박사고(또는 다른 단서)는 무엇인가?

_____

_____

_____

4. 정신적인 의례적 행동을 하려는 충동에 얼마나 저항하는가?

_____

_____

_____

5. 정신적인 의례적 행동에 저항하려고 할 때 얼마나 성공적이었는가? 어떤 상황에서 저항할 수 있었는가? 어떤 상황에서 저항할 수 없었는가?

_____

_____

_____

6. 정신적인 의례적 행동은 원치 않는 생각을 통제하는 데 얼마나 도움이 되는가? 불안을 얼마나 줄여 주는가? 그리고 얼마나 안전하다고 느끼게 해 주는가?

_____

_____

_____

안심구하기 의례적 행동

안심을 구하기 위해 다른 사람에게 질문할 때, 이미 답을 알고 있지는 않은가?

강박적 두려움에 대한 의례적 행동으로 안심구하기를 하는 경우가 종종 있다. 어쩌면 여러분은 자신이 한 말 때문에 혹시 기분 나쁘지 않았는지 물어보기 위해 친구나 친척에게 반복해서 전화할지도 모른다. 자신이 하느님을 노하게 했다고 생각하는지 성직자에게 끊임없이 질문할 수도 있다. 또한 특정 종류의 비누가 특정한 세균을 확실히 죽일 수 있을 정도로 강력한지 알아보기 위해 수많은 웹사이트를 검색할 수도 있다. 감염질환 전문가에게 감염의 위험성에 대해 반복해서 자문을 구할 수도 있다. 그것은 뭔가 새로운 것을 처음 배우기 위해 순수한 의도로 질문을 하는 것과는 다르다. 그러나 만약 여러분이 비슷한 질문을 반복하거나, 그렇게 질문하는 것이 대인관계를 방해하거나, 또는 이미 정답을 알고 있는 질문을 하고 있다면, 그렇게 해서 안심을 구하는 것은 강박증의 한 증상이다.

현지 씨는 가족들이 먹을 음식에 해로운 물질을 넣지 않는다는 것을 스스로에게 안심시키기 위해, 요리를 할 때 재료표를 큰 소리로 반복해서 읽었다('압착 올리브유' '황설탕' '저지방 우유'와 같이).

다른 종류의 의례적 행동과 마찬가지로, 안심구하기는 강박사고를 장기적으로는 없애 주지 못하며, 결국 점점 더 많은 안심구하기 행동을 하게 한다.

다른 의례적 행동과 마찬가지로, 안심구하기는 때때로 즉시 불안과 의심을 줄여 준다. 그렇지만 얼마 지나지 않아 아까 충분히 안심을 구하지 못했다고 확신하거나, 새로운 강박적 의심이 생겨서 결국 안심구하기를 더 많이 해야 할 것처럼 느끼고 만다. 예를 들어, 현지 씨는 여전히 자신이 요리한 음식을 가족들에게 먹이는 것을 걱정하였다. 그녀는 아픈 사람이 없는지 계속 질문해야 했다.

안심구하기 의례적 행동 분석하기 작업지(89쪽)의 질문들은 여러분이 가진 안심구하기 전략들을 좀 더 자세히 분석하는 데 도움이 될 것이다. 강박증 분석 작업지의 맨 오른쪽 칸에 여러분의 안심구하기 전략들을 기록해 보라. 태원 씨는 형광등 오염에 대한 강박사고 때문에 인터넷에서 형광등 수은중독에 대한 정보를 끊임없이 찾아보면서 안심구하기를 했다.

안심구하기 의례적 행동 분석하기

1. 여러분은 어떤 것에 대해 안심구하기를 하는가?

_____

_____

_____

2. 여러분은 어떤 것을 통해 안심구하기를 하는가?

• 사람(예: 특정한 친척이나 성직자를 적으라):

– 안심구하기를 시도할 때 이들에게 어떤 질문을 하는가?

_____

– 안심구하기를 할 때 다른 사람은 어떻게 반응하는가?

_____

• 매체(예: 웹사이트나 TV):

– 구체적으로 무엇에 대해 알아보는가?

_____

• 기타 자료(예: 책이나 통조림의 설명문):

– 구체적으로 무엇에 대해 알아보는가?

_____

3. 안심구하기는 불안을 얼마나 줄여 주는가? 또는 얼마나 안전하다고 느끼게 해 주는가?

_____

_____

_____

작성한 강박증 분석 작업지 사용하기

> 강박증 분석 작업지를 작성하는 것은 계속 진행되는 작업이다. 아는 것이 생길 때마다 작업지에 추가하면, 강박증을 이길 확률은 높아질 것이다.

증상 분석은 강박증이 어떻게 작동하는지에 대한 중요한 정보를 제공해 준다. 여러분이 작성한 강박증 분석 작업지는 강박증에 맞서는 방법을 알려 주는 일종의 빠른 참조 길라잡이(quick reference guide)다. 이 작업지를 잘 검토해 보라. 그리고 여러분의 강박사고, 침투적 사고, 두려워하는 결말, 회피전략 그리고 의례적 행동 사이에 어떤 관계가 있는지 주목해 보라. 3단계에서는 이 문제들이 어떻게 서로 맞물려 있는지 더 자세히 알아볼 것이다. 이들 관계를 이해하고 나면 여러분은 강박증 전문가가 되고, 자신에게 가장 좋은 치료 프로그램을 개발할 수 있을 것이다.

이 장에 나오는 작업지의 모든 질문에 단번에 대답하지 못해도 걱정할 필요는 없다. 10단계까지 진행해 가는 동안, 강박증 분석 작업지를 자주 참고하게 될 것이다. 자신의 강박증상에 대해 더 알아 가면서 그 내용들을 작업지에 추가하면 된다. 자기분석은 현재 진행형이라는 생각을 갖는 것이 좋다.

강박증상의 심각도 측정하기

증상 분석의 마지막 부분은 강박증상의 심각도를 평가하는 것이다. 현재 여러분이 가지고 있는 증상들이 불안과 불편감을 얼마나 유발하는지 알아보는 것은 중요하다. 왜냐하면 불편감이 줄어드는 것을 보는 것이, 본격적인 치료 시기인 프로그램의 제3부에서 여러분이 강박증을 이겨 내고 있다는 것을 아는 방법이기 때문이다. 이 프로그램의 마지막 10단계에서 여러분이 가진 증상의 심각도를 다시 측정할 기회가 있을 것이다. 새로운 식이요법과 운동 프로그램을 마친 후 '이전'과 '이후' 사진을 비교해 보는 것처럼, 여러분은 그동안 성취한 것을 보면서 만족감을 얻을 것이다. 이런 만족감은 여러분이 계속 호전된 상태를 유지하는 데 도움이 될 것이다.

93쪽의 목표 증상 평가 서식을 사용해서, 강박적 두려움(파트 1), 회피행동(파트 2) 및 의례적 행동(파트 3)을 평가한다. 목표 증상 평가 서식을 작성하고 증상의 심각도를 평가하기 위해, 먼저 여러분이 가장 집중적으로 다루고 싶은 '목표' 촉발요인이나 '목표' 강박적 침투사고를 강박증 분석 작업지(61쪽)에서 최대 세 개까지 선택하라. 가장 심각한 세 개의 강박사고 전반에 걸쳐 자유롭게 목표 촉발요인들을 선택하면 된다. 그 촉발요인들이나 침투적 사고들을 평가 서식 파트 1의 두려워하는 촉발요인 또는 침투사고 칸에 기록하라. 그다음 각 촉발요인이나 침투적 사고를 얼마나 두려워하는지 0(전혀 두렵지 않음)부터 8(극도로 두려움)까지 중에서 골라 기록하라. 태원 씨와 미진 씨의 서식을 94쪽과 95쪽에 예로 제시하였다.

평가 서식 파트 2는 다음과 같이 작성한다. 강박적 두려움 때문에 회피하는 것(상황, 대상, 사람 등)을 여러분의 강박증 분석 작업지에 있는 회피 대상 칸에서 고르라(최대 3개). 마찬가지로 치료 프로그램에서 목표로 삼고 싶은, 가장 큰 문제를 일으키는 회피행동을 선택하라. 목표로 삼은 회피행동이 목표로 삼은 강박적 두려움과 비슷하거나 같을 수 있는데, 그래도 상관없다. 평가 서식에 회피 항목을 적을 때, 그 자극들을 얼마나 자주 회피해 왔는지 0~8점의 점수를 매겨 보라.

마지막으로, 평가 서식 파트 3은 다음과 같이 작성한다. 강박증 분석 작업지에 기록한 의례적 행동들을 검토하고, 치료목표로 삼고 싶은 강박적인 의례적 행동, 간단한 의례적 행동, 정신적인 의례적 행동 그리고 안심구하기 의례적 행동을 최대 3개까지 골라 보라. 시간을 가장 많이 소비하거나, 생활에 가장 방해되거나, 여러분이 가장 극복하고 싶은 의례적 행동들을 골라야 한다. 파트 3에 있는 의례적 행동 칸에 그 내용을 써 넣으라. 그다음, 매일 그 의례적 행동들을 얼마나 자주 하는지 평가척도를 이용해서 표시해 보라. 태원 씨와 미진 씨의 서식을 참고하라.

두려움, 회피행동 그리고 의례적 행동에 소비한 시간에 대한 평가는 흔히 여러 요인들의 영향을 받기 때문에 강박증상에 대한 질문들에 답하기 어려울 수 있다. 예를 들어, 확인행동에 소비한 시간에 대한 평가는 그날 뭘 했는지, 혼자 있었는지, 휴가 중이었는지 등에 따라 다를 수 있다. 그러므로 지난 1주 또는 2주 동안의 평범한 또는 평균적인 날을 기준으로 평가하는 것이 좋다. 어떤 날엔 의례적 행동을 하느라 한 시간을 소비했고 다른 날에는 세 시간을 소비했다면, 그 평균인 두 시간을 적으면 된다. 1~3시간처럼 범위를 적고 싶다면 그것도 괜찮다.

자, 이제 여러분의 목표 증상 평가 서식을 한번 살펴보자. 두려움 점수가 0~2점에 분포한다면, 강박적 괴로움을 별로 일으키지 않는 목표들을 선택했다는 뜻이다. 이보다 더 두려워하는 다른 촉발요인이나 침투적 사고가 있는가? 만약 있다면 그것들을 치료목표로 삼아야 한다. 왜냐하면 그것들이 더 많은 문제를 유발하기 때문이다. 두려움 점수가 3~5점 정도라면, 불편감의 수준이 중간 정도라는 것을 뜻한다. 두려움 점수가 6점 이상 되는 것들이 가장 힘든 촉발요인과 강박사고들이다. 이 책의 제3부(6~9단계)에서는 이런 두려움을 감소시키기 위한 작업을 할 것이다. 여러분이 인지행동치료 프로그램의 마지막에 스스로를 평가할 때 두려움이 감소한 것을 확인할 수 있게 되기를 바란다. 태원 씨가 가장 두려워하는 대상은 형광등, 형광등이 켜진 방, 가까운 곳에 매달려 깜빡이는 모든 전구였다. 미진 씨의 목표 촉발요인은 거리에서 보행자 옆으로 운전하는 것, 그리고 자신의 차에 치어 길가에 쓰러져 있는 사람과 관련된 침투적 장면이었다. 이 두 가지 촉발요인은 매우 강한 공포 반응을 일으켰다.

이번에는 여러분의 회피행동 평가를 살펴보자. 점수가 0~2점이라면, 대신 의례적 행동이 조금 늘었는지는 모르지만, 회피는 그렇게 많이 하고 있지는 않다는 것을 의미한다. 6점 이상이라면, 회피행동이 심각하다는 것을 뜻한다. 7단계와 8단계에서 노출훈련을 할 때 우리는 여러분의 회피행동들을 목표로 삼을 것이다. 태원 씨는 형광등이 달려 있는 방을 두려워하긴 했지만 회피하는 경우는 드물었다. 오히려 그것보다는 형광등을 갈아 끼우는 것과 형광등 가게를 더 많이 회피하였다. 미진 씨는 운전하는 것 자체를 회피하지는 않았지만, 사람이 붐비는 주차장이나 상가구역 등 보행자가 많은 지역은 매우 자주 회피하였다. 또한 주의가 산만해질까 봐 운전할 때는 절대로 음악을 듣지 않았다.

끝으로, 의례적 행동을 얼마나 많이 하는지에 대한 여러분의 평가를 살펴보자. 만약 회피행동을 많이 한다면, 의례적 행동은 적을 수도 있다. 또는 그 반대일 수도 있다. 0~2점은 의례적 행동 문제가 미미하다는 것을 의미한다. 6점보다 높다면 의례적 행동이 매우 심하다는 것을 뜻한다. 9단계에서 시행할 '반응방지'는 의례적 행동들을 목표로 할 것이다. 태원 씨가 자신의 의례적 행동을 평가한 것을 살펴보자. 그는

목표 증상 평가 서식(치료 전)

파트 1. 강박적 두려움

각 촉발요인/침투사고에 대해 두려워하는 정도를 0점(전혀 두렵지 않음)부터 8점(극도로 두려움)까지의 척도를 사용해서 평가하라.

0	1	2	3	4	5	6	7	8
전혀		조금		중간 정도		많이		극도로

두려워하는 촉발요인 또는 침투사고	두려움 점수
a.	
b.	
c.	

파트 2. 회피행동

각 항목을 얼마나 회피하는지 평가하라.

0	1	2	3	4	5	6	7	8
전혀		드물게		때때로		자주		항상
0%				50%				100%

두려워하는 항목, 상황 또는 침투사고	점수
a.	
b.	
c.	

파트 3. 의례적 행동에 소비하는 시간

매일 각 의례적 행동을 하는 데 소비하는 시간을 평가하라.

0	1	2	3	4	5	6	7	8
전혀		드물게		때때로		자주		항상

의례적 행동	점수
a.	
b.	
c.	

태원 씨의 목표 증상 평가 서식

파트 1. 강박적 두려움

각 촉발요인/침투사고에 대해 두려워하는 정도를 0점(전혀 두렵지 않음)부터 8점(극도로 두려움)까지의 척도를 사용해서 평가하라.

0	1	2	3	4	5	6	7	8
전혀		조금		중간 정도		많이		극도로

	두려워하는 촉발요인 또는 침투사고	두려움 점수
a.	형광등	8
b.	형광등이 켜져 있는 방	7
c.	형광등이 깜빡이는 것	6

파트 2. 회피행동

각 항목을 얼마나 회피하는지 평가하라.

0	1	2	3	4	5	6	7	8
전혀		드물게		때때로		자주		항상
0%				50%				100%

	두려워하는 항목, 상황 또는 침투사고	점수
a.	형광등이 켜져 있는 방	4
b.	형광등 갈아 끼우기	8
c.	형광등 가게	6

파트 3. 의례적 행동에 소비하는 시간

매일 각 의례적 행동을 하는 데 소비하는 시간을 평가하라.

0	1	2	3	4	5	6	7	8
전혀		드물게		때때로		자주		항상

	의례적 행동	점수
a.	형광등에 대한 정보 검색하기(안심구하기)	7
b.	샤워하기	6
c.	세탁하기	4

미진 씨의 목표 증상 평가 서식

파트 1. 강박적 두려움

각 촉발요인/침투사고에 대해 두려워하는 정도를 0점(전혀 두렵지 않음)부터 8점(극도로 두려움)까지의 척도를 사용해서 평가하라.

0	1	2	3	4	5	6	7	8
전혀		조금		중간 정도		많이		극도로

	두려워하는 촉발요인 또는 침투사고	두려움 점수
a.	보행자 옆으로 운전하기	7
b.	부상을 당해 길가에 누워 있는 사람에 대한 장면	7
c.		

파트 2. 회피행동

각 항목을 얼마나 회피하는지 평가하라.

0	1	2	3	4	5	6	7	8
전혀		드물게		때때로		자주		항상
0%				50%				100%

	두려워하는 항목, 상황 또는 침투사고	점수
a.	보행자가 많은 곳에서 운전하기	7
b.	운전하면서 라디오 듣기	8
c.		

파트 3. 의례적 행동에 소비하는 시간

매일 각 의례적 행동을 하는 데 소비하는 시간을 평가하라.

0	1	2	3	4	5	6	7	8
전혀		드물게		때때로		자주		항상

	의례적 행동	점수
a.	백미러 확인하기	8
b.	차를 돌려 길가를 확인하기	5
c.	상황을 분석하고 기억을 떠올려 보기(정신적인 의례적 행동)	6

형광등 수은에 노출되는 것이 얼마나 위험한지에 대한 정보를 검색하는 데에 가장 많은 시간을 소비하였다. 그는 샤워도 꽤 자주 하였고, 이것보다 약간 덜 심각하게는 지나치게 옷을 과도하게 세탁하였다. 미진 씨의 경우는 운전할 때 계속해서 백미러를 확인했고, 때때로 차를 되돌려 혹시 다친 사람이 있는지 확인하곤 하였다. 또한 '실제로 누군가를 차로 친 것은 아닐까?' 하는 의심을 자주 머릿속으로 분석하였다.

🐾 3단계로 넘어가기

항상 강박증 환자와 치료를 시작할 때 내가 제일 먼저 하는 일은, 이 단계에서 사용한 기법들을 이용해서 그 사람이 지닌 문제들의 구체적인 내용을 파악하는 것이다. 그런 세부 사항들을 모르면 충분한 치료 효과를 기대하기 어렵다. 개인의 강점과 약점을 완전히 이해한 상태에서 치료하지 못하기 때문이다. 이제 여러분은 자신의 고유한 강박증상에 대해 충분히 파악하였다. 3단계에서는 여러분이 가진 강박증을 탐색하고, 강박증이 가진 강점과 약점에 대해 배우는 시간을 가질 것이다. 또한 '강박사고가 왜 마음속에서 끝없이 반복되는지' '의례적 행동은 왜 늘 부족하게 느껴지는지'에 대해 배울 것이다. 강박증이 가진 전투계획을 알아야 여러분의 무기를 가장 효과적으로 사용할 수 있다.

3 단계

강박증이 가진 전략 이해하기

적에 대해 전혀 모르고 있다면 적을 물리칠 방법이 없다. 기계가 어떻게 작동하는지 모르면서 컴퓨터, TV, 자동차를 고칠 수 있을 것이라고 기대하기는 어렵다. 강박증도 마찬가지다. 이렇게 복잡한 특성을 가진 문제를 해결하려면 그것이 어떤 방식으로 작동하는지 알아야 한다. 근본적으로 강박증의 핵심요소들은 악순환의 고리를 형성하고 있다. 여러분이 강박사고와 의례적 행동의 덫에 빠진 것 같은 느낌을 갖는 이유가 이것 때문이다. 이 단계에서는 서로 복잡하게 얽혀 있으며, 악순환이 계속되게 하는 핵심요소 및 다른 여러 요인에 대해 배울 것이다. 일단 강박증이 가지고 있는 전략에 익숙해지면, 적의 가장 취약한 부분이 어디이며 우리가 어디에 초점을 맞추어 공격해야 하는지 알게 될 것이다. 불쾌한 침투사고로부터 강박증의 악순환고리가 시작되므로, 여기서부터 시작해 보도록 하자.

침투사고: 강박사고의 씨앗

다음과 같은 생각들을 해 본 경험이 있는가?

위해/죽음과 관련된 생각

☐ 다리에서 아래의 고속도로로 뛰어내리는 생각

☐ 도로 밖으로 차를 몰거나, 중앙선을 넘어 운전하는 생각

☐ 눈이 무엇인가에 찔리는 생각

☐ 기차가 역으로 들어올 때 선로에 뛰어들 것 같은 충동

☐ 사랑하는 사람을 다치게 하는 생각이나 장면

☐ 방어할 수 없는 사람이나 힘없는 사람에게 야비한 행동을 하는 생각

☐ 다가오는 기차 앞으로 누군가를 확 밀어 버리는 생각

☐ 어떤 사람이 죽기를 바라는 것

☐ 어린아이에게 폭력을 휘두르려는 충동

☐ 오븐이나 전자레인지에 사람이나 동물을 넣고 돌리는 생각

☐ 배우자나 애인이 죽는 생각

☐ 사랑하는 사람이 다치거나 살해당하는 장면

☐ 사랑하는 사람이 죽었다는 소식을 듣는 생각

☐ 나 또는 사랑하는 사람의 장례식 장면

☐ 사랑하는 사람이 죽으면 어떻게 될까에 대한 상상

☐ 내 앞에서 가족이 고문당하는 장면

☐ 나와 사랑하는 사람 중 누가 살해당할 것인지 선택하라고 강요당하는 생각

☐ 가족이 자동차 충돌사고로 죽는 장면

☐ 친구나 가족이 타고 있는 비행기가 추락하는 장면

위해 또는 재앙이 자신의 책임이라는 생각

☐ 사고나 불운한 일을 야기했다는 생각

☐ 내 실수 때문에 무언가 잘못될 것이라는 생각

☐ 자녀를 태우고 운전하다가 사고를 당할 것이라는 생각

☐ 실수로 누군가를 차로 치는 생각

☐ 작별 인사도 못했는데 사랑하는 사람이 죽을지도 모른다는 생각

☐ 뭔가 중요한 일을 잊어버렸다는 생각

오염에 대한 생각

- □ 여러 장소에서 병을 얻게 되는 생각
- □ 생명을 위협하는 병에 걸리는 생각
- □ 공중 화장실을 이용하면 해를 입게 될 것이라는 생각
- □ 변기를 만져서 병에 걸렸을지도 모른다는 생각
- □ 먼지와 세균이 항상 손에 묻어 있다는 생각
- □ 다른 사람과 접촉해서 병에 걸린다는 생각
- □ 변기를 사용한 후 손이 오염되었다는 생각
- □ 악수한 사람으로부터 세균이 옮는 생각
- □ 세균이나 병을 다른 사람에게 옮기는 생각

부적절한 행동에 대한 생각

- □ 아무 이유 없이 가족이나 친구를 모욕하고 학대하는 생각
- □ 가족에게 무례하게 욕을 하거나 소리를 지르는 생각
- □ 친구와의 관계를 망쳐 버렸을지도 모른다는 생각
- □ 배우자나 애인에게 전화해서 아무 이유 없이 헤어지자고 하려는 충동
- □ 누군가에게 못된 말을 하거나 저주하려는 충동
- □ 자녀를 확 밀어 버리려는 충동

안전에 대한 생각

- □ 문을 안 잠그고 그냥 나왔다는 생각
- □ 현관문을 제대로 잠그지 않았다는 생각
- □ 집을 비운 사이에 누군가 집에 침입할 것이라는 생각
- □ 전기 제품을 켜 놓고 나와서 불이 나게 했다는 생각
- □ 집이 몽땅 불에 타 버려서 전 재산을 잃게 되었다는 생각
- □ 누군가 침입해서 자신이나 가족을 해칠 것이라는 생각

도덕성이나 종교에 대한 생각

- ☐ 도덕적으로 옳지 않은 행동을 하는 생각
- ☐ 하느님이 실제로는 존재하지 않는다는 생각
- ☐ 하느님께 기도했는지 아니면 사탄에게 기도했는지 확신이 없거나 의심하는 것
- ☐ 모든 이에게 항상 친절하지는 못하다는 생각
- ☐ 어떤 사람이 성공하지 못하기를 바라는 것
- ☐ 죄를 저지른 것일까에 대한 의심
- ☐ 천국에 갈지 아니면 지옥에 갈지에 대한 의심
- ☐ 하느님에 대한 믿음이 충분한지에 대한 의심

충동적 행동에 대한 생각

- ☐ 유리공예로 가득한 탁자를 박살내는 생각(예: 상점 등에서)
- ☐ 은행 털기와 같이 극적인 행동을 하는 것에 대한 생각

일반적인 내용의 부정적 생각

- ☐ 과거에 당황하고, 창피하고, 실패했던 것에 대한 생각
- ☐ 이전에 있었던 화나는 일들에 대한 생각
- ☐ 친구를 실망시킨 것에 대한 생각

성과 관련된 생각

- ☐ 성관계 중 폭력적 행동을 하는 생각
- ☐ 아는 사람이든 모르는 사람이든 어떤 매력적인 사람에 대한 성적 충동
- ☐ '비정상적인' 성적 행동을 하는 생각
- ☐ 부적절한 대상과 성관계를 하는 장면
- ☐ 누군가의 성기에 대한 생각이나 장면

대칭, 정리, 배열, 불완전성과 관련된 생각

- ☐ 물건이 완벽하게 배열되어 있지 않다는 생각

□ 홀수는 좋아하지 않는다는 생각

□ 공간이나 장소가 왼쪽이나 오른쪽으로 '쏠려 있다'는 생각

이와 같은 종류의 생각들을 해 본 적이 있다고 체크하였는가?

자, 어떻게 생각하는가? 강박증을 가지고 있든 그렇지 않든, 대부분의 사람은 이런 생각을 한다. 실제로 연구결과를 보면 전체 인구의 90~99%가 이상한 '침투적인(이 말은 '원치 않는' 또는 '방해가 되는'의 의미를 갖고 있다)' 생각을 경험하고 있다. 보통 사람이 매일 4천 개 정도의 생각을 떠올린다는 걸 고려하면, 이런 사실은 그리 놀랄 일도 아니다. 당연히 이런 생각들 중 일부는 뜬금없고, 말이 되지 않고, 불쾌하고, 쓸데없으며, 여러분의 원래 성향이나 성격과는 맞지 않을 것이다. 실제로 방금 읽은 목록은 강박증이 없는 일반 인구에 속하는 사람들이 보고한 침투적 사고들을 나열한 것이다. 나는 이 목록을 친구, 친척, 동료 등 주변의 많은 사람의 도움을 받아 작성하였는데, 사실 여기에는 내가 했던 이상한 생각들도 포함되어 있다.

다음은 한 유명한 연구다. 심리학자인 잭 라흐만 (Jack Rachman)과 파드말 드실바(Padmal deSilva)는 강박증을 가지고 있는 사람들의 강박사고 목록과 강박증이 없는 사람들의 침투사고 목록을 조사하였다. 그런 다음, 이 두 가지 목록 모두를 경험 많은 치료자들

> 보통 사람들은 하루에 4천 가지의 생각을 하고, 이 생각 중 일부는 대다수의 사람에게 침투적이다.

에게 보여 주고, 각 생각이 어떤 사람들의 것인지 판단해 보게 하였다. 흥미롭게도, 치료자들은 누구에게서 그 목록들을 얻었는지 구별하지 못하였다. 이 연구뿐만 아니라 비슷한 결과를 보인 다른 연구들도, 여러분의 강박적 침투사고와 유사한 혐오스럽고, 더럽고, 말도 안 되고, 외설적이고, 기괴하고, 불쾌하고, 폭력적인 또는 당황하게 하는 생각들이 누구나 하는 경험이라는 것을 보여 준다.

물론, 이런 종류의 생각들에는 '묻지도 말하지도 말라.'와 같은 무언의 압력이 작용한다. 그러므로 누군가 여러분에게 앞의 목록에 있는 것과 같은 생각들을 가지고 있다고 털어놓을 거라고 기대하지 말라. 불행하게도 그런 생각들을 서로 입 밖에 꺼내지 않기 때문에, 여러분은 이 세상에서 오직 자신만이 그런 생각을 하는 것처럼 느끼게 된다. 또한 그런 생각을 가지고 있는 것이 여러분을 비정상적이고, 위험하며,

변태적이고, 비도덕적인 사람으로 만드는 것처럼 느낄 것이다. 하지만 이제 여러분은 거의 모든 사람, 즉 부모나 자녀, 교사, 종교 지도자, 친구, 동료, 의사, 공무원, 형제자매도 때때로 그런 생각을 한다는 것을 알게 되었다.

입 밖으로 꺼내지 않는다고 해서 터무니없는 생각을 하지 않는 것은 절대 아니다.

1970년대 이후로 과학자들은 침투적인 생각에 대해 관심을 가지고, 모든 세대, 국적, 인종, 종교, 직업을 대상으로 연구해 왔다. 사람들이 가장 괴로워하는 원치 않는 생각은 대개 위해나 폭력에 관한 것, 음란하거나 성적인 것, 종교와 신성모독, 오염이나 건강 또는 질병, 실수나 정직하지 못한 것에 관한 것들이었다. 또한 여기에는 순서, 대칭, 그리고 사소하거나 중요하지 않은 자잘한 것들에 대한 생각들도 포함될 수 있다. 게다가 이런 종류의 생각들이 어디서 온 것인지 가끔 출처를 알 수 없을 때가 있다. 하지만 대개는 주변 환경의 단서에서 유발되는 경우가 많다. 예를 들어, 문 손잡이를 만지고 세균에 대해 생각하게 되기도 하고, 숫자 666을 보고 마귀에 사로잡히는 생각을 할 수도 있다. 나 역시 창문 밖으로 머리를 내밀고 있는 개를 볼 때면, 개의 목이 잘리는 생각을 할 때가 있다.

우리는 가능한 모든 경우의 수를 고려해서 생각할 수 있기 때문에 계획을 세우거나, 위기 상황에서 살아남거나, 일상에서 만나는 어려운 일들을 잘 해결할 수 있는 것이다.

당연히 다음 질문은 '도대체 왜?'에 대한 것이다. 생물학, 심리학 및 철학 분야의 전문가들이 아직 명확한 답을 제시하지는 못했지만, 가장 가능성 높은 설명 두 가지가 있다. 첫 번째 설명은 '생각 발전기 가설(thought generator hypothesis)'인데, '인간의 마음은 타고난 창조적 능력을 가지고 있고, 침투적 사고는 단지 그 일부'라는 설명이다. 우리의 마음은 고도로 발달되어 있기 때문에 우리는 효율적으로 문제를 해결하고, 스스로를 위험으로부터 보호할 수 있다. 그러므로 즐겁기도 하고 괴롭기도 한 모든 종류의 시나리오를 상상할 수 있고 예상할 수 있다는 것은 우리에게 매우 유용한 능력이다. 때때로 우리가 '미식축구 챔피언 결정전에서 우승한다는 것은 어떤 일일까?' 또는 '많은 돈을 가지고 있다는 것은 어떤 일일까?'와 같이 긍정적이고 행복한 일들을 꿈꾸는 것처럼, 뇌 속에 있는 '생각 발전기'는 때때로 생각하고 싶지 않은 부정적 생각이나 장면도 만들어 낸다.

두 번째 설명은 '정신적 소음 가설(mental noise hypothesis)'이다. 어떤 연구자들은 부정적인 침투사고는 사실 별 의미가 없는 것이며, 그저 마음속에 떠다니는 해롭지 않은 찌꺼기 같은 것이라고 이야기한다. 이해를 돕기 위해, 인간의 뇌가 컴퓨터나 냉장고처럼 복잡한 기계와 비슷하다고 생각해 보자. 이런 기계들은 정상적으로 작동되고 있을 때에도 종종 덜커덕, 왱왱, 윙윙, 끼익 등 이상한 소리를

> 강박사고는 정상적인 생각에서 비롯된 것이다. 강박사고의 내용이 대부분의 사람에게서 보고되는 침투적 사고와 유사하다는 것은 과학적으로 증명된 사실이다.

내곤 한다. 이런 소음들은 걱정하지 않아도 된다. 들리는 것에 비해 실제 기계의 상태는 그리 나쁘지 않다. 이와 마찬가지로, 건강한 사람의 뇌도 이따금씩 다양한 종류의 기괴하고 말이 안 되는 다양한 종류의 생각들을 만들어 낸다. 그리고 그 생각들 중 어떤 것은 실제보다 더 나빠 보일 수도 있다.

강박사고의 내용이 전체 인구 집단에서 보고되는 불쾌한 침투사고와 다르지 않다면, 강박사고는 정상적 침투사고와 어떻게 다를까? 주된 차이점은 다음과 같다.

- 강박사고는 정상적 침투사고보다 더 빈번하게 발생한다.
- 강박사고는 정상적 침투사고보다 더 오래 지속된다.
- 강박사고는 보통 사람들이 경험하는 정상적 침투사고보다 더 고통스럽다.
- 보통 사람이 정상적 침투사고를 해석하는 것에 비해 강박증을 가진 사람은 강박사고를 더 중요한 것으로 해석한다.
- 강박사고를 다루거나 맞서려면 정상적 침투사고보다 더 많은 노력이 필요하다.

이런 사실은 여러분이 인지행동치료 프로그램에서 무엇을 기대해야 하는지를 가르쳐 준다. 아마도 여러분은 그저 머릿속에 있는 모든 강박사고를 단순히 제거하기를 바랄 것이다. 그러나 강박사고와 유사한 침투사고가 정상적이고 보편적인 경험이라면, 마음속에

> 침투사고가 떠오르는 것을 피할 수 없다면, 그것을 없애려고 애쓰는 것이 강박증을 극복하는 가장 좋은 방법일까?

서 강박적인 생각을 영원히 없애려고 노력하는 것은 소용없는 일이다(이런 전략을 시도해 보았다면 잘 되지 않는다는 것을 이미 알고 있을 것이다). 대신, 인지행동치료의 목적은 강박사고에 대한 여러분의 반응을 변화시키는 것이다. 즉, 여러분이 강박사고

를 얼마나 중요하게 생각하는지 그 정도를 바꾸어 주고, 여러분이 강박사고를 다루기 위해 사용하는 전략들을 바꾸어 줄 것이다. 다음에서 배우겠지만, 만약 여러분이 정상적 침투사고가 마치 매우 중요한 의미를 지닌 것처럼 반응하면, 별것 아닌 조그만 생각이 눈덩이처럼 불어나서 결국 만성적 강박사고가 된다. 그러므로 다르게 반응하는 방법을 배워서 그 과정을 거꾸로 되돌리면, 여러분의 강박사고는 덜 자주 나타나고 시간을 덜 잡아먹으며 덜 괴로워질 것이다.

어떻게 침투사고가 강박사고로 발전하는가

만약 누구나 때때로 불쾌하고 침투적인 생각들을 한다면, 왜 단지 일부 사람만이 강박증을 갖게 될까?

슬기 씨와 은영 씨: 같은 생각에 대한 다른 반응

슬기 씨와 은영 씨를 예로 들어 보자. 이들은 최근에 건강한 남아를 출산했고, 서로 모르는 사이다. 아기를 목욕시킬 때 슬기 씨는 욕조에 아기를 익사시키는 생각이 떠올랐다. 슬기 씨는 그때 '아이쿠, 말도 안 되는 생각을 다하네! 예전에 아기를 익사시킨 어떤 엄마에 대한 얘기를 들었지. 하지만 난 그런 짓을 할 사람이 아니야. 말도 안 되는 생각이야. 내 마음이 또 나에게 장난치고 있군.' 이라고 생각했다. 한편 은영 씨도 아기를 목욕시킬 때 똑같은 생각을 하였다. 그러나 그녀는 '안 돼! 왜 내가 이런 생각을 하는지 알아야겠어. 아마도 난 내 마음 깊은 곳에서는 정말 살인자일 거야! 내가 정말 아기를 죽이면 어떻게 하지? 내가 또다시 이런 생각을 하게끔 그냥 놔 두면 안 되겠어. 통제가 안 돼서 끔찍한 일을 저지를 수도 있어! 이렇게 무시무시한 생각을 떠올리다니, 나는 정말 무서운 사람이고 끔찍한 엄마야. 아마도 난 아기와 단 둘이 있을 수 없는 너무 위험한 사람이야.' 라고 생각했다.

슬기 씨에게는 불쾌한 생각이 그저 잠깐 스쳐 지나가는 성가신 생각에 불과했지만, 은영 씨는 그 생각을 매우 불안해하고 두려워했다. 아마도 슬기 씨는 그런 생각에 대해 별로 걱정하지 않으면서 계속해서 아기를 목욕시키고 다른 활동들도 할 수 있는 반면, 은영 씨는 그 생각 때문에 시간이 가면 갈수록 더 괴로워질 것이다. 은영 씨는 사실은 자신이 악하거나 살인을 저지를 사람이 아니라는 안심을 구하기 위해 과거의 경험을 떠올리려 할지도 모른다. 그러나 그렇게 하면 할수록 그녀의 확신은 점점 더 약해질 것이다. 왜냐하면 자신의 기억력이 완전하지 않다는 것을, 그리고 자신의 생각이 절대적으로 옳거나 틀렸다는 것을 입증할 수 있는 방법이 없다는 것을 깨닫게 될 것이기 때문이다. 그 생각에 대해 고민하면 할수록 은영 씨는 아기와 함께 있을 때 아기를 익사시키는 생각을 점점 더 많이 하게 되고, 결국 자신의 최악의 두려움이 마치 입증된 것처럼 느끼게 된다. 아기는 원치 않는 생각을 불러일으키는 촉발요인이 되고, 이제 그 생각은 강박사고가 된다.

그때부터 은영 씨는 아기와 단 둘이 있는 것을 피하기 시작할 것이다. 은영 씨는 그 생각에 맞서거나 중화시키기 위해, 대신 '좋은' 생각을 하려는 정신적인 의례적 행동을 사용할 수도 있다. 살인을 저지르지 않게 해 달라고 하느님께 기도하거나, 자신이 나쁜 사람이 아닌지 가족에게 반복해서 질문함으로써 안심을 구할 수도 있다. 어쩌면 회피행동은 은영 씨에게 강박사고가 떠오르는 것을 막아 줄 수도 있다. 또한 의례적 행동은 그녀가 느끼는 고통을 일시적으로 줄여 줄 수도 있다. 그 결과, 은영 씨는 회피행동과 의례적 행동에 점점 더 자주 기대게 될 것이다.

신념과 해석이 그 모든 차이를 만들어 낸다

> 침투사고를 잘못 해석해서 걱정하고 무서워하게 되면 강박사고로 발전하게 된다.

슬기 씨와 은영 씨는 같은(또는 거의 비슷한) 생각을 했지만, '자신이 왜 이런 생각을 하는지' '이 생각이 무엇을 의미하는지'에 대한 신념과 해석은 완전히 달랐다. 앞서 배운 것처럼, 침투사고가 아마도 단지 '정신적 소음'에 불과할 것이라는 슬기 씨의 해석이 정확하다는 과학적 근거들이 많이 있다. 반면, 은영 씨의 (잘못된) 해석은 인간의 마음이 어떻게 작동하는지에 대한 잘못된 이해에서 비롯된다. 신사적이고 양심적인 사람도 때로는 폭력적 행동에 대한 생각을 한다. 신중하고 꼼꼼한 사람도 때로는 자신이 끔찍한 실수를 저지른 것은 아닌지 의심한다. 매우 신실하고 도덕적인 사람도 때때로 변태적이고 신성모독적인 생각을 경험한다. 단정하고, 깔끔하며, 건강에 신경을 많이 쓰고, 정리를 철저하게 하는 사람도 때때로 세균이나 질병 또는 어지럽혀진 모습에 대한 생각을 한다. 하지만 이렇게 불쑥 삐져 나온 생각들이 그 사람의 본성을 말해 주는 것은 아니다. 마찬가지로, 슬기 씨와 은영 씨가 원치 않는 생각을 경험한다고 해서 그들이 마음속으로는 끔찍하고 폭력적인 사람이라는 걸 의미하는 것은 아니다.

무의미한 침투사고를 매우 중요하고 의미 있는 것으로 해석해서 시간 소모가 많고 고통스러운 강박사고로 발전시킨 또 다른 예가 있다. 기원 씨는 식료품점에서 돈을 지불하려는 순간, 종업원이 화장실을 이용한 후 손을 안 씻었을 수도 있다는 침투사고가 떠올랐다. 그는 '모든 사람이 마음속으로 이런 생각을 한다고 생각해 봐. 그럼 모든 사람이 식료품점에 갈 때 장갑을 착용해야 할 거야. 얼마나 웃긴 일이야.' 라고 스스로에게 농담을 하였다. 하지만 계산을 하려는 순간 똑같은 생각이 떠올랐던 자두 씨는, '아이고! 내가 산 식료품이 종업원에게서 옮은 세균에 오염됐을 수 있어. 그런 위험을 감수할 수는 없지. 어떤 세균도 집에 들이지 않는다는 확신을 얻기 위해서는 뭔가 해야 해. 이것 때문에 나와 가족이 병에 걸리면 어떡해?' 라고 생각했다.

가볍게 해석을 한 기원 씨는 몇 분 내에 그 침투사고를 잊어버렸을 것이다. 그러나 자두 씨는 침투사고를 위협적으로 해석했기 때문에 그것과 투쟁할 것이다. 자두 씨는 세균이 식료품 용기에 붙어서 얼마나 오래 살아 있는지, 또는 종업원이 평소 화장실에 다녀온 후 손을 씻는 그런 '부류의 사람'인지 알아내기 위해 주변 상황을 분석할지도 모른다. 그러나 그렇게 하면 할수록 더 부정적 생각을 갖게 되고, 식료품이 깨끗한지 더욱 장담하지 못하게 될 것이다. 결국 자두 씨는 자신과 가족의 건강을 지키기 위해 가게에서 구입한 식료품을 집에 들여 놓기 전에 깨끗하게 닦아야겠다고 결심할 수도 있다. 더 나아가 그녀가 접촉했던 모든 사람(특히 종업원)을 세밀하게 살피고, '지저분하거나' '더러운' 것을 피하기 시작할지도 모른다. 이런 행동은 세균에 대한 자두 씨의 불안을 줄여 주고 안전하다는 느낌을 주기 때문에, 그녀는 점점 더 이 방법들을 사용하게 될 것이다(즉, 강박적으로 사용하게 될 것이다).

기원 씨, 자두 씨, 은영 씨 그리고 슬기 씨와 마찬가지로, 우리는 모두 세상에서 보고, 듣고, 냄새 맡고, 맛보고, 경험하는 것을 해석하면서 내적 대화를 한다. 여러분은 오랜만에 만난 여성을 바라보며, '우와, 나이에 비해 멋진데.' 라고 생각한다. 식당 메뉴를 훑어보면서, '돼지갈비가 좋을 것 같긴 한데……. 하지만 음, 그냥 삼겹살이나 먹어야겠다.' 라고 생각한다. 또한 우리는 내적 경험에 대해서

> 우리는 머릿속에 스쳐가는 생각을 끊임없이 관찰하고 평가하면서, 각각이 좋은 것인지 또는 나쁜 것인지, 중요한지 또는 중요하지 않은지, 안전한지 또는 안전하지 않은지를 판단한다.

도 끊임없이 평가한다. 배에 통증을 느끼면, '가스가 찼나 봐.' 또는 '맙소사! 방금 맹장이 터진 거면 어쩌지?' 라고 생각한다. 이와 마찬가지로, 우리 모두는 '마음이 또 장난치고 있군.' 또는 '이 생각은 어떤 징조임에 틀림없어.' 처럼 침투사고, 상상, 충동을 해석한다. 우리 모두는 매일 수백 번씩 마음속을 스쳐 지나가는 각각의 생각이 쓸모가 있는지 없는지, 중요한지 아니면 중요하지 않은지 판단한다. 그러나 이런 해석은 대부분 자동적으로 이루어지기 때문에, 우리는 이런 해석을 하고 있다는 사실조차 알아차리지 못한다. 하지만 그렇다 하더라도 이런 판단 중 일부는 강박사고를 만들고 지속시키는 데 중요한 역할을 한다. 어떻게 그것이 가능할까? 다음에 그 설명이 있다.

생각을 잘못 해석하는 것이 어떻게 강박사고를 유발할까

자두 씨와 은영 씨의 경우처럼, 정상적인 침투적 사고(98~101쪽의 목록에 제시된 것과 같은)를 매우 중요하고 위협적인 것으로 잘못 해석할 때, 우리의 몸은 그 잘못된 해석에 속게 된다. 그 결과, 그저 해롭지 않은 일상적인 생각임에도 불구하고, 우리 몸은 마치 실제로 매우 큰 위험에 처한 것처럼 반응하게 된다. 특히 그 생각을 위협적인 것으로 해석하는 경우에는 투쟁-도피 시스템이 활성화되는데, 이것은 위험한 상황에서 나타나는 인체의 자연스러운 반응체계다. 투쟁-도피 반응은 아드레날린이라는 호르몬 분비에 의해 조절되는데, 잠재적 위협에 대해 어떤 행동(공격하거나 도망치는 행동)을 할 수 있도록 준비시킨다. 이때 여러분의 신체에는 흔히 다음과 같은 뚜렷한 변화가 나타난다.

- 호흡 수 증가: 더 많은 산소가 몸으로 들어가도록 한다. 산소는 근육에서 사용할

에너지로 변환된다.

- **심장 박동 수 증가**: 산소와 기타 영양분을 운반하는 피를 큰 근육들에 더 많이 보내서 여러분이 그 근육을 사용해서 공격하거나 위험으로부터 도망갈 수 있게 한다.
- **땀 흘림**: 신체 온도를 식혀서 좀 더 긴 시간 동안 공격하거나 도망갈 수 있게 한다.
- **근육 긴장**: 계속 각성 상태를 유지해서 곧바로 반응할 수 있도록 준비시켜 준다.
- **위 경련**: 소화 기능이 중단되는데, 이는 음식을 소화시키는 것보다 안전을 기하는 데 초점이 맞춰져 있기 때문이다.
- **기타 증상**: 가벼운 두통, 떨림, 피부 열감 또는 냉감, 팔다리가 쑤시는 느낌, 시야가 흐려짐 등은 모두 투쟁-도피 반응의 결과다.

> 여러분은 자신을 향해 전속력으로 돌진해 오는 자동차에 주의를 기울이지 **않으려고** 했던 적이 있는가?
> 집에서 뭔가 폭발하는 소리를 듣거나 뭔가 타는 냄새를 맡고도 심장이 쿵쾅거리지 않을 수 있을까?

이런 신체 증상은 매우 강렬할 수 있고, 때로는 두렵게 느껴질 수도 있다. 그렇기 때문에, 원래는 별것 아닌 생각이 다양한 종류의 신체 반응과 연결되면서 고도의 각성 상태를 만들게 된다. 그러나 휴식을 취하고 나면 그런 신체 증상들이 투쟁-도피 반응의 일부라는 것을 알게 된다. 침투적 사고와 마찬가지로 이런 증상들은 위험하지 않다. 오히려 이러한 증상들은 우리를 위험으로부터 보호하기 위해 존재한다. 우리가 위험을 피할 수 있게 고안된 시스템이 도리어 우리를 해치는 증상을 발생시킨다는 것은 말도 안 된다!

침투사고를 가지고 있을 때 강력한 신체 증상을 경험하지 않는다 할지라도, 투쟁-도피 반응의 또 다른 효과는 여러분으로 하여금 위협적으로 지각되는 것에 주의를 기울이고 몰두하도록 만드는 것이다. 이것은 매우 중요하다. 왜냐하면 위험한 상황에 주의를 기울이지 않는다면 뜻밖의 일을 당할 수도 있기 때문이다. 그러므로 투쟁-도피 반응은 여러분이 위협적인 것에 집중하고 모든 가능한 위험을 살필 수 있도록 미묘한 방식으로 작동한다. 만약 호랑이가 여러분에게 몰래 다가오는 상황처럼 여러분이 실제 위험에 처해 있다면 투쟁-도피 반응은 아주 요긴한 것이 된다. 아마도 호랑이가 얼마나 가까이 있는지 알아차리게 함으로써 여러분의 안전을 지켜 줄 것이다. 그러나 침투사고의 경우에는 다르다. 침투사고에서 투쟁-도피 반응은 실상 별것도 아닌 평범한 생각에 점점 더 집중하게 만들어서 결국 마음에서 제거할 수 없는 강박사고로 바꿔 놓는다. 이것으로 위협적으로 느낌 → 원치 않는 생각에 더욱 집중하게 됨 → 더욱더 위협적으로 느낌 → 원치 않는 생각에 더욱더 집중하게 됨과 같은 악순환이 시작된다.

강박증에서 흔한 신념과 잘못된 해석

연구자들은 강박증 환자들이 침투사고를 위협적이거나 매우 중요한 것으로 잘못 해석하게 하고, 강박사고의 악순환을 초래하는 부정확한 신념과 태도를 갖는 경향이 있다는 것을 발견했다. 그 '강박적인' 신념과 태도들은 다음 표에 제시되어 있다. 강박사고가 만들어지는 과정을 되돌리려 한다면 여러분은 강박적 신념과 태도를 인식할 수 있어야 한다.

> 뇌와 신체가 침투사고를 매우 중요하고 위협적인 것으로 여기면 자동적으로 그에 집중하게 되면서 그 생각을 점점 더 위협적이고 불길한 것으로 여기게 되고, 그에 사로잡히게 될 것이다. 다시 말하면, 그 생각은 강박사고가 되어 버릴 것이다.

이러한 신념과 태도를 가지고 있으면, 아무 해가 없는 정상적인 침투사고를 중요하고 위협적인 것으로 잘못 해석하게 된다. 다음 내용

강박적 신념과 태도
• **위험성 부풀리기**: 부정적인 결과가 일어날 확률과 그 일의 심각성을 과대평가한다.
• **책임감 부풀리기**: 다른 사람을 위험하게 만들거나, 위험으로부터 보호하는 것에 대한 자신의 책임을 과대평가한다.
• **자신을 향한 의미 부풀리기**: 침투사고가 마음속 깊이 있는 자신의 본성이나 도덕성을 드러내는 것이라고 믿는다.
• **생각과 행동 혼동하기**: 생각하는 것이 행동하는 것과 똑같다고 믿는다. 나쁜 행동에 대한 침투사고가 떠오른다는 것은 그 나쁜 행동을 실제 저지르는 것과 마찬가지라고 믿는다.
• **생각을 통제해야 한다는 신념**: 침투사고를 완전히 통제해야만 하고, 또 실제로 통제할 수 있다고 믿는다.
• **절대적으로 확실해야 한다는 신념**: 강박적 두려움과 관련되어 있는 부정적 결과가 절대로 발생하지 않을 것이라고 완벽하게 확신하는 것이 가능하다고 믿는다. 또한 그렇게 완벽하게 확신해야 할 필요가 있다고 믿는다.

을 살펴보면, 여러분에게 영향을 미치고 있는 신념과 태도를 확인하는 데 도움이 될 것이다. 각 내용에는 세 개의 문장이 제시되어 있다. 각각의 문장에 동의하는지 혹은 동의하지 않는지에 표시하라.

위험성 부풀리기

다음 네모 안의 문장들 중 하나 이상에 동의한다면, 아마도 여러분은 성급하게 결론을 내리는 성향을 가지고 있을 것이다. 또한 여러분의 강박사고(2단계에서 확인했던)를 매우 현실적인 것처럼 생각하고, 두려워하는 결말이 발생할 가능성이 매우 높다고 여길 수도 있다. 예를 들어, 도서관에서 일하는 혜민 씨는 자신이 다루는 책에 있는 세균에 대한 침투적 사고를 가지고 있다. 그녀는 이런 생각이 현실적인 것이라고 잘못 해석했고, 끔찍한 질병에 걸릴까 봐 매우 두려워하였다. 혜민 씨는 도서관에 있는 책을 만질 때 장갑을 착용하였고, 불안을 줄이고 질병을 예방하기 위해 손을 씻는 의례적 행동을 하게 되었다.

1. 세상은 위험한 곳이라고 믿는다.
   □ 동의함   □ 동의하지 않음

2. 불행한 일은 다른 사람들보다 나에게 일어날 가능성이 더 크다.
   □ 동의함   □ 동의하지 않음

3. 나는 대처할 수 없는 재앙적 사건에 매우 취약하다.
   □ 동의함   □ 동의하지 않음

책임감 부풀리기

은향 씨는 어느 날 쇼핑몰을 지나던 중 가방을 떨어뜨려서 안에 있던 약들이 바닥으로 조금 쏟아졌다. 그날 밤 그녀는 '아까 바닥에 떨어진 알약들을 모두 줍지 않았을 수도 있어. 몇 개는 잃어버렸을지도 몰라.' 와 같은 침투사고가 떠올랐다. 그녀는

1. 만약 내가 재앙적 사건을 방지하는 노력을 하지 않는다면, 그것은 재앙적 사건을 유발하는 것만큼 나쁜 일이다.
   ☐ 동의함   ☐ 동의하지 않음

2. 부정적 생각을 지우기 위해 무언가를 하지 않는 것은 그 생각이 정말 실현되기를 바라는 것과 같다.
   ☐ 동의함   ☐ 동의하지 않음

3. 강박적으로 떠오르는 사건이 실제로 발생하지 않도록 사람들을 보호해야 할 책임이 나한테 있다고 느낀다.
   ☐ 동의함   ☐ 동의하지 않음

어떤 아이가 바닥에 떨어진 알약을 사탕조각으로 생각하고 집어 먹었을 수 있다는 생각을 하기 시작했다. '그 아이가 약을 먹고 병에 걸리거나, 심지어 죽으면 어떡하지? 그런 일이 발생한다면 그건 전적으로 내 탓이야!' 라고 생각했다. 은향 씨는 가방을 떨어뜨린 '부주의'에 대해 큰 죄책감을 느꼈고 불안해하였다.

네모 안의 문장들 중 하나 이상에 동의한다면, 아마도 여러분은 은향 씨처럼 피해를 유발하거나 예방하는 것과 관련된 자신의 책임을 과도하게 부풀리고 있을 것이다. 만약 그렇다면 여러분은 '혹시 나 때문에 피해가 일어나지 않을까?' 하는 정상적인 침투사고를 잘못 해석해서, 어떤 비극적인 사건이 순전히 자신 때문에 초래되었을 수 있고 그 재앙을 막기 위해 무엇이든지 해야 할 책임이 여러분에게 있다고 생각할 것이다. 이런 잘못된 신념과 해석 때문에 결국 강박적으로 확인하기, 안심구하기, 고백하기(또는 다른 사람에게 잠재적 위험성에 대해 경고하기) 등의 행동을 통해 두려워하는 재난이 일어날 확률을 예측하고 재난이 발생할 위험을 줄이려고 하게 된다. 예를 들어, 은향 씨는 자신이 초래했을지도 모르는 작은 사고에 대해 경고하기 위해 그리고 응급 상황이 발생하지 않았는지 묻기 위해 쇼핑몰 경비실에 여러 차례 전화를 걸었다.

자신을 향한 의미 부풀리기

> 1. 폭력적이거나 비도덕적인 생각을 떠올린다는 것은 내가 폭력적이고 부도덕한 사람일 수도 있다는 것을 의미한다.
>   □ 동의함   □ 동의하지 않음
>
> 2. 실제로 나에게 그런 특성이 있기 때문에 부정적인 내용의 침투사고가 떠오르는 것이다.
>   □ 동의함   □ 동의하지 않음
>
> 3. 불경하거나 신성모독적인 생각을 떠올린다는 것은 내 마음 깊은 곳에서는 하느님의 존재를 믿지 않는다는 것을 의미한다.
>   □ 동의함   □ 동의하지 않음

네모 안의 문장들 중 하나 이상에 동의한다면, 아마도 여러분은 부정적 생각에 대한 개인적 의미를 과대평가하고 있을 것이다. 평소에 보이는 올바른 모습과는 반대되는 내용의 침투사고를 경험했을 때, 여러분은 이것이 자신의 더럽고, 악하고, 변태적이며, 비도덕적인 측면을 보여 주는 것이라고 믿는다. '적어도 부분적으로는 사실이기 때문에 이런 생각들이 떠오르는 게 아닐까?'라고 생각할 수도 있다. 사랑하는 사람을 해치는 원치 않는 생각이 떠오를 때 자신이 마음속 깊은 곳에서는 실제로 냉혹한 살인자임을 의미하는 것이라고 믿는다. 또한 받아들일 수 없는 성적인 장면이나 충동이 떠오르면, 그것은 자신이 변태이거나 '성도착자'임을 의미한다고 믿는다. 그러나 앞서 배운 것처럼 이런 신념과 해석은 사실이 아니다. 아마도 이러한 침투사고는 별 의미 없는 생각일 것이다.

민수 씨는 TV에서 인터넷을 통한 미성년자 성매매에 대한 프로그램을 보았을 때 아동과 성관계를 하는 원치 않는 생각이 떠올랐다. 그는 '이런 생각을 한다는 것은 내가 실제 마음 깊은 곳에서는 아동 성추행자라는 것을 의미해.'라고 믿게 되었다.

그는 점점 불안해졌고, 그 생각에 강박적으로 집착하기 시작했다. 민수 씨는 그 생각을 떨쳐 버리기 위해 정신적인 의례적 행동을 사용하였다. 그리고 이 '더러운 작은 비밀'을 누구에게도 절대 이야기하지 않았다. 신앙심이 매우 깊은 미령 씨는 '하느님이 실제로 존재할까?' 라고 의심하는 침투적 사고를 경험하였다. 그녀는 원치 않는 생각의 의미를 부풀려서, 자신이 하느님에 대한 믿음을 잃어버리고 신앙을 저버렸음을 의미한다고 잘못 해석했다. 미령 씨는 자신의 의심 때문에 하느님이 노하지 않았을지 목사님에게 강박적으로 물어보는 안심구하기를 하였다.

생각과 행동 혼동하기

1. 끔찍한 일에 대해 생각하면 그 일이 실제로 실현될 수도 있기 때문에 생각을 하지 않는 것이 최선이다.
   □ 동의함   □ 동의하지 않음

2. 만약 내가 나쁜 짓을 하는 생각을 하면, 난 통제력을 잃고 그 생각대로 행동하게 될 것이다.
   □ 동의함   □ 동의하지 않음

3. 끔찍한 일을 저지르는 생각을 하는 것은 실제로 그 행동을 하는 것만큼 나쁜 일이다.
   □ 동의함   □ 동의하지 않음

생각과 행동을 혼동하는 것은 두 가지 잘못된 신념과 관련이 있다. ① 부정적 사건에 대해 떠올리기만 해도 실제 그 사건이 일어날 가능성을 높일 수 있다는 신념, ② 나쁜 짓에 대한 생각을 하는 것이 도덕적 측면에서는 실제로 나쁜 짓을 저지른 것(또는 그 일이 일어나기 원하는 것)과 똑같은 것이라는 신념이다. 만약 네모 안의 문장들 중 한 개 이상에 동의를 하였다면, 여러분은 생각과 행동을 혼동하는 덫에 빠져 있을지도 모른다.

여러분이 '재앙에 대해 생각하는 것만으로도 그 일이 실제로 발생할 확률은 높아진다.'고 믿고 있는데, 아버지가 출근길에 교통사고를 당하는 침투사고가 우연히 떠올랐다고 가정해 보자. 이때 여러분은 다음과 같이 해석할 수 있다. '이런 생각을 하는 것은 너무 위험해. 실제로 아버지께 끔찍한 일이 일어나기 전에 이런 생각을 멈추는 게 낫겠어.' 민지 씨는 자고 있는 남편을 칼로 찌르는 불쾌하고 원치 않는 생각을 경험하였다. 그녀는 이 생각에 몸서리쳤고, 어떻게든 이 생각을 떨쳐 내려고 최선을 다했다. '위험을 무릅쓸 이유가 없어. 그 일에 대해 너무 많이 생각하면, 결국 난 통제력을 잃고 끔찍한 일을 저지르게 될 거야.'

나쁜 일에 대한 생각을 떠올리기만 하는 것도 그 일을 실제로 저지르는 것과 도덕적으로 똑같이 나쁘다고 믿는다면, 수퍼모델이나 동료에 대해 단지 별 뜻 없는 성적 생각이 떠오르기만 해도 스스로를 강간범으로 취급할 것이다. 민지 씨는 남편을 칼로 찌르는 강박사고를 행동으로 옮길까 봐 두려워했을 뿐 아니라, 이런 생각을 하는 것만으로도 비도덕적이라고 생각했다. 마음속에서 민지 씨는 살인자만큼 나쁜 사람이었다.

생각을 통제해야 한다는 신념

1. 나는 원치 않거나 불쾌한 생각을 없앨 수 있어야 한다.
   ☐ 동의함   ☐ 동의하지 않음

2. 만약 내가 나쁘고, 음란하며, 비도덕적 생각을 통제하지 못한다면 나쁜 일이 일어날 수도 있다.
   ☐ 동의함   ☐ 동의하지 않음

3. 생각을 더 잘 통제할 수 있다면, 나는 지금보다 더 나은 사람이 될 것이다.
   ☐ 동의함   ☐ 동의하지 않음

만약 네모 안의 문장들 중 하나 이상에 동의한다면, 여러분은 불쾌하고 원치 않는 강박사고, 장면, 의심을 통제하는 것이 중요하고 또 가능하다는 신념을 가지고 있을지도 모른다. 예를 들어, 생각을 통제하기 위해 의지만 충분히 다질 수 있다면 더 나은 사람이 될 거라고 믿는 것이다. 불교도인 민정 씨는 가끔 자신이

> 앞서 읽은 것처럼 강박사고에 저항하거나, 맞서거나, 통제해야 할 이유가 없다. 강박사고는 해롭지 않다. 통제하려고 노력하면 할수록 강박사고는 오히려 더 나빠질 수 있다.

기독교로 개종한다면 기독교인 친구들과 공통점이 더 많아질 것이라는 생각을 했다. 그녀는 절에서 임원을 맡았고, 불교 모임에서는 지도자 역할을 했다. 비록 진지하게 개종에 대해 고려한 것은 아니지만, 민정 씨는 그런 생각을 하는 것만으로도 잘못이라고 스스로에게 이야기하였다. '내가 이런 생각을 계속하도록 내버려 두는 건 도덕적으로 옳지 않아. 이 생각을 멈출 방법을 찾아야 해.' 트럭 기사인 대범 씨는 맞은편에서 달려오는 차를 향해 돌진하는 원치 않는 침투적 장면을 경험했다. 그는 이런 생각을 통제하지 못하는 건 실제로 자신에게 자살 충동이 있다는 것을 의미한다고 (부정확하게) 믿었다. 마음속 깊은 곳에서는 정말로 자신이 자살하고 싶은 것일까 봐 두려웠던 대범 씨는 결국 트럭 기사 일을 포기했다.

절대적으로 확실해야 한다는 신념

1. 모든 것이 안전하다는 걸 100% 확신해야 한다.

☐ 동의함   ☐ 동의하지 않음

2. 신경 쓰고 있는 것에 대해 완벽하게 확신하지 못하면 마음이 편치 않다.

☐ 동의함   ☐ 동의하지 않음

3. 나의 두려움과 강박사고는 그저 '생각'일 뿐이고, '걱정'할 게 아니라고 자주 안심을 구하려고 한다.

☐ 동의함   ☐ 동의하지 않음

　　다애 씨는 새로 이사 온 이웃에게 과자를 구워서 가져다주고 집에 들어올 때 세제, 표백제 등이 담겨 있는 통을 보게 되었다. 그 순간 그녀는 실수로 과자에 그런 화학물질을 넣어서 이웃에게 해를 입혔을 수도 있다는 말도 안 되는 침투적 의심이 떠올랐다. '정말 그런 일이 일어났으면 어쩌지? 내가 착한 이웃에게 아무런 해도 끼치지 않았다는 걸 확실히 확인해야만 해.'라고 생각했다. 다애 씨는 매우 불안해졌고, 아무도 해를 입지 않았다는 절대적인 확신을 얻기 위해 다시 이웃집을 찾았다. 물론 아무 일도 없었다.

　　금방 화장실을 사용한 윤지 씨는 '화장실 세균'이 팔에 기어다니는 장면이 침투적으로 떠올랐다. '세균이 있을 확률이 조금이라도 있는 이상 그대로 내버려 둘 수는 없어.'라는 생각에 그녀는 소매를 걷어붙이고 기분이 나아질 때까지 팔을 강박적으로 문질러 닦았다.

　　정헌 씨는 친구, 동료 또는 상사에게 이메일을 보낼 때, 악담이나 육두문자에 대한 생각이 침투적으로 떠올랐다. 그 후 정헌 씨는 이런 모욕적인 말을 이메일에 썼다고 단지 상상한 것인지, 아니면 정말 그렇게 써서 보낸 것인지 강박적으로 집착하였다. 그는 어떤 종류의 공격적 말도 쓰지 않았다고 스스로를 안심시키기 위해 자신이 쓴 이메일을 읽고 또 읽는 데 많은 시간을 소비하였다.

　　네모 안의 내용들 중 하나 이상에 동의한다면, 아마도 여러분은 두려워하는 상황에 대해 안심하기 위해서는 절대적으로 안전이 보장되어야만 한다고 믿을 것이다. 여러분은 이런 믿음 때문에 '침투사고는 그저 생각에 불과하다.'는 아주 높은 가능성은 무시하고, '침투사고가 사실일지도 모른다.'는 매우 희박한 가능성에 집중하게 된다. 그러나 안전에 대한 보장이 없다는 것은 매우 괴롭기 때문에 몇몇 침투사고는 특히 다루기 힘들다. 이런 침투사고에는 형이상학적 사고('하느님이 나를 사랑하지 않을지도 몰라.'), 오래전에 벌어진 사건에 대한 생각('15년 전에 나도 모르게 누군가의 마음에 상처를 줬을지도 몰라.'), 또는 오랜 시간이 흐른 뒤에야 발생 여부를 알 수 있는 사건에 대한 생각('40년 후에 암에 걸릴 수도 있어.')이 포함된다. 우리의 삶에는 어쩔 수 없는 불확실성이 일부 있게 마련이다. 다음 단계에서는 여러분이 이런 불확실성을 다룰 수 있도록 도와줄 것이다.

이러한 강박적 신념과 해석은 정말 별것 아닌 실수에 불과한 것인가

> 침투적이고 원치 않는 부정적인 생각이 떠오르는 것은 자연스러운 일이다. 그러나 이 생각을 위협적이고, 개인적으로 중요하며, 위험하고 통제할 필요가 있는 것으로 여기게 되면 지속적이고 고통스러운 강박사고로 바뀌게 된다. 인지행동치료를 통해 여러분은 이런 잘못된 해석을 수정하고 여러분을 괴롭히는 침투사고를 중단시키는 방법을 배우게 될 것이다.

그렇다! 침투적인 부정적 사고는 완전히 정상적인 것이다. 대부분의 사람이 때때로 침투사고를 경험한다. 침투적인 강박사고들은 정상적인 심리적 과정에서 비롯된 것이다. 그런 생각을 떠올린다고 해서 여러분이 위험한 인물이라거나, 변태적이라거나, 도착적이라거나, 비도덕적이라거나 또는 그 밖의 다른 부정적인 특성을 갖고 있다는 걸 의미하는 것은 아니다. 사실 여러분은 언제 그런 생각들이 떠오르는지, 어떤 내용들을 생각하는지 거의 통제하지 못할 것이다. 또한 복권에 당첨되기를 바라거나, 좋아하는 야구 팀의 승리를 응원한다고 해서 그 결과에 영향을 줄 수 없듯이, 여러분이 이런 생각을 떠올린다고 해서 나쁜 일이 일어나는 것도 아니다. 마찬가지로, 침투사고들이 떠오른다고 해서 계획하지 않았거나 원치 않았던 일들을 하게 되는 것 역시 아니다. 어떤 행동을 하려면, 특히 여러분의 의지에 반하는 행동을 하려면, 계획하고 의사결정하는 과정이 필요하다. 이것은 정교하고 신중한 사고 과정이기 때문에 여기에서 언급하는 자동적이고 침투적이며 원치 않는 생각과는 매우 다르다. 이 책의 제3부에서 배우겠지만, 인지행동치료의 중요한 목적은 잘못된 신념과 해석을 교정하도록 돕는 것이다. 여러분의 강박사고가 정상적이며 해롭지 않다는 걸 인식한다면, 더 이상 방해받지 않을 수 있고 강박으로부터 벗어나는 계기가 될 것이다.

위험한 것이 아니라면, 강박사고를 극복하지 못하는 이유는 무엇인가

이것은 꽤 역설적인 문제다. 강박사고는 우리를 힘들게 하고 시간을 허비하게 하지만, 정말 단지 스테로이드 호르몬의 작용에 따라 정상적으로 발생하는 의미 없는 침투사고이기도 하다. 여러분이 강박적으로 두려워하는 일이 실현될 가능성은 거의 없다. 그런데 왜 이것을 깨닫지 못하고, 강박사고에 의한 두려움을 극복하지 못하는 것인가? 분명히 이것은 그리 간단하지 않다. 만약 그랬다면, 여러분은 이 책이 필요 없었을 것이다. 여러분 혼자만의 힘으로는 신념과 해석을 바꾸지 못하게 하는 그 무엇이 있다. 그것이 바로 의례적 행동과 회피행동이라는 전략이다. 이것 때문에 여러분은 강박적 두려움이 이치에 맞지 않다는 것을 깨닫지 못한다. 강박적 불안이 몰아칠 때 여러분은 불안을 감소시키고 안전하다는 느낌을 갖기 위해 그 전략들을 사용한다. 그러나 의례적 행동과 회피행동은 사실 강박증을 더 강하게 만들 뿐이다.

마음을 편하게 해 주는 행동을 하는 것이 왜 문제인가

대처전략으로 의례적 행동을 사용하는 것은 당연해 보인다. 여러분은 강박사고를 경험할 때 고통과 불안을 느낀다. 반면에, 강박적인 의례적 행동, 간단한 의례적 행동, 정신적인 의례적 행동 그리고 안심구하기 의례적 행동을 하면 기분이 나아진다. 하지만 그 기분이 얼마나 지속될까? 때로는 일시적으로 강박적인 불안을 줄여 줄 수도 있지만, 회피행동이나 강박행동, 기타 의례적 행동들은 장기적으로는 역효과를 낳는다. 의례적 행동이 문제를 얼마나 더 크게 만드는지 살펴보자.

첫째, 의례적 행동은 잘못된 신념과 해석을 바로잡지 못하게 한다. 의례적 행동은 '강박사고는 단지 이치에 맞지 않는 생각이며, 두려워하는 결말이 발생할 가능성은 거의 없다.'는 사실을 깨닫지 못하게 한다. 예를 들어, 정희 씨는 숫자 13이 불행을 가져온다는 강박적 두려움에 대응해서, 여덟 번 행운을 빌고 한 번 기도문을 중얼거리는 강박적인 의례적 행동을 하였다. 이런 의례적 행동 때문에 그녀는 숫자 13이 실제로 불행을 초래하지 않고, 자신의 강박사고와 두려움이 이치에 맞지 않는다는 걸 깨닫지 못했다. 왜냐하면 자신이 의례적 행동을 했기 때문에 불행한 일이 실현되지 않은 것이라고 믿기 때문이었다('만약 의례적 행동을 하지 않았더라면, 숫자 13은 끔찍한 일을 발생시켰을 수도 있어.'). 그녀는 계속 의례적 행동을 하지 않는 상태에서 두려워하는 일이 발생하는지 관찰해 본 적이 없기 때문에, 숫자 13을 여전히 위협적으로 느끼고 의례적 행동을 하려는 충동을 계속 갖게 되었다.

둘째, 의례적 행동은 때때로 불안을 즉각적으로 줄여 주기 때문에(그 효과가 미미하거나 일시적일지라도), 여러분은 반복해서 이 전략에 '강박적으로' 의지하게 된다. 여러분은 의례적 행동이 강박사고에서 벗어날 수 있는 유일한 전략처럼 보일 것이다. 그러나 이것은 점점 더 망해 가는 전략을 사용할 수밖에 없게 만드는 꼼수에 불과하다. 결국 여러분은 의례적 행동에 점점 더 의지하게 될 것이다.

셋째, 의례적 행동은 대개 확장되고, 점점 더 많은 시간과 수고를 잡아먹기 때문에 결국 생활에 심각한 지장을 초래하게 된다. 나중에는 일시적으로나마 불안을 감소시켜 주기는커녕, 그 자체로 문제가 된다. 예를 들어, 집이 안전한지 염려하는 한 사람이 현관문과 창문의 잠금 장치를 확인하기 시작했다. 다음으로는 가전제품, 그다음에는 수도꼭지를 확인하기 시작했다. 얼마 지나지 않아, 한 번 확인하는 것으로는 더 이상 안심이 되지 않아서 여러 차례 돌아보며 확인해야 했다. 이런 의례적 행동 때문에 결국 아무것도 하지 못하고 확인하기와 안심구하기만 해야 하는 상황에 이를 수도 있다.

마지막으로, 의례적 행동은 강박사고를 상기시켜 주는 역할을 하기 때문에 강박증을 더욱 악화시킨다. 즉, 의례적 행동을 하면 할수록 강박적 두려움이 더 자주 떠오른다. 이것은 잠들기 어려울 때 시계를 보는 것과 비슷하다. 불면증이 있을 때 시계를 보는 것은 가장 안 좋은 행동인데, 얼마나 오랫동안 잠들지 못하고 있는지 상기시켜 주기 때문이다. 그러면 잠들려고 애쓰고 있는 것에 대해 더욱 스트레스를 느끼게 되고, 진짜로 잠이 들 가능성은 더욱 낮아지게 된다. 이와 마찬가지로 의례적 행동이 점점 늘어갈수록, 여러분은 강박사고에 완전히 사로잡히게 될 것이다.

우리는 9단계에서 이와 같은 자기파괴적인 행동들을 변화시킬 것이다. 그리고 좀 더 유익하고 건강하게 강박사고를 다루는 방법을 살펴볼 것이다.

의례적 행동이 악순환을 지속시키는 방식

1. 의례적 행동은 강박사고와 두려움이 비현실적이라는 것과 그것들을 쉽게 무시할 수 있다는 사실을 깨닫지 못하게 한다. 대부분의 사람은 그런 생각을 대수롭지 않게 취급해 버린다. 예를 들어, '강박적으로 손을 씻지 않아도 병에 걸리지는 않을 거야.' '특정한 순서로 모든 문과 창문을 열두 번씩 확인하지 않아도 강도가 침입하지는 않을 거야.' '특정한 방식으로 배열하거나 안심 구하기를 하지 않아도 기분이 점점 더 나빠지지는 않을 거야.' 등이다.
2. 의례적 행동은 일시적으로 불안을 줄여 주기 때문에 여러분은 점점 더 그에 의존하게 된다. 즉, 의례적 행동은 시간이 지날수록 점점 더 강해진다.
3. 하지만 의례적 행동에 소비되는 시간이 점점 늘어나면서, 일시적으로도 불안을 줄여 주지 못하고, 그 자체로 문제가 되어 버린다.
4. 의례적 행동은 강박사고를 상기시키고, 결국 여러분은 강박사고에 완전히 사로잡히게 된다.

두려운 것을 회피하는 것이 왜 도움이 되지 않는가

만약 여러분이 강박사고를 촉발시키는 요인들을 만나지 않을 수만 있다면, 여러분은 어떤 의례적 행동도 할 필요가 없다. 그게 좋은 일일까?

정희 씨를 기억하는가? 만약 13으로 끝나는 호텔 방(예: 413호)이 배정된다면, 그녀는 강박적 두려움 때문에 다른 방을 요구하였을 것이다. 지민 씨는 아동과 관련된 성적 강박사고로 괴로움을 겪고 있었다. 그녀는 그 강박사고를 매우 혐오스러워했지만, 한편으로는 자신이 아동 성추행자가 되어 가고 있는 것은 아닌지 염려하였다. 결국 지민 씨는 학교와 운동장을 피하게 되었다. 경호 씨는 공중 화장실에서 에이즈를 옮는 것에 대한 강박적 두려움이 있었다. 그래서 그는 공중 화장실을 회피하기 위해 최선을 다하였다. 공중 화장실에 가지 않기 위해 집 밖에서는 먹거나 마시지 않았다. 또한 꼭 화장실에 가야 할 일이 생기면 집으로 되돌아가야만 했기 때문에, 집에서 반경 몇 킬로미터 밖으로는 절대 나가지 않았다.

성원 씨는 자신과 대화하는 사람을 모욕하는 내용의 원치 않는 강박사고를 가지고 있었다. 그는 자신의 의지와는 상관없이 머리에 떠오르는 저주하는 말이나 인종차별적 비난, 그 밖의 비하하는 말들을 대화 중에 불쑥 하게 될까 봐 걱정했다. 성원 씨는 욕이나 다른 추잡한 단어들을 사용하는 것을 회피하였고, 심지어 이런 말들을 생각하는 것조차 피하려 하였다. 결국 상태가 점점 나빠졌고, 마침내 성원 씨는 직장상사, 고객, 성직자, 의사 등 기분을 상하게 하고 싶지 않은 중요한 사람들과 대화하는 것

회피행동이 악순환을 지속시키는 방식

1. 그것이 먼지, 특정한 숫자, 상황 또는 물건, 아니면 특정한 사람이든 간에 결국 여러분은 강박사고를 촉발시키는 대상을 만나기 마련이다. 그러면 강박사고는 다시 나타날 것이다.
2. 의례적 행동과 마찬가지로 강박사고의 촉발요인을 회피하는 것은, 이런 대상들이 위험하지 않다는 것을 인식하지 못하게 만든다. 여러분은 자신의 강박사고의 내용을 여전히 두려워할 것이다.
3. 회피행동으로 생활은 제한되고, 문제가 되는 영역은 점점 넓어진다. 먼지에서 세균이 옮는 것을 두려워한다면, 더러워 보이는 물건을 피하기 시작할 것이다. 하지만 피할 수 없을 경우에는 그때마다 강박사고가 떠오를 것이다. 결국 회피행동을 더 많이 하게 되고, 일반적으로 더러울 가능성이 높은 모든 공간(화장실, 차고, 다락)을 피할 것이다. 그다음으로는 더럽다고 여기는 모든 건물, 모든 이웃 등을 피하게 될 것이다.

을 회피하게 되었다.

물론 위협적이거나 불쾌한 상황과 생각을 회피하려고 하는 것은 정상적 반응이다. 공중 화장실을 사용하면 병에 걸리게 될까 봐 걱정하는 사람은 공중 화장실을 피할 수도 있다. 그러나 강박적인 의례적 행동과 마찬가지로 회피행동은 장기적으로 역효과를 낳는다. 회피행동의 문제점 중 하나는 그저 일시적으로만 도움이 된다는 것이다. 왜냐하면 살다 보면 어쩔 수 없이 피할 수 없는 두려운 상황을 만날 수밖에 없고, 그 상황은 강박사고를 촉발시킬 것이기 때문이다. 예를 들어, 정희 씨는 조만간 13이라는 숫자를 만나지 않을 수 없을 것이다. 그러므로 회피행동은 소용이 없다.

회피행동의 두 번째 문제점은 잘못된 강박적 신념을 지속시키는 것이다. 즉, 회피를 하면, '그 상황 또는 대상이 실제로는 위험하지 않다.'는 것과 '침투사고는 해로운 것이 아니다.'라는 사실을 깨달을 수 있는 기회를 빼앗기게 된다. 예를 들어, 앞서 소개된 지민 씨가 어린아이를 피해 다니는 한, 자신이 아동을 성추행하지 않을 거라는 사실을 확인할 기회를 갖지 못할 것이다. 이로 인해 그녀는 '나는 성추행자이므로 아동을 멀리하는 게 좋다.'라는 신념을 계속 유지하게 된다. 회피행동은 여러분이 가진 두려움이 사실이 아니라는 걸 증명하지 못하게 한다.

> 피하면 피할수록 마음속에서는 점점 더 사납게 느껴졌던 개가 가까이 다가가 보니 덩치만 큰 순둥이었다는 것을 알고 놀란 적이 있는가?

회피행동의 세 번째 문제점은, 대개 많은 상황이 강박적 두려움을 촉발할 수 있기 때문에 이를 회피하려는 시도는 여러분의 생활방식을 심각하게 제한하게 될 거라는 점이다. 예를 들어, 성원 씨는 처음엔 몇몇 사람과 대화하는 것을 피하였지만 나중에는 점점 더 많은 사람으로 확대되어, 결국에는 단지 극소수의 사람하고만 이야기할 수 있었다. 승희 씨는 차로 보행자를 칠까 봐 두려워하였다. 처음엔 밤에 사람들이 붐비는 장소에서 운전하는 것을 회피하였지만, 나중에는 '어디든 밤에 운전하는 것' '사람들이 붐비는 장소에서 낮에 운전하는 것'으로 점점 확대되었고 마침내 '언제, 어디서든 혼자서 운전하는 것'을 모두 회피하게 되었다. 소위 '뺑소니' 강박사고를 갖고 있는 많은 사람은 결국 모든 운전을 그만두게 된다.

강박증의 악순환과 그것을 멈추는 방법

다음 그림에서 보여 주듯이, 강박증이 가진 전략은 혼자 멈추기 어려운 끊임없이 반복되는 생각, 감정 및 행동 패턴(그림에서 검정색 화살표로 표시된)의 악순환에 빠지게 하는 것이다. 자신의 의도와 상관없이 떠오르는 침투사고는 정상적인 것이며, 거의 모든 사람이 경험하는 것이다. 주변에서 보거나 듣는 것에 의해 촉발되기도 하고, 분명한 촉발요인 없이도 발생할 수 있다. 그러나 강박적 신념을 계속 유지하고 정상적 침투사고를 중요하고 위협적인 것으로 해석하면, 불안감과 함께 투쟁-도피 반응이 유발

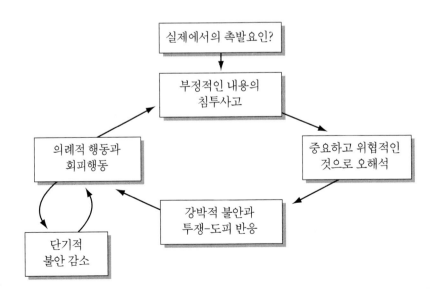

된다. 이것은 결과적으로 여러분으로 하여금 원치 않는 생각에 더 몰두하게 하고, 그 생각은 그 자체로 생명력을 갖기 시작한다. 여러분은 강박적 불안에 대처하기 위해, 단기적으로 효과가 있는 것처럼 보이지만 장기적으로는 강박사고와 관련된 문제를 악화시킬 뿐인 의례적 행동과 회피행동을 사용한다. 이런 부적응적 전략들이 때때로 불안을 즉시 줄여 주기 때문에, 결국 여러분은 그것을 점점 더 많이 사용하게 된다.

이 모형은 강박증을 어떻게 설명하고 있는가? 강박증이 여러분 자신이나 다른 누군가의 잘못 때문이라고 설명하고 있는가? 절대로 그렇지 않다. 사실, 강박증 악순환을 구성하고 있는 요소 중 세 가지는 전적으로 여러분의 통제 밖에 있다. ① 원치 않는 부정적인 침투사고가 발생하는 것, ② 잠재적인 위협을 감지했을 때 불안감과 투쟁-도피 반응이 활성화되는 것, ③ 침투사고로부터 탈출하기 위한 의례적 행동과 회피행동이 단지 침투사고를 더 강하게 만드는 것이다. 이 세 가지는 자신의 의지와는 무관하게 일어나며, 강박증이 있는 사람뿐 아니라 없는 사람에게도 나타난다. 다행히 악순환 구성요소 중 나머지 두 가지는, 비록 자동적으로 일어나는 것처럼 보여도 통제하는 방법을 배울 수 있다. ① 침투적이고, 원치 않으며, 부정적인 생각을 잘못 해석하는 방식, ② 강박적 두려움에 대한 반응으로 의례적 행동과 회피전략을 사용하는 것이다. 물론 많은 연습이 필요하지만 이 두 가지는 강박증 악순환의 구성요소 중 여러분이 통제할 수 있는 부분이다.

이 악순환을 멈추기 원할 때 통제할 수 없는 부분을 바꾸려고 시도하는 것은 소용없는 일이다. 그러나 강박증 악순환 중 우리가 통제할 수 있는 부분에 개입하는 것은 충분히 가능하다. 단단한 갑옷 사이의 틈새처럼, 바로 이곳이 강박증의 가장 취약한 부분이다. 구체적으로 말하면, 여러분은 원치 않는 침투사고와 촉발요인에 대해 생각하고 해석하는 방식을 바꾸는 기술들을 배우고 훈련할 수 있다. 침투사고와 촉발요인

> 악순환의 구성요소 중에서 우리가 통제하는 것을 배울 수 있는 두 부분:
> • 침투사고를 다르게 해석하는 것 배우기
> • 의례적 행동과 회피행동보다 건강한 장기적 전략 배우기

을 위협적이지 않은 것으로 정확하게 해석할 때, 강박사고와 강박적 두려움은 호전되기 시작할 것이다. 또한 여러분은 강박사고와 강박적 두려움을 다루기 위해 사용하는 행동들을 변화시키는 것도 배울 수 있다. 지금 당장은 그 생각과 행동 패턴을 바

꾸는 것이 어려워 보이겠지만, 이 책에서 소개하는 인지행동치료 프로그램의 목표는 여러분이 그렇게 할 수 있도록 단계적으로 돕는 것이다. 4단계는 여러분의 치료 계획을 세우는 것으로 시작할 것이다.

제 2 부

준비하기

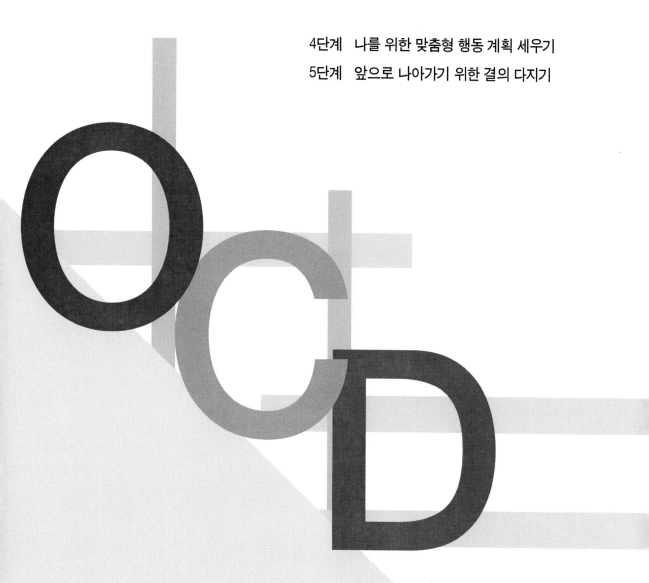

나를 위한 맞춤형 행동 계획 세우기

이 책의 앞부분(1~3단계)에서 여러분은 강박증이 어떻게 작동하는지에 대해 배우고, 자신의 강박사고, 회피행동 그리고 의례적 행동을 분석하였다. 이제 여러분은 강박증에 대해서 전문가가 된 것이다. 강박증의 실체와 그 약점을 이해하였기 때문에, 여러분은 강박증을 약화시키고 물리칠 수 있는 준비가 되었다. 그러므로 4단계에서는 먼저 전투에서 승리하는 전략들을 소개하고자 한다. 그 전략들이 어떻게, 어떤 원리로 효과를 나타내는지 자세히 알면 알수록 그것들을 더 효과적으로 사용할 수 있을 것이다. 그다음에는 이 전략들을 활용할 구체적 행동 계획을 세우기 시작할 것이다.

여러분은 2단계에서 침투사고와 강박 촉발요인을 확인하였다. 그리고 3단계의 끝부분에서는 침투사고와 강박 촉발요인을 해석하고 반응하는 방식을 바꿈으로써 강박증의 악순환을 끊을 수 있다는 것을 알게 되었다. 여러분이 해석하고 행동하는 방식에는 의지적인 부분이 있기 때문에 우리는 그 부분에 개입할 것이다. 여러분은 해석과 행동을 통제하는 방법을 배울 것이다. 이 책에 나오는 인지행동치료 기법들을 사용하면 침투사고와 강박 촉발요인에 대한 반응들을 통제해서 강박증의 전투 계획을 무력화하는 방법을 배울 수 있을 것이다. 여러분은 두려움을 유발하는 상황과 생각에 대해 점진적 노출과 반응방지를 사용할 것이다. 반응방지란 단기적으로는 기분이 조금 나아지는 것처럼 보이지만 장기적으로는 결국 강박증을 악화시키는 의례적 행동이나 그 밖의 두려움에 따른 행동들을 하지 않고 참는 것이다.

그러기 위해서는 먼저 여러분의 고유한 강박사고와 의례적 행동에 노출 및 반응방지 훈련을 어떻게 적용할 것인지에 대한 계획을 세워야 한다.

인지행동치료 배우기

강박적 두려움에 직면하는 불편함에 스스로를 노출시키려면, 그것이 자기 자신에게 어떤 도움이 되는지를 분명하게 이해해야 한다. 따라서 여러분 자신의 자기주도형 프로그램을 본격적으로 계획하기 전에, 먼저 여러 인지행동치료 기법이 어떻게 작동하는지를 설명하려고 한다. 노출 및 반응방지가 어떻게 강박증상을 줄여 주는지 정확하게 이해하고 나면, 인지행동치료가 강박증을 극복하는 데 얼마나 합리적인 방법인지 알게 될 것이다. 여기서 꼭 알아야 할 것은 여러분이 초기에 느끼게 될

> 의도적으로 두려움에 직면하고 의례적 행동을 중단하는 것이 어떻게 여러분의 두려움과 비참함을 감소시킬 수 있을까?

불안은 효과적인 치료를 위해 반드시 거쳐야 할 통과의례일 뿐 아니라, 강박증을 물리치는 과정에서 실제적인 도구가 된다는 사실이다. 이것은 마치 웃을 때 더 매력적이고 건강한 치아를 보여 주기 위해서는 고통스러운 치과 치료를 감당해야만 하는 것과 같다.

강박증 인지행동치료의 역사

> 불안을 여러분이 가진 치명적 무기로 간주하라. 바로 그것을 이용해서 강박증을 정복하게 될 것이다.

인지행동치료는 효과가 가장 확실하게 검증된 정신치료다. 인지행동치료가 강박증 치료에 매우 효과적이라는 분명한 과학적 증거들이 많이 있다. 인지행동치료는 1960년대 후반부터 1970년대에 처음으로 강박증 환자에게 적용되고 연구되기 시작하였다. 그이전에는 강박증은 치료가 되지 않는 병으로 여겨졌다. 이 당시에는 플루옥세틴, 클로미프라민, 시탈로프람 등과 같은 항우울제가 아직 개발되기 전이었다. 대부분의 치료자는 정신분석이나 그 외에 과학적인 근거가 없고 그다지 효과적이지 않은 대화

치료 등을 사용하고 있었다. 이와 달리, 영국의 한 정신병원에서 근무하던 심리학자 빅터 마이어(Victor Meyer)는 '행동' 치료자였다. 여러 해에 걸친 대화치료 후에도 호전되지 않던 강박증 환자를 지켜보던 마이어 박사는 그 당시만 해도 상당히 급진적이었던 방법을 시도해 보기로 결심하였다. 마이어 박사는 그동안 강박증에 대한 연구를 통해 얻은 지식을 기반으로, 오염 강박사고를 가진 환자로 하여금 두려움을 불러일으키는 상황과 사물에 점진적으로 직면하고 접촉하게 하였다(노출치료). 하지만 단지 그런 자극들에 직면하는 것만으로는 치료 효과가 충분하지 않았다. 두려워하던 물건과 접촉한 환자가 안전하고 깨끗하다는 느낌을 회복하기 위해, 밖으로 나가 '오염물'을 씻어 버리기 때문이었다. 그래서 마이어 박사는 환자가 씻거나 닦는 의례적 행동을 하지 못하도록 제한함으로써 '오염 상태'에 오랫동안 머무르게 하였다(반응방지).

　물론 마이어 박사는 이런 새로운 치료 방식이 치료 초기에 환자를 매우 괴롭게 만든다는 걸 인식했지만, 환자에게 그 고통을 꿋꿋하게 견뎌 내고 평상시보다 더 오랫동안 '오염 상태'에 머무르면 어떤 일이 벌어지는지 지켜보라고 격려하였다. 예상했던 대로 몇 시간이 지나자, 불안은 줄어들었고 더불어 오염과 세균에 대한 걱정도 감소하였다. 수개월 동안 매일 이런 과정을 반복하였는데, 오염에 대한 강박사고와 씻고 닦는 것에 대한 충동이 눈에 띄게 줄어들었고, 대부분 다시 나빠지지 않았다. 노출과 반응방지 훈련을 반복한 후 환자들은 오염에 대해 그렇게 걱정할 필요가 없다는 것을 알게 되었다. 또한 이런 상황에 처음 직면할 때 느끼는 불안과 고통도 걷잡을 수 없거나 영원히 지속되지는 않는다는 사실도 알게 되었다.

　마이어 박사가 이런 새로운 행동치료가 강박증에 효과적이라는 것을 보고하자, 전 세계에서는 그의 접근법을 사용하기 시작하였고 자세한 연구들도 진행되었다. 북미를 비롯하여 유럽, 아시아, 아프리카, 호주 등지의 연구자들이 이 치료법을 발전시켰고 모든 종류의 강박사고와 의례적 행동(여러분이 이미 제1부에서 읽었던)에 그것을 적용하였다. 지난 40년간의 연구의 결과로 현재는 다음의 네 가지 기법으로 구성된 효과적인 인지행동치료 프로그램이 갖추어졌다. ① 촉발 상황에 대한 실제에서의 노출, ② 상상에서의 노출, ③ 반응방지, ④ 인지치료가 그것이다. 다음에 제시한 표는 인지행동치료의 구성요소들이 3단계에서 소개한 강박증 악순환의 구성요소들에 각각 어떻게 적용되는지를 보여 준다. 이제 이 기법들에 대해 조금 더 자세히 살펴볼 것이다.

인지행동치료 기법	각 기법의 목표
실제에서의 노출	강박 촉발요인에 대한 두려움과 회피행동의 감소
상상에서의 노출	침투적 강박사고에 대한 두려움과 저항 감소
반응방지	강박적인 의례적 행동 및 그 밖의 의례적 행동에 대한 충동 감소
인지치료	정상적인 침투사고에 대한 잘못된 해석을 교정함으로써 노출 및 반응방지의 효과를 극대화

인지행동치료의 기법

실제에서의 노출

> 공포스러운 상황에 직면했지만 결국 그렇게 위협적이지 않다는 것을 알고 안도했던 적이 있는가?

두려워하던 것과 맞닥뜨렸는데, 막상 부딪혀 보니 그다지 나쁘거나 무섭지 않았던 때를 생각해 보라. 두려워하던 상황에 직면하기 전에 얼마나 불안했는지를 기억해 보라. 결국 나중에 그 상황이 그리 나쁘지 않다는 걸 알게 된 후 느꼈던 안도감과 정복감('나는 할 수 있어.')을 떠올려 보라. 이런 경험은 실제에서의 노출에서 벌어지는 일과 비슷하다. 실제에서의 노출은 두려움과 강박적 두려움을 촉발하는 상황, 대상 및 그외의 자극들에 대한 회피행동을 줄이기 위해 개발된 기법이다.

여러분은 2단계에서 자신의 강박사고를 분석하였고, 강박적 두려움과 불편감을 유발하는 것들을 알아보았다. 실제에서의 노출은 이런 촉발요인에 직면하고 불안이 감소할 때까지 충분히 오랫동안 두려워하는 상황에 머무는 것을 훈련하는 것이다. 131쪽의 그래프는 실제에서의 노출에서 일반적으로 나타나는 현상을 보여 준다. 노출을 시작할 때 불안이 증가되는 것은 자연스러운 현상이다. 하지만 그 상황에 노출된 채로 계속 머물러 있으면, 굳이 의례적 행동을 하거나 도망치지 않아도 불안은 저절로 감소하기 시작한다. 이런 현상을 습관화라고 한다. 신체가 충분히 불안(또는 투쟁-도피 반응)을 경험하면, 그 후에는 저절로 평온을 되찾기 시작한다. 하지만 아마 여러분은 지금까지 한 번도(또는 거의) 습관화를 경험하지 못했을 것이다. 왜냐하면 불안을 촉발하는 요인을 회피했거나, 불안이 올라온다고 느끼자마자 도망가기 위한 의례적 행동을 했을 것이기 때문이다.

불안을 가라앉히기 위해 회피 행동이나 의례적 행동을 하는 것은 숨이 가빠지자마자 운동하는 것을 포기하는 것과 같다. 이렇게 하면 체력을 단련시키지 못할 뿐 아니라, 몇 년이 지나도 매일 처음 운동하는 것처럼 느낄 것이다.

　이 그래프는 또한 노출훈련을 할 때마다 불안이 감소하는 것을 보여 주고 있다. 네 번째 노출훈련에서는 첫 번째 노출훈련에 비해 불안이 훨씬 줄어들었다. 노출훈련을 많이 하면 할수록 불안은 더 빨리 줄어든다. 다시 말해, 노출훈련을 반복하면, 강박 촉발요인과 관련된 불안이 줄어들거나 아예 없어진다(소거). 아마도 여러분은 지금까지 강박 촉발요인에 반복적으로 직면하거나 촉발요인에 충분히 오랫동안 노출된 채로 머물러 있지 않았기 때문에 소거가 일어나는 것(불안이 없어지는 것)을 확인할 수 있는 기회가 거의 없었을 것이다.

　실제에서의 노출 기법은 여러 종류의 강박사고에서 효과적으로 사용될 수 있다. 만약 여러분이 오염에 대한 두려움을 가지고 있어서 특정한 물건(쓰레기통, 젖은 수건 등)을 만지는 것을 두려워하거나 특정 상황이

두려워하는 상황에 더 많이 노출될수록, 불안은 점점 더 줄어들 것이다.

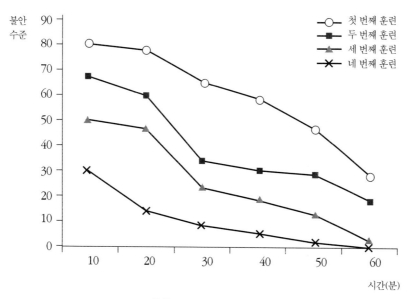

노출훈련에서의 불안 패턴

나 장소(공중 화장실, 노숙자 보호소 등)에 가는 것을 두려워한다면, 그런 상황들에 직면하는 훈련이 실제에서의 노출에 포함되어야 한다. 만약 여러분이 보행자 옆을 운전할 때 교통사고에 대한 강박사고가 촉발된다면, 보행자가 다니는 도로를 운전하는 노출이 도움이 될 것이다. 만약 폭력적이거나 종교적인 강박사고를 가지고 있다면, 공포영화를 보거나 불안 또는 원치 않는 생각을 유발하는 재수 없는 숫자, 칼, 종교적 상징물에 직면하는 노출이 필요할 수 있다. 여러분의 고유한 촉발요인들에 반복적으로 직면하고 오랫동안 노출 상황에 머무른다면, 그 촉발요인들은 더 이상 예전만큼 불안을 유발하지 못할 것이다. 이 단계의 후반부에서는 여러분의 구체적인 필요에 맞춘 실제에서의 노출을 계획할 것이다.

상상에서의 노출

가족과 친구에게 에이즈를 전염시킬까 봐 두려워하는 강박사고를 가지고 있는 경우, 에이즈에 걸리거나 에이즈를 전염시키는 노출훈련을 하는 것은 현실적이지도 않고 윤리적이지도 않다. 마찬가지로, 자동차를 운전하다 보행자를 쳐서 경찰에게 쫓기는 강박사고를 가지고 있는 경우, 이와 같은 상황에 실제로 직면하기란 불가능하다. 폭력적 · 성적 · 종교적 강박사고 역시 같은 문제를 가지고 있다. 실제에서의 노출을 훈련하기 위해 사랑하는 사람을 칼로 찌르거나, 부적절한 성행위를 하거나, 종교적인 죄를 지을 수는 없다! 이런 종류의 강박사고와 의심에 대해서는 상상에서의 노출을 이용해야 한다.

> 상상에서의 노출은 실제 생활에서 여러분이 노출할 수 없는 폭력이나 기타 해로운 상황에 대한 두려움에 직면하는 방법이다.

상상에서의 노출은, 의례적 행동을 하지 않으면 두려워하는 재앙적 사건들이 발생할 수도 있다는 생각, 장면 및 의심을 머릿속에 떠올리는 것을 말한다. 실제에서의 노출과 마찬가지로 상상에서의 노출도 처음엔 불안을 유발한다. 그러나 오랫동안 훈련을 반복하면 그 불안과 고통은 줄어들 것이다. 상상에서의 노출은 강박사고와 불안 사이의 연결고리를 약하게 만든다. 이 장의 후반부에서 우리는 여러분의 구체적인 필요에 맞춘 상상에서의 노출을 계획할 것이다.

반응방지

실제에서의 노출이나 상상에서의 노출이 여러분에게 의례적 행동을 해야만 할 것 같은 충동을 불러일으킬 수 있다. 그러나 그런 충동에 지면, 노출을 통한 습관화는 이루어지지 않는다. 왜냐하면 두려워하는 것에 진정으로 자신을 노출시키는 것이 아니기 때문이다. 따라서 그런 충동을 물리치고 강박증의 악순환을 끊어 낼 무기가 필요한데, 그게 바로 반응방지다. 만약 오염에 대한 강박사고를 가지고 있다면, 여러분은 씻고 닦는 의례적 행동을 점점 자제해 나갈 것이다. 자신의 책임 때문에 다른 사람이 해를 당할까 봐 두려워하는 강박사고를 가지고 있다면, 확인하기나 안심구하기 의례적 행동에 대한 충동에 저항하는 훈련을 할 것이다. 정신적인 의례적 행동이나, 숫자세기, 반복하기, 배열하기 등의 강박행동을 가지고 있다면, 이 장의 후반부에서 반응방지에 대한 계획을 세울 때 그 강박행동들을 멈추기 위한 작업도 함께 해 나갈 것이다.

> 단번에 중단하는 것이 나을까? 아니면 서서히 중단하는 것이 나을까? 여러분은 자신에게 가장 적합한 방식으로 반응방지 인지행동치료를 계획할 수 있다.

인지치료

노출 및 반응방지를 하는 것이 너무 힘들고 두렵게 느껴지는가? 그렇다면 아마도 그 이유는 3단계에서 배운 것처럼, 여러분이 가지고 있는 어떤 신념이 강박사고와 촉발요인을 현실적이고 위험한 것으로 잘못 해석하게 만들기 때문일 것이다. 예를 들어, 정호 씨는 침투사고를 자신에게 매우 중요한 의미를 가진 것으로 굳게 믿었다. 그는 칼로 아내와 자녀를 찌르는 강박적 장면이 떠오르곤 했는데, 그것이 자신에게 사랑하는 사람을 해치려는 잔인한 욕구가 숨겨져 있다는 의미로 받아들였다. 인지치료는 이처럼 문제 있는 생각 패턴을 인식해서 교정하는 것을 가르쳐 주는 도구다. 불안할 때와는 달리, 인지치료는 강박사고로부터 한 걸음 물러서서 강박사고를 조금 더 주의 깊고 논리적으로 검토할 수 있도록 돕는다. 인지기법은 노출 및 반응방지를 수행하는 데 견고한 밑거름이 되기 때문에 제3부의 초반부에 다룰 것이다.

> 인지치료 기법만으로 강박증을 완전히 극복할 수 있을까?

인지치료는 강박증을 무찌르기 위해 여러분의 힘을 모으고 무장을 시키는 방법이다. 이것은 치료에 중요한 기반이지만, 그 자체만으로 완전한 전투 계획이 되지는 못한다.

사실 인지치료만으로도 강박사고와 의례적 행동은 줄어들 가능성이 있다. 그러나 그것으로 충분할까? 지금까지의 연구를 보면 아마도 그렇지 않을 것이다. 그러므로 단독으로 치료 효과를 기대하기보다는 노출 및 반응방지 훈련이 최대의 효과를 거둘 수 있도록, 강박사고의 기반이 되는 신념과 해석을 약화시키기 위한 목적으로 인지치료를 사용하는 것이 좋다.

실제에서의 노출 계획하기

자기주도형 치료 프로그램의 구성요소인 실제에서의 노출은 강박적 불안이나 불편감을 유발하는 대상이나 상황에 직면하는 것이다. 물론 쉽지는 않을 것이다. "여러분은 앞으로 두려움을 직면할 것이다."라고 말하는 것은 간단하지만, 치료적인 방식으로 이것을 실제 실행할 때에는 세심한 준비가 필요하다. 우선, 직면훈련을 할 구체적 상황들의 목록을 만들어야 한다.

강박증과 맞서는 전투계획을 수립할 때 첫 번째 단계는 목표를 설정하는 것이다.

- 어떤 상황이나 생각에 직면하는 훈련을 해야 하는가?
- 어떤 의례적 행동에 저항하는 작업을 해야 하는가?

이 목록을 노출 위계라고 부른다. 노출 위계는 여러분 자신의 강박사고와 개인적인 경험을 바탕으로 만들어진다. 두려움을 가장 적게 유발하는 항목부터 가장 많이 유발하는 항목까지 위계에 따라 기록한다. 이상적으로는 강박적 두려움을 유발하는 대상이나 상황을 대표하는 10~20개 항목으로 구성하는 것이 좋다. 진수 씨가 작성한 위계를 다음에 제시하였다. 그는 학령기 자녀가 불행한 일을 당하거나 죽거나 해를 입는 것에 대한 강박사고를 가지고 있었다.

그의 위계는 10개의 항목으로 이루어져 있다. 아마 진수 씨가 두려워하거나 회피하는 상황은 그 이상이었을 것이다. 하지만 가장 힘들어하는 상황들 중 대표적인 항목 10개만을 골라서 위계 목록을 작성하였다. 여러분 자신의 노출 위계를 작성할 때 문제가 되는 모든 상황을 일일이 포함시킬 필요는 없다. 여러분을 힘들게 만드는 상황들을 가장 잘 대표하는 10~20개의 항목만 선택하라. 그리고 최대한 구체적으로 작성하는 것이 중요하다. 예를 들어, 집 안에 있는 화장실보다 공중 화장실을 더 두려워하는 경우, 여러분이 노출훈련을 실시할 화장실의 구체적인 위치까지 명확하게 기록하여야 한다.

진수 씨의 노출 위계

항목	내용	불편감 수준
1	검은 고양이 사진	35
2	혼자 있을 때 칼을 사용하기	40
3	자녀가 근처에 있을 때 칼을 사용하기	55
4	숫자 13	65
5	숫자 666	65
6	'사망' '죽은' '죽다' '참수' '사고' 등의 단어	70
7	검은 옷 입기	80
8	공동묘지	85
9	장례식장	90
10	장례식 참석	100

주관적 불편감 척도

진수 씨의 위계 항목이 불편감을 유발하는 정도에 따라 순서대로 정리되어 있는 것에 주목하라. 첫 번째 항목은 가장 덜 괴로운 것이고, 마지막 항목은 불안을 가장 많이 유발하는 것이다. 이와 같은 불편감 점수는 0점(불편하지 않다)에서 100점(극도로 불편하다)까지 표시된 눈금자가 있다고 가정하고, 그 눈금자에 따라 채점한다. 0점은 가장 평온한 느낌으로, 마음이 매우 평화롭고 안정된 상태다. 이제 지금까지 경험해 본 것 중 가장 강렬한 두려움이나 불안을 상상해 보라. 여러분이 기차가 선로를 돌

주관적 불편감 척도

0	10	20	30	40	50	60	70	80	90	100

| 불편하지
않다 | | 조금
불편하다 | | | 중간 정도로
불편하다 | | | 많이
불편하다 | | 극도로
불편하다 |

아 요동치며 돌진해 오는 철로 위에 꽁꽁 묶인 채 누워 있는 것을 떠올려 보라. 이런 상태가 100점이다. 일반적으로, 80~100점은 땀 흘림, 긴장감, 심장이 두근대거나 쿵쾅거림, 호흡곤란, 어지러움, 복통 등과 같은 불안에 따른 생리적 증상(투쟁-도피 반응)이 나타나는 정도다. 일단 0점과 100점이 어떤 상태인지 감을 잡고 나면, 그 사이의 점수들은 대강 짐작할 수 있을 것이다. 25점은 대개 경미한 괴로움이나 불안, 50점은 중간 정도의 불안, 그리고 75점은 상대적으로 높은 수준의 불안을 뜻한다.

개인에 따라 점수를 매기는 것이 조금 다를 수 있지만 상관없다. 여러분은 자신이 경험하고 있는 강박증상에 따라 점수를 매기면 되는데, 사람들마다 조금씩 다를 수 있기 때문에 이것을 주관적 불편감 척도(subjective units of discomfort: SUD)라고 부른다. 처음에는 주관적 불편감 척도를 사용해서 두려움을 평가하는 것이 어렵게 느껴질 수도 있지만 걱정하지 않아도 된다. 대개 훈련을 하면 점점 쉬워진다.

실제에서의 노출 위계 만들기

여러분 자신의 위계를 만들기 위해 우선 2단계로 돌아가서 여러분이 작성한 강박증 분석 작업지(61쪽)를 살펴보라. 여러분이 기록한 강박사고의 촉발요인(64쪽)과 회피 상황(76쪽)의 목록을 살펴보라. 그런 다음, 주관적 불편감 척도를 사용해서 각 촉발요인과 회피 상황에 대해 점수를 매겨 보라(0~100점). 각 항목에 대한 점수를 매길 때, '이런 상황에 직면했을 때 의례적 행동을 하지 않는다면 나는 얼마나 불안하고 괴로울까?' 라고 스스로에게 물어보라. 사람마다 점수를 매기는 것이 다를 수 있다. 정답과 오답이 있는 것은 아니다. 이 모든 과정은 각 항목을 서로 비교하기 쉽게 만들어서 여러분을 얼마나 불편하게 만드는지에 따라 순서를 정하기 위한 것이다.

각 촉발요인과 회피 상황에 대해 주관적 불편감 점수를 다 매겼는가? 그럼, 이제 그중에서 여러분이 힘들어하는 상황들의 특성을 가장 잘 대표하는 항목 10~20개를 선택하라. 선택한 항목들을 139쪽에 나오는 실제에서의 노출 위계에 기록하라. 여러분이 7단계에서 실제에서의 노출을 훈련할 때 이 항목들을 직면할 것이다. 중간 정도의 주관적 불편감 점수(40~50점)를 받은 항목들을 맨 먼저 기록하는 것이 좋다. 이 항목들은 충분히 도전할 만하며, 노출훈련 초반에 너무 압

> 주관적 불편감 점수 40~50점 정도 되는 위계부터 노출을 시작하는 것은, 목표 심장 박동 수에 도달하기 위해 유산소 운동을 계획하는 것과 같다. 일정 수준 이상의 심장 박동 수에 도달하지 못하는 운동은 별 의미가 없는 것처럼 너무 낮은 수준의 불안을 유발하는 상황을 목표로 하는 것은 별 의미가 없다.

도되지 않고 잘 성공할 수 있는 것들이다. 주관적 불편감 척도를 사용해서 목록에 포함된 다른 항목들의 노출 순서도 정해 보라. 그래야 진수 씨처럼 중간 정도로 어려운 상황부터 가장 어려운 상황까지(가장 낮은 점수에서 가장 높은 불편감 점수 순서로) 점진적으로 치료작업을 해 나갈 수 있을 것이다. 가지고 있는 강박사고의 주제가 한 가지 이상인 경우(예: 성적 강박사고와 오염 강박사고)에는 각 주제에 따라 노출 위계를 만들 수 있다. 조금 뒤에서 몇 가지 예를 제시할 것이다.

노출 위계를 하나의 희망사항 목록처럼 생각해서, 여러분이 강박증의 영향을 받지 않고 일상생활에서 할 수 있기를 바라는 활동이나 이벤트들을 그 안에 포함시킬 수도 있다. 노출 위계를 작성할 때에는 여기 제시되어 있는 노출 위계의 예들을 잘 살펴보는 것이 좋다. 또한 여러분의 강박증상에 대해 잘 알고 있는 사람의 자문을 구해 보는 것이 좋다.

최악의 두려움 포함시키기

진수 씨가 노출 위계를 작성할 당시에는 실제로 공동묘지에 가거나, 장례식장을 방문하거나, 또는 장례식에 참석하는 것 등에 대해서 상상조차 할 수 없었다. 이런 상황들은 그가 가장 두려워하는 것이었는데, 자녀의 죽음을 연상시키기 때문이었다. 그렇지만 진수 씨는 이런 상황들을 노출 목록에 기록하였다. 왜냐

> 노출 위계를 만들 때, 한계에 도전해 보자. 이것은 단지 계획일 뿐이다. 일단 노출 위계에 직면할 준비가 되면, 여러분은 최악의 두려움을 향해 하나씩 차근차근 작업해 나갈 것이다.

하면 만약 그에 직면할 수 있으면 강박사고를 극복할 수 있다는 것을 알았기 때문이었다. 여러분도 위계를 작성할 때 자신의 '한계에 도전할' 필요가 있다. 아마도 여러분은 목록에서 최악의 두려움을 제외하고 싶은 유혹을 느낄 것이다. 하지만 지금 당장은 직면할 수 없다 하더라도 앞으로 강박증을 극복하기 위해 반드시 직면해야 할 어려운 항목들을 포함시켜 보라. 즉, 열린 마음을 가지라.

구체적으로 작성하기

진수 씨의 목록에서 또한 주목해야 할 점은, 칼을 사용할 때 혼자 있으면 주변에 자녀들이 있을 때에 비해 불안이 덜 유발된다는 것이다. 여러분도 상황에 따라 주관적 불편감이 달라지는 위계 항목들이 있을 것이다. 예를 들어, 주관적 불편감은 집 안에 있을 때와 밖에 있을 때 다를 수 있고, 혼자 있을 때와 누군가와 함께 있을 때 다를 수 있다. 진수 씨가 했던 것처럼 어떤 상황을 다른 상황에 비해 더 좋지 않게 만드는 구체적인 요인들을 분명하게 파악해서 노출 위계에 포함시켜야 한다. 또한 두려움에 영향을 미치는 요인들을 활용해서 위계에 따른 노출훈련을 조금 더 점진적으로 진행할 수도 있다. 예를 들어, 노출 위계에 '문고리 만지기'가 있다고 가정하자. 집에 있는 문고리를 만지는 것처럼 쉬운 것부터 시작해서, 중간 수준에 해당되는 병원 진료실이나 현관의 문고리로 넘어가고, 마지막으로는 가장 어려운 수준에 해당되는 학교나 버스 터미널의 문고리로 넘어가서 훈련할 수 있다. 불편감이 덜한 항목에 직면하는 훈련을 먼저 하고 나면 나중에 더욱 강한 두려움에 직면할 때 훨씬 수월할 것이다.

다른 사람들에게 조언 구하기

여러분을 잘 아는 사람에게 완성된 위계를 보여 주면 어떤 항목이 빠져 있는지 파악하는 데 큰 도움이 된다. 아마도 여러분이 위계를 작성할 때 빠뜨린 중요한 상황은 없는지, 항목의 순위가 현실적으로 타당한지 등에 대해 조언해 줄 수 있을 것이다. 물론 주관적 불편감 점수를 매기고 어떤 것을 위계에 포함시킬 것인지 최종적으로 결정하는 사람은 여러분이다. 하지만 여러분과 많은 시간을 함께 보내는 가족이나 친구가 여러분이 간과했거나 너무 뿌리 깊게 자리 잡고 있어서 미처 깨닫지 못하는

실제에서의 노출 위계

항목	내용(강박사고의 유형)	주관적 불편감 점수
1		
2		
3		
4		
5		
6		
7		
8		
9		
10		
11		
12		
13		
14		
15		
16		
17		
18		
19		
20		

여러분의 노출 위계에서 빠진 것이 있는지 검토해 줄 믿을 만한 사람이 있는가?

회피전략이나 다른 문제들을 알 수도 있다는 것을 명심하라. 5단계에서는 노출 및 반응방지 연습을 할 때 특별히 여러분을 도와줄 수 있는 '치료친구'를 선정할 것이다.

실제에서의 노출 위계의 예

다양한 종류의 강박사고에 대한 실제에서의 노출 위계의 예가 다음에 제시되어 있다. 각자의 노출 위계를 작성하는 데 참고가 될 것이다. 여러분의 노출 위계에 포함될 항목들은 대부분 여러분이 2단계에서 작성하였던 촉발요인 및 회피행동 목록에서 가져올 것이다.

노범 씨: 위해나 손상에 대한 책임감

부동산 중개업자인 노범 씨는 자신의 실수로 다른 사람에게 재산적 손해나 상해를 입힐 수 있다는 강박사고를 가지고 있었다. 소방차, 경찰차, 구급차 등을 볼 때면 자신이 화재를 일으킨 것이 아닐까, 사고를 낸 것이 아닐까, 심지어는 모르는 사이에 누군가를 다치게 하거나 죽인 것이 아닐까 걱정했다. 그는 자신이 아무런 재앙도 유발하지 않았다는 확신을 얻기 위해 TV 뉴스와 신문을 샅샅이 뒤졌으며 경찰서에 확

노범 씨의 실제에서의 노출 위계: 위해나 손상에 대한 책임감

항목	내용	주관적 불편감 점수
1	자기 집에 전등을 밤새 켜 두는 것	45
2	매물로 나온 집에 전등을 밤새 켜 놓고 나오는 것	50
3	집에 있을 때 토스트기 플러그를 꽂아 둔 채로 있는 것	60
4	토스트기 플러그를 꽂아 둔 채로 하루 종일 외출하는 것	65
5	가족 중 마지막으로 외출하는 것	70
6	폭행이나 살인에 대한 이야기를 읽는 것	70
7	운전하면서 소방서나 경찰서 앞을 지나치는 것	75
8	다리미를 사용하고 바로 외출하는 것	80
9	가정집에 불이 난 이야기를 읽는 것	85
10	오븐을 켜 놓고 15~30분간 외출하는 것	85

인하기도 했다. 노범 씨는 고객과 함께 매물로 나온 집을 방문하고 나면, 자신이 전등이나 가전제품의 전원을 켠 채로 나와서 화재를 일으킨 것은 아닐까 걱정했다. 또한 자기 집에 있는 가전제품에서 불이 나지 않을까 염려하였다.

안희 씨: 오염

안희 씨는 병에 걸리는 것을 몹시 무서워했다. 그녀는 문고리, 쓰레기통 등을 만지거나 공중 화장실을 사용하는 것을 회피했다. 또한 '더럽다'고 여기는 사람들이나 그들의 소지품(펜, 사무실 전화 등)과 접촉하는 것을 피했다. 체액(땀, 오줌), 화장실 사용, 자신의 성기를 만지는 것, 더러운 세탁물에 닿는 것 등도 강박적 두려움을 유발시켰다. 안희 씨는 오염에 대한 두려움을 줄이기 위해 하루에 50번 이상 손을 씻었고, 여러 차례 옷을 갈아입었다.

안희 씨의 실제에서의 노출 위계: 오염

항목	내용	주관적 불편감 점수
1	공공장소에 있는 손잡이나 난간을 만지는 것	40
2	처음 본 사람과 악수하는 것	40
3	'더러워' 보이는 사람과 악수하는 것	45
4	다른 사람의 펜을 빌려 쓰는 것	45
5	집에 있는 쓰레기통에 닿는 것	50
6	직장에 있는 쓰레기통에 닿는 것	55
7	구내식당이나 식당가에 있는 쓰레기통에 닿는 것	60
8	아파트 단지의 대형 쓰레기통에 닿는 것	65
9	체육관에서 장갑을 벗고 운동기구를 만지는 것	65
10	공중전화를 사용하는 것(입을 대고 말하는 부위를 만지는 것)	70
11	공중 화장실 문을 만지는 것	80
12	공중 화장실에 있는 세면대, 수도꼭지, 변기 등을 만지는 것	85
13	공중 화장실의 바닥을 만지는 것	90
14	자신의 더러운 세탁물(바지)을 만지는 것	90
15	소변 보는 것	95
16	자신의 더러운 속옷을 만지는 것	95
17	자신의 성기를 만지는 것	95
18	대변 보는 것	100
19	자신의 항문을 만지는 것	100

주영 씨: 정리, 배열과 균형

주영 씨는 '완벽하지 않다'는 강박사고가 떠오르거나, '균형이 맞지 않다'는 강박사고가 떠오를 때면 배열하기와 균형 맞추기 의례적 행동을 하였다. 서류 작업을 하는 데도 여러 시간이 소요되었는데, 글자들이 '완벽하게' 작성되었다는 확신을 얻기 위해 노력을 기울였기 때문이었다. 집 안의 물건들은 특정한 방식으로 배열되어야 했고, 주영 씨는 그 상태가 유지되고 있는지 확인해야 했다. 그녀의 가장 흔한 증상은 좌우의 균형을 맞춰야 하는 것이었다. 오른손으로 문을 열거나 냉장고 안에 있는 물건을 만지면, '균형'을 맞추기 위해 왼손으로 똑같은 행동을 반복해야 했다.

주영 씨의 실제에서의 노출 위계: 정리, 배열과 균형

항목	내용	주관적 불편감 점수
1	종잇조각에 '완벽하지 않게' 글자 쓰기	45
2	우편봉투, 노트, 서식 문서에 완벽하지 않게 적기	55
3	일기장에 완벽하지 않게 쓰기	60
4	거실에 물건을 '어질러' 놓기	65
5	자신의 방에 물건을 '어질러' 놓기	70
6	'왼쪽'이라고 말하고 나서, '오른쪽'이라고 말하지 않기	75
7	'오른쪽'이라고 말하고 나서, '왼쪽'이라고 말하지 않기	75
8	누군가가 '왼쪽'이라고 하는 것을 듣고, '오른쪽'이라고 말하지 않기	80
9	누군가가 '오른쪽'이라고 하는 것을 듣고, '왼쪽'이라고 말하지 않기	80
10	'왼쪽'이라는 단어를 적고 나서, '오른쪽'이라고 적지 않기	85
11	'오른쪽'이라는 단어를 적고 나서, '왼쪽'이라고 적지 않기	85
12	좌우의 균형이 맞지 않는 상태에 특히 주목하기	90
13	한쪽 손으로만 물건을 만지거나, 물건의 한쪽 면만 만지기	95

나욱 씨: 폭력적 강박사고

나욱 씨에게는 6개월 된 아들 현민이가 있다. 나욱 씨의 강박사고는 가족을 살해하는 비현실적이고 침투적인 생각이었다. 칼이나 망치 등 흉기가 될 수 있는 물건을 보면 어김없이 그런 강박사고가 유발되었고, 그는 자신이 '정신이 나가 버려서' 이

런 생각을 행동으로 옮길까 봐 늘 걱정하였다. 또한 아들과 단둘이 있는 상황을 회피
했다.

나욱 씨의 실제에서의 노출 위계: 폭력적 강박사고

항목	내용	주관적 불편감 점수
1	죽이다, 살해하다, 찌르다, 때리다 등의 단어	50
2	아버지가 자녀를 살해하는 이야기를 읽는 것	60
3	칼	65
4	야구방망이	70
5	비닐봉지	70
6	현민이가 근처에 있을 때 칼로 고기나 채소를 자르기	80
7	현민이를 목욕시키기	85
8	현민이와 집에 단둘이 있기	90
9	현민이를 들어 올려서 안고 있기	93
10	현민이와 단둘이 교외로 드라이브하기	100

미희 씨: 성적 강박사고

미희 씨는 결혼 17년차 된 42세 여성이다. 그녀는 한 번도 동성애를 해 본 적이 없
지만 자신이 레즈비언일지도 모른다는 강박사고와 의심을 가지고 있었다. 친구를 비
롯해서 매력적인 여성을 보거나, 섹스, 침대 등과 같은 성적인 단어를 듣거나, 성적
인 연상을 불러일으키는 장면(진동하고 있는 물건, 여자 두 명이 서로 포옹하고 있는 모습
등)을 보면 이런 강박사고가 유발되었다. 미희 씨는 이렇게 레즈비언에 대한 생각이
많이 떠오르는 것은 자신이 동성애자가 되어 가고 있다는 것과 결국 자신이 그토록
사랑하는 가족과의 삶을 포기해야 한다는 것을 의미하는 것 같아 두려워하였다. 이
런 생각이 떠오르면 그녀는 자신이 동성애자가 아니라는 것을 스스로에게 확인시키
기 위해 그 의미를 '깊이 생각'하거나 '분석'하였다. 또한 남편을 생각하거나 쳐다
보면서 스스로를 '시험'해 보려고 하였다. 이런 정신적인 의례적 행동은 때때로 여
러 시간 동안 지속되었다. 또한 미희 씨는 자신이 동성애자가 아니라는 기도를 강박
적으로 드렸다.

미희 씨의 실제에서의 노출 위계: 성적 강박사고

항목	내용	주관적 불편감 점수
1	키스, 사랑, 애인, 침대, 정사 등의 단어	40
2	키스하는 소리	45
3	신음, 섹스, 질, 젖어 있는, 그 밖의 성행위와 관련된 단어들	50
4	여자 모델들의 사진(속옷 가게의 카탈로그 등)	55
5	여자가 신음하거나 "너무 좋아." 라고 말하는 소리	60
6	여성 성기 그림	65
7	매력적인 친구들의 사진	65
8	속옷 가게 방문하기(예: 빅토리아 시크릿)	70
9	헬스클럽에 가거나 여자들이 운동하는 것 보기	75
10	헬스클럽의 여자 탈의실	80
11	레즈비언에 관한 영화를 보거나 책 읽기	80
12	레즈비언을 위한 성 기구(진동기 등)를 파는 가게에 방문하기	90

진형 씨: 종교적인 강박적 의심

진형 씨는 독실한 기독교인이다. 그는 하느님이나 기독교에 대한 자신의 믿음이 확실한지, 그리고 자신이 하느님께 충분히 헌신하고 있는지와 관련된 강박적 의심을 가지고 있었다. 다시 말해, 그는 자신이 정말로 '참된 기독교인'인가에 대한 강박사고를 가지고 있었다. 예를 들어, 하느님께 헌신하는 삶을 사는 것이 중요하다는 설교

진형 씨의 실제에서의 노출 위계: 종교적 강박사고

항목	내용	주관적 불편감 점수
1	신앙 서적 읽기	40
2	성경책 읽기	50
3	기독교인의 삶에 대해 이야기하는 TV 설교 보기	55
4	기독교인은 굳은 믿음을 가져야 한다는 내용의 책 읽기	55
5	기독교 음악 및 영성 음악 듣기	60
6	은혜, 소망, 믿음과 같은 단어들	61
7	마귀, 지옥, 귀신 들림과 같은 단어들	62
8	하느님에 대한 믿음의 중요성과 관련된 성경 구절 읽기	65
9	하느님과의 관계에 대한 설교문 읽기	70
10	신실함, 그리고 하느님과 깊은 교제를 하는 것의 중요성에 대한 설교	80

를 듣거나 읽으면, 자신이 실제 그런 삶을 살고 있는지 의문을 가졌다. 그는 하느님과 기독교인과의 관계에 대한 성경 구절이나 신앙 서적을 읽는 것을 회피했는데, 그런 내용을 읽으면 강박사고가 유발되었기 때문이었다.

상상에서의 노출 계획 준비하기

강박증과의 전투에서 승리하려면 아마도 여러분은 실제에서의 노출뿐만 아니라 상상에서의 노출도 필요할 것이다. 상상에서의 노출은 강박사고를 구성하고 있는 정신적 요소에 직면할 수 있게 해 준다. 침투적으로 경험되는 것, 즉 마음속에 떠올라 불안을 유발하는 원치 않는 생각, 사고, 의심 및 장면은 정신적 구성요소 중 하나다. 예를 들어, 피부에 세균이 퍼져 있는 장면, 죽음이나 파멸에 대한 생각, 누군가를 해치려는 충동, 사람의 성기에 대한 장면, 성모 마리아가 성관계를 갖는 신성모독적인 생각, 그리고 자신이 마음속으로는 무신론자가 아닐까, 아동 성추행자가 아닐까, 냉혹한 살인자가 아닐까 하는 의심들이 포함된다. 침투적 사고는 때때로 여러분이 실제에서의 노출에서 직면하게 될 상황이나 대상(예: 칼, 쓰레기통, 종교적 상징물)에 의해 촉발되기도 하지만, 때로는 특별한 촉발요인 없이 저절로 마음속에 떠오르기도 한다. 어떤 생각이나 장면, 의심에 대한 실제에서의 노출을 시행할 때처럼, 8단계에서 배우게 될 상상에서의 노출은 불편감을 야기하는 침투사고를 일부러 떠올려서 직면하는 것이다. 머릿속에 떠오르는 장면은 때로는 스냅 사진 같기도 하고 때로는 악몽이나 공포 영화의 장면 같을 수도 있다.

강박사고의 또 다른 정신적 구성요소는 두려워하는 결말이다. 예를 들면 다음과 같다.

- 뺑소니 사고를 일으켜서 체포될 거라는 두려움
- 발암물질을 먹었을지도 모르기 때문에 40년 후에는 암에 걸릴 거라는 두려움
- 폭력적 생각이 자꾸 떠오르는 것은 자신이 연쇄살인자가 되어 간다는 걸 의미한다는 두려움

- 씻지 않으면 병에 걸릴 거라는 두려움
- 사랑하는 사람에게 불행한 일이 일어나지 않도록 충분히 노력하지 않았다는 두려움

불쾌한 장면이 펼쳐지는 영화와 비슷한 상상에서의 노출은 여러분이 이런 생각들과 의심들에 직면하는 데, 그리고 그 생각들과 연관된 불안감과 불편감을 약하게 만드는 데 도움이 된다.

실제에서의 노출에서처럼, 상상에서의 노출도 위계적으로 이루어진다. 이 역시 덜 괴로운 생각과 장면부터 시작해서 가장 괴로운 강박사고를 직면할 때까지 점진적으로 단계를 올려가는 것이 좋다. 또 하나의 전략은 실제에서의 노출과 상상에서의 노출을 연결해서 시행하는 것이다. 예를 들어, 바닥을 만지는 실제에서의 노출을 하는 경우, 이어서 바닥에 세균이 있는 장면과 사랑하는 사람에게 병을 유발하는 생각에 대한 상상에서의 노출을 시도할 수 있다. 상상에서의 노출을 계획하는 것에 대해서는 8단계에서 자세히 설명할 것이다. 그렇지만 우선 공격에 대한 계획은 지금 세워야 한다. 진수 씨를 기억하는가? 그의 강박사고는 자녀가 다치거나 죽는 것에 대한 걱정이었다. 진수 씨가 작성한 상상에서의 노출 위계가 147쪽에 제시되어 있다. 그는 운이 없는 사건, 작은 사고, 그리고 손상에 대한 상상으로 노출을 시작했다. 가장 괴로운 강박사고인 자녀의 죽음에 대한 장면은 맨 마지막에 노출했다.

여러분의 강박사고가 폭력적 생각, 받아들일 수 없는 종교적 장면이나 의심, 또는 가학적인 성적 생각과 관련된 것인가? 노출치료를 위해 일부러 이런 생각을 하는 것이 여러분에게 매우 괴로울지도 모른다. 그러나 다음 두 가지를 기억해 두면 좋겠다. 첫째, 인식하든 그렇지 못하든, 여러분은 이미 그 생각, 즉 강박사고를 생각하고 있다. 그러므로 상상에서의 노출에서 지금까지 전혀 생각하지 않았던 것을 생각해야 하는 것은 아니다. 차이가 있다면 상상에서의 노출에서는 치료적인 방법으로 신중하게 이런 생각에 직면한다는 것이다. 상상에서의 노출을 통해 여러분은 소용없는 회피행동이나 의례적 행동 대신 강박사고, 장면 및 의심에 건강하게 대처하는 새로운 전략을 훈련할 것이다.

두 번째로 기억할 것은 강박사고는 정상적이고 일상적인 생각에서 비롯된다는 것이다. 다시 말하면, 모든 사람은 이상하고 천박하며 폭력적이고 성적인 생각, 또는

진수 씨의 상상에서의 노출 위계

항목	내용	주관적 불편감 점수
1	자녀가 자기가 가장 좋아하는 장난감을 떨어뜨려 망가뜨리는 장면	30
2	자녀가 장난감에 발가락을 찧는 장면	40
3	자녀가 학교에서 나쁜 성적을 받는 장면	50
4	자녀가 가위질하다 다치는 장면	55
5	자녀가 독감이나 심각한 병에 걸리는 장면	60
6	자녀가 넘어져서 다리나 팔이 부러지는 장면	70
7	자녀가 가벼운 교통사고를 당하는 장면	75
8	자녀가 심한 교통사고를 당하는 장면	80
9	자녀가 교통사고로 죽는 장면	95
10	자녀의 장례식 장면	100

그 밖의 부정적인 생각, 장면, 충동 및 의심을 가지고 있다. 따라서 실제에서의 노출과 마찬가지로 상상 위계를 작성할 때도 여러분의 한계에 도전해 보라. 여러분이 매우 불편하게 느끼지만 어쨌든 자신도 모르게 떠오르는 생각이나 장면, 의심을 포함시켜 보라. 여러분은 맞서 싸우거나 분석하거나 이해하려고 애쓰는, 또는 아마도 남들에게는 이야기하지 않을, 받아들일 수 없고 음침한, 마음속 깊은 생각이나 비밀들이 있을 것이다. 8단계에서는 심지어 이처럼 가장 괴로운 강박사고들조차 더 이상 불안을 유발하지 못하도록 하기 위해 그에 직면하는 방법을 가르쳐 줄 것이다.

어쨌든 이런 생각이 이미 머릿속에 들어와 있다는 것을 기억한다면, 상상에서의 노출에서 한계에 도전할 수 있겠는가?

상상에서의 노출 위계 만들기

상상에서의 노출 위계를 작성할 준비가 되었다면, 2단계로 되돌아가서 강박증 분석 작업지(61쪽)에 기록해 놓은 강박적 침투사고 목록(68~69쪽)과 두려워하는 결말 목록(73~74쪽)을 살펴보라. 그런 다음, 각각에 대해 주관적 불편감 점수를 매겨 보라. 스스로에게 '이런 생각을 통제하거나 없애 버리기 위한 어떤 의례적 행동이나 전략도 사용하지 않은 채, 그 생각들이 그냥 마음속에 머물러 있도록 자신을 내버려 둔다면 얼마나 괴로울까?' 라는 질문을 해 보라. 5~10개 정도의 침투사고와 두려워하는 결말을 골라, 앞에 제시한 상상에서의 노출 위계 서식에 나열해 보라. 주된 강박사고를 딱 한 가지만 가지고 있다면, 머릿속에 떠오르는 원치 않는 장면들은 몇 개 되지 않을 것이다. 오염에 대한 두려움과 폭력적 충동 등 여러 종류의 강박사고를 동시에 갖고 있다면, 각각의 위계를 따로 작성해도 된다. 주관적 불편감 점수가 가장 낮은 것에서부터 가장 높은 것의 순서로 위계 항목 목록을 만들어 보라.

상상에서의 노출 위계

항목	내용(침투사고 또는 두려워하는 결말)	주관적 불편감 점수
1		
2		
3		
4		
5		
6		
7		
8		
9		
10		

상상에서의 노출 위계의 예

앞서 소개한 서로 다른 종류의 강박증상을 가진 사람들이 작성한 상상에서의 노출 위계를 살펴보자. 상상에서의 노출 위계를 작성할 때 이런 예들을 참고해도 된다. 하지만 자신의 노출 계획에 포함시킬 항목들은 반드시 여러분이 2단계에서 작성하였던 침투사고와 두려워하는 결말 목록 중에서 가져와야 한다는 점을 명심하라.

노범 씨의 상상에서의 노출 위계: 위해나 손상에 대한 책임감

항목	내용	주관적 불편감 점수
1	내가 문단속을 철저히 하지 않아서 누군가 우리 집에 침입하는 장면	40
2	내가 전등이나 가전제품의 전원을 끄지 않았고 확인하지도 않았기 때문에 팔려고 내놓은 집에 불이 나는 장면	50
3	내가 가전제품의 플러그를 꽂은 채로 놔둬서 집에 불이 나는 장면	70
4	내가 모르는 상태에서 누군가를 다치게 해서 경찰이 내 행방을 쫓고 있는 장면	80
5	내가 모르는 상태에서 누군가를 죽게 해서 경찰이 내 행방을 쫓고 있는 장면	90

노범 씨: 위해나 손상에 대한 책임감

노범 씨의 강박사고는 다른 사람의 손해나 부상에 대한 책임이 자신에게 있다는 것이다. '실수로 불을 내면 어떻게 하지?' '모르는 상태에서 내가 실수로 사고를 내거나 누군가를 폭행하거나 죽이면 어떻게 하지?' 하는 생각이다. 노범 씨가 상상에서의 노출 위계에 자신이 두려워하는 결말을 의도적으로 떠올리는 훈련 계획을 포함시켰다는 사실을 주목하라.

안희 씨: 오염

대부분의 오염 강박사고 사례와 마찬가지로, 안희 씨의 촉발요인들은 세균이나 질병에 대한 불쾌한 장면들을 떠올리게 하였다. 그녀는 상상에서의 노출 위계에 이 불쾌한 장면들을 포함시켰다.

안희 씨의 상상에서의 노출 위계: 오염

항목	내용	주관적 불편감 점수
1	내 손과 피부에 온통 세균이 기어 다니는 장면	45
2	내 물건(베개, 휴대전화 등)에 세균이 있는 장면	55
3	내 몸에 세균이 있는 장면	75
4	내가 영원히 오염되고, 그에 대한 걱정도 영원하리라는 생각	80
5	내가 병드는 장면	90

주영 씨: 정리, 배열과 균형

배열과 균형에 관한 강박사고는 상상에서의 노출에서 다루기 힘들 수도 있다. 주영 씨는 물건이 '딱 맞지 않는다' 는 느낌과 그 불편한 느낌을 끝없이 견뎌야 할지도 모른다는 불확실성에 집중하였다. 정리 및 배열 강박사고를 가진 어떤 사람들은 반복하기, 배열하기, 정리하기 의례적 행동이 예방해 주는 여러 가지 재앙적 결말에 대한 두려움을 가지고 있다. 예를 들어, '내가 '딱 맞는' 방식으로 옷을 입지 않으면 어머니께서 돌아가실 거야.' 와 같은 생각이다. 만약 여러분이 이런 종류의 강박사고를 가지고 있다면 이 두려움들을 위계에 포함시켜야 한다.

주영 씨의 상상에서의 노출 위계: 정리, 배열과 균형

항목	내용	주관적 불편감 점수
1	물건들이 어떻게 어질러져 있는지에 대한 생각	45
2	일기장에 지저분한 글씨가 적혀 있는 장면	55
3	'오른쪽' 이라는 단어를 생각하고, '왼쪽' 이라는 단어는 생각하지 않는 것	60
4	내가 영원히 불안해할 것이라는 생각	75
5	너무 심하게 불안해져서 내가 미치거나 정신이 나가 버리는 장면	80

나욱 씨: 폭력적 강박사고

노출 위계에 매우 괴로운 의심과 폭력적인 장면이 포함되어 있기는 하지만, 나욱 씨의 상상에서의 노출은 간결하고 명료하다. 우선 가족, 특히 아들인 현민이를 살해하는 장면에 직면하는 것을 연습한다. 둘째, 자신이 냉혹한 살인자일지도 모른다는 의심에 직면한다. 나욱 씨의 위계에서 마지막 항목은 자신이 살인자인지 아닌지 확신할 수 없다는 생각이다. 이러한 불확실성에 대한 상상에서의 노출은 지속적인 강박적 의심과 투쟁하는 데 유용한 도구가 된다. 이에 대해서는 8단계에서 다시 다룰 것이다.

나욱 씨의 상상에서의 노출 위계: 폭력적 강박사고

항목	내용	주관적 불편감 점수
1	정신이 나가서 아내를 찌르는 장면	40
2	아들 현민이를 찌르는 장면	55
3	야구방망이로 가족을 죽이는 장면	60
4	아들 현민이를 비닐봉지로 질식시키는 장면	70
5	아들 현민이를 욕조에 빠뜨려 익사시키는 장면	80
6	내가 이런 생각들을 언젠가 행동으로 옮길 수 있는 냉혹한 살인자가 아니라고 확신할 수 없다는 생각	85

미희 씨: 성적 강박사고

미희 씨의 상상에서의 노출 위계 또한 명확했다. 그녀는 자신이 레즈비언이 되어 간다는 강박사고와 두려움에 일부러 직면하는 훈련을 하였다. 첫 번째 항목은 '불확실성(확실히 알지 못하는 것)에 대한 노출'이라는 것에 다시 한 번 주목하라.

미희 씨의 상상에서의 노출 위계: 성적 강박사고

항목	내용	주관적 불편감 점수
1	내가 동성애자인지 아닌지 확실하지 않다는 생각	50
2	내가 레즈비언이 되어 간다는 생각	60
3	다른 여성과 사랑에 빠지는 생각	70
4	다른 여성과 껴안고 키스하는 장면	85
5	다른 여성과 성적 행동을 하는 장면	90
6	친구와 레즈비언 관계를 맺는 장면	95
7	친구와 가족에게 내가 레즈비언임을 밝히는 장면	100

진형 씨: 종교적인 강박적 의심

진형 씨의 강박사고는 자신이 좋은 기독교인인지, 그리고 하느님을 진실로 믿는지에 대한 의심에 집중되었다. 또한 '죽은 후에 하느님이 나를 받아 주시지 않으면 어떡하지?'(예: '내가 천국에 갈까 아니면 지옥에 갈까?')에 대해 걱정하였다. 그는 상상에서의 노출을 통해 이런 의심에 직면하였다. 진형 씨의 몇몇 위계 항목에서도 불확실성에 대한 노출이 중요한 역할을 하였다.

진형 씨의 상상에서의 노출 위계: 종교적 강박사고

항목	내용	주관적 불편감 점수
1	의심: 나는 진실된 기독교인의 삶을 살고 있지 않을지도 몰라.	40
2	의심: 내가 신실한 믿음을 가지고 있는지 잘 모르겠어.	50
3	다른 사람들이 나를 좋은 기독교인으로 생각하지 않을지도 모른다는 생각	55
4	의심: 하느님과 좋은 관계를 맺고 있는지 난 잘 모르겠어.	55
5	하느님이 나에게 화가 나 있다는 생각	65
6	죽은 후에 나한테 어떤 일이 벌어질지 모른다는 생각(천국에 갈까 아니면 지옥에 갈까?)	65

반응방지 계획 준비하기

의례적 행동을 하지 않고 불안감이 가라앉을 때까지 노출 상황에 그대로 머물러 있는 것, 즉 반응방지는 여러분이 불안을 견뎌 낼 수 있다는 것과 여러분이 불안을 없애기 위해 아무것도 하지 않더라도 결국 불안은 줄어든다는 것을 가르쳐 줄 것이다. 또한 반응방지는 강박 촉발요인과 강박사고가 여러분이 두려워했던 것에 비해 덜 위협적이라는 것도 가르쳐 줄 것이다. 하지만 불안을 줄이기 위해 어떤 의례적 행동이라도 한다면 노출훈련은 실패로 끝나고, 여러분은 의례적 행동을 하지 않아도 안전하다는 것을 배우지 못한다. 또한 의례적 행동을 하면 강박적 불안에 대처하는 데 한결 더 도움이 되는 전략들을 배울 수 없다.

목표로 삼을 의례적 행동 결정하기

의례적 행동을 중단하는 것이 강박증 극복에 매우 중요하다는 것을 머리로 아는 것과 강박적 두려움의 절정에서 성공적으로 의례적 행동을 자제하는 것은 완전히 별

개의 문제다. 의례적 행동을 하는 것은 일종의 자동 반응과 비슷하다. 이 단계에서는 노출훈련에서 목표로 삼을 의례적 행동들의 목록을 작성할 것이다. 그저 의례적 행동을 중단하겠다는 결심만 하는 게 아니라, 시간을 투자해서 이 목록을 세심하게 작성하는 것이 강박증을 물리치는 데 매우 중요하다. 왜냐하면 의례적 행동에 대한 강한 충동을 느낄 때를 대비하도록 도와주기 때문이다. 여러분은 자신의 고유한 강박사고에 대응해서 한 가지 이상의 의례적 행동을 하고 있을 수도 있는데, 그게 바로 반응방지 계획을 세우는 것이 매우 중요한 또 다른 이유다. 9단계에서는 어떻게 반응방지 계획을 실행할 것인가에 대한 여러 가지 팁과 제안을 소개할 것이다. 그때 우리는 다음과 같은 공통 질문을 다룰 것이다.

- 의례적 행동을 완전히 멈출 것인가, 단지 부분적으로만 멈출 것인가?
- 정신적인 의례적 행동은 어떻게 멈출 것인가?
- 의례적 행동이 자동적이어서 통제할 수 없다면, 어떻게 해야 하나?
- 의례적 행동을 안 하려고 애쓰는 동안 어떻게 불안을 다룰 것인가?

목표로 삼을 의례적 행동들의 목록을 준비하기에 앞서, 강박증 분석 작업지(61쪽)와 강박적인 의례적 행동(81쪽), 간단한 의례적 행동(84쪽), 정신적인 의례적 행동(86~87쪽) 그리고 안심구하기 의례적 행동(89쪽)의 목록을 다시 살펴보라. 그런 다음 이 단계의 앞부분에서 작성하였던 실제에서의 노출 위계, 상상에서의 노출 위계를 다시 살펴보라. 강박적 불안을 유발하는 노출훈련을 할 때, 아마도 여러분은 이 의례적 행동들 중 한 가지 이상에 대한 충동을 경험하게 될 것이다. 의례적 행동이 너무 일상적이 되면, 강박 촉발요인에 노출되지 않았을 때도 의례적 행동을 하는 경우가 있을 수 있다. 예를 들어, 혜정 씨는 손가락으로 십자가를 긋는 의례적 행동이 너무 자동적인 것이 되어서, 심지어는 강박사고를 떠올리고 있지 않을 때에도 하루 종일 그 행동을 반복하였다. 그야말로 습관이 된 것이다. 연호 씨의 샤워하기 의례적 행동도 마찬가지였다. 그는 오염 강박사고가 있을 때나 없을 때나 관계없이 30분 동안 일정한 규칙에 따라 매우 의례적인 방법으로 자신의 몸과 샤워도구 자체를 씻고 닦았다.

이 장의 앞부분에서 실제 및 상상에서의 노출 위계가 소개되었던 진수 씨는 강박

> 그 자체로 삶이 되어 버려 연관된 강박사고가 떠오르지 않을 때에도 하루 종일 하게 되는 의례적 행동이 있는가?

사고와 두려움에 대한 반응으로 다양한 의례적 행동을 사용하였다. 가장 두드러진 것은 죽음에 대한 생각을 '중화하거나' '상쇄하려는' 정신적인 의례적 행동이었다. 예를 들어, 그는 죽음에 대한 생각이 더 이상 머릿속에 남아 있지 않을 때까지 생명이라는 단어를 반복해서 되뇌었다. 자녀에 대한 괴로운 강박적 장면이 떠오를 때는 자녀가 안전하게 있는 장면을 상상해야만 했고, 그 생각이 완전히 사라질 때까지 '모두 안전하고 건강해.' 라고 자신에게 계속 반복해야 했다. 진수 씨는 흔히 이런 정신적인 의례적 행동을 반복하기 의례적 행동과 함께 사용했다. 즉, 어떤 행동을 하고 있을 때 강박사고가 떠오르면, 그 행동을 '나쁜' 생각이 아닌 '좋은' 생각을 하면서 마칠 수 있을 때까지 반복했다. 정신적으로 중화하는 동안 문 드나들기, 옷 입기, 전등 켜기, 자동차 시동 걸기와 같은 행동을 여러 차례 반복해야 했다. 끝으로, 진수 씨는 숫자를 세는 의례적 행동도 하였다. 불운에 대한 두려움, 특히 재수없는 숫자인 13과 666에 대한 두려움을 상쇄하기 위해 자신이 안전한 숫자라고 여기는 4까지 수를 헤아렸다. 가족을 불운으로부터 지키기 위해, 행동을 네 번씩 하거나 아니면 4의 배수만큼 반복했다. 전등의 스위치를 네 번 켜거나 음식을 네 번씩 씹거나 8, 12, 16 등 4의 배수만큼 반복했다. 진수 씨는 다음 의례적 행동을 반응방지 계획의 목표로 결정했다.

- 문구 반복하기('생명' '행운' '모두 다 안전하고 행복해.')
- 행동 반복하기(옷 입기, 문 열기, 불 켜기, 자동차 시동 걸기 등)
- 4 또는 4의 배수까지 수를 헤아리기
- 어떤 행동을 네 번씩 또는 4의 배수만큼 반복하기

155쪽에 제시한 반응방지 목표 서식을 사용해서 원하는 목표 의례적 행동의 목록을 만들어 보라. 사고를 막기 위해 백미러 확인하기, 하느님께 기도하기, 화장실을 사용한 후 손 씻기, 가전제품의 전원을 껐는지 확인하기와 같이 실제로 필요하고 중요해 보이는 의례적 행동을 중단하는 것에 대한 염려가 매우 크다는 것을 충분히 이해한다. 지금 당장은 이런 행동을 멈추는 것에 대해 걱정하지 말라. 9단계에 가면 이런 의례적 행동을 어떻게 쉽게 중단하는지에 대해 배울 것이다. 지금 여기서는 단지 여러분이 사용하고 있는 의례적 행동들의 목록을 작성하고, 이 프로그램의 뒷부분에서 다룰 의례적 행동의 중단에 대해 열린 마음을 가지고 있기만 하면 된다. 이런 의례적 행동들이 강박증의 악순환을 구성하는 한 부분이라는 것을 기억하라.

반응방지 계획의 예

앞에서 소개하였던 여섯 명의 반응방지 계획들을 살펴보자. 여러분이 반응방지 계획을 세우는 데 그들의 예를 활용할 수 있을 것이다. 하지만 여러분의 반응방지 계획 목록은 2단계에서 여러분이 작성한 노출 위계에 포함되어 있는 상황이나 생각과 관련이 있는 의례적 행동들로 구성해야 한다는 것을 명심하라.

반응방지 목표

항목	의례적 행동의 내용
1	
2	
3	
4	
5	
6	
7	
8	
9	
10	

노범 씨: 위해나 손상에 대한 책임감

노범 씨는 혹시 발생할지도 모르는 재앙에 대한 불안과 불확실성을 줄이기 위해 확인하기 및 안심구하기 의례적 행동을 하였다. 때때로 두려움을 억누르기 위해 기도를 과도하게 하기도 했다. 노범 씨의 반응방지 계획은 다음과 같은 의례적 행동을 목표로 삼았다.

- 집 안의 가전제품과 안전 장치 확인하기
- 구매자들에게 보여 준 집을 다시 살펴보기
- 두려워하는 재앙들이 발생하지 않게 해 달라고 기도하기
- 어떤 재앙적 사건도 보고되지 않았다는 것을 확신하기 위해 경찰서와 병원에 전화하기
- 집이 무사한지 확실히 하기 위해 이웃에게 전화하기
- 안심을 구하기 위해, 어떤 특정 상황이 얼마나 위험하다고 생각하는지 친척에게 물어보기

안희 씨: 오염

안희 씨의 주된 의례적 행동은 몸과 물건을 지나치게 씻고 닦는 것이었다. 때로는 남들에게 자신의 물건을 만지기 전에 먼저 씻거나 닦을 것을 요구하였다. 안희 씨의 반응방지 계획은 다음과 같은 의례적 행동들로 구성되었다.

- 손 씻기
- 살균용 손 세정제 사용하기
- 문을 열거나 무엇을 만질 때 소맷자락이나 휴지, 수건 등을 사용하기
- 몸의 특정 부분(성기, 얼굴)을 과도하게 씻기
- 하루에 두 번 이상 샤워하기
- 반나절마다 옷을 갈아입기
- 세탁기를 추가로 돌리기
- 집 안 물건(베개, 소파)을 과도하게 청소하기

- 특별히 자신을 위해 다른 사람들에게 씻을 것을 요구하기
- 세균/질병에 대해 의사에게 묻거나, 인터넷에서 정보를 찾아보기

주영 씨: 정리, 배열과 균형

주영 씨의 노출 위계에 포함된 항목들은 글자를 완벽하게 다시 쓰고 싶은 충동, '딱 맞게' 정리하고 싶은 충동, '오른쪽' '왼쪽' 단어를 떠올리거나 또는 오른손이나 왼손으로 뭔가를 하거나 만지면서 좌우 '균형'을 맞추려는 충동 등을 불러일으켰다. 주영 씨는 다음과 같은 의례적 행동들을 목표로 삼았다.

- 방의 좌우가 '똑같아지도록' '균형 맞추기'
- '왼쪽'이라는 단어를 들으면 '오른쪽'이라고 말하기(반대의 경우도 마찬가지)
- 왼쪽에서 무엇인가를 했다면 균형을 맞추기 위해 오른쪽에서 다시 하기(반대의 경우도 마찬가지)
- 지저분해 보이는 글자나 단어를 다시 쓰기
- 집에 있는 물건을 '딱 맞게' 배열하기

나욱 씨: 폭력적 강박사고

나욱 씨는 폭력에 대한 강박사고를 행동으로 옮기면 어떻게 하나 하는 두려움을 줄이기 위해 여러 가지 미묘하고 간단한 의례적 행동을 사용하였다. 자신의 침투사고가 어떤 의미인지 분석하려고 하였고, 안심구하기를 위해 때때로 다른 사람에게 질문하곤 하였다("너는 내가 애들을 죽일 거라고 생각하니?"). 인터넷으로 살인자에 대한 정보를 검색하기도 하고, 자신이 살인을 저지를 수도 있는 '그런 종류의 사람'인지 아닌지 가늠해 보기 위해 인터넷에서 읽었던 살인자와 자신을 비교하기도 하였다. 나욱 씨는 다음과 같은 의례적 행동을 목표로 삼았다.

- 자신의 생각에 대해 안심을 구하려고 다른 사람들(아내, 어머니)에게 물어보기
- 그 생각이 뭘 의미하는지, 그리고 내가 왜 그런 생각을 하는지 알아내기 위해 골몰하기

- 그 생각을 멈추게 해 달라고, 또 내가 아무도 죽이지 않게 해 달라고 기도하기
- 칼이나 무기가 될 만한 물건을 자물쇠로 잠가 두기
- 자녀를 일부러 부드럽게 쓰다듬기
- 인터넷에서 자녀나 가족을 살해한 범죄자들에 대한 정보를 검색하기

미희 씨: 성적 강박사고

미희 씨는 동성애에 대한 생각을 마음속에서 떨쳐 내려는 정신적인 의례적 행동을 하였다. 또한 그녀는 안심구하기 의례적 행동을 하였고, 분석하기 의례적 행동을 통해 원치 않는 성적인 생각이 '실제로' 의미하는 바가 무엇인지 알아내려고 하였다. 같은 맥락에서, 자신이 여성에게 성적 매력을 느끼거나 여성과 성적인 행동을 한 적이 없다는 것을 안심하기 위해 지금까지 있었던 성적 경험이나 데이트 경험을 되짚어 보았다. 마지막으로 미희 씨는 자신이 느끼는 '진짜 감정'이 어떤 건지 알아보기 위해 매력적인 남자(그리고 여자)를 바라보면서 자신에게 어떤 성적 반응이 나타나는지 확인하는 '시험하기' 의례적 행동을 하였다. 미희 씨의 반응방지 계획에는 다음과 같은 의례적 행동을 멈추는 작업이 포함되었다.

- 원치 않는 동성애에 대한 생각에 맞서 싸우고, 저항하고, 억누르거나 밀어내기
- 왜 이런 생각을 하는지, 그 생각이 실제로 의미하는 바가 무엇인지 알아내려고 하기(마음속으로 분석하기)
- 레즈비언이 아니라는 것을 증명하기 위해 지금까지 연애했던 기억들과 성 관계 경험들을 되짚어 보기
- 자신의 생각에 대해 어떻게 생각하는지 남편에게 물어보기, 자신이 동성애자라고 생각하는지 남편에게 물어보기
- 남성 또는 여성에 대한 성적 취향을 '시험하기'

진형 씨: 종교적인 강박적 의심

진형 씨가 가진 강박사고는 자신의 믿음이나 하느님과의 관계에 대해 안심을 구하고 싶은 충동을 촉발하였다. 그는 목사님, 상담자, 아내, 부모, 친구에게 자신이 '좋

은 기독교인으로서의 삶'을 살고 있다고 생각하는지, 죄를 지었다고 생각하지는 않는지 반복해서 질문하였다. 또한 고백하기 의례적 행동과 기도하기 의례적 행동을 끊임없이 반복했는데, 자신이 저질렀을지도 모르는 도덕적인 잘못이나 신앙적 타락을 하느님께 참회하려는 것이었다. 그는 다음과 같은 의례적 행동들을 목표로 선택하였다.

- 하느님을 향한 자신의 믿음에 대해 안심구하기
- 자신이 '좋은 기독교인'이라고 생각하는지 또는 '좋은 기독교인의 삶'을 살고 있다고 생각하는지 사람들에게 물어보기
- 자신이 죄를 저질렀다고 생각하는지 다른 사람들에게 물어보기
- 자신의 강박적 의심에 대해 지나치게 많이 기도하기
- 하느님께 지나치게 많이 고백하고 회개하기

5단계로 넘어갈 준비가 되었는가

4단계에서는 인지행동치료의 구성요소들이 어떻게 작용하는가에서부터 제3부에서 인지행동치료 기법으로 노출 및 반응방지 작업을 할 때 어떤 강박사고와 의례적 행동을 목표로 삼을 것인가에 이르기까지 폭넓은 내용을 다루었다. 두려움에 대한 직면과 의례적 행동에 대한 저항을 포함하는 치료 프로그램을 시작함에 있어 압도되는 느낌을 갖는 것은 현 시점에서 자연스러운 일이다. 심지어 어쩌면 여러분은 치료하느니 차라리 병에 걸려 있는 게 더 낫다고 생각할 수도 있다. 실제 이런 신념 때문에 일부 강박증 환자는 인지행동치료를 거부하기도 한다. 그러나 인지행동치료를 거부하는 것은 매우 불행한 일이다. 그래서 다음 단계에서는 강박증과의 전투가 계획 국면에서 행동 국면으로 넘어가는 것에 대한 여러분의 복잡한 감정을 자세히 살펴볼 것이다. 5단계를 마칠 때 여러분은 강박적 두려움에 직면하는 것이 충분히 노력해 볼 가치가 있다는 확신을 갖게 될 것이다. 결국 여러분은 강박증으로부터 바로 여러분의 삶을 되찾고 있는 것이다.

앞으로 나아가기 위한 결의 다지기

지수 씨는 30년 넘게 소식이 끊긴 옛 친구를 자신이 죽였을지도 모른다는 강박적 의심을 가지고 있었다. 물론 실제로 누군가를 다치게 했던 기억은 결코 없었다. 그녀는 자신을 매우 순한 사람으로 자처했으며, 폭력적 행동을 한 적도 없다. 그런데도 지수 씨는 그 의심이 사실 같았고, 자신이 살인을 저질렀을지도 모른다는 가능성을 견딜 수가 없었다. 그녀는 강박사고에 따른 괴로움을 줄이기 위해, 혹시 살인을 저지르지는 않았는지 기억해 내려고 자꾸 어린 시절을 되짚어 보았다. 사실무근의 살인이 일어났을지도 모르는 그 시절의 신문기사를 찾아 미해결 살인사건에 관한 기록을 확인하기도 했다. 그러나 그런 의례적 행동은 그녀가 얻고자 하는 안심을 주지 못했다.

지수 씨는 종종 자신의 문제에 대해 도움을 받아야 하지 않을까 생각하였고, 강박증에 대한 참고자료와 자습서를 많이 수집했다. 때때로(주로 강박사고가 특히 심한 날) 그 정보와 자료들을 살펴보기도 하고 읽어 보기도 했지만, 그때마다 희망을 얻기보다는 자신이 누군가를 살해했을 수도 있다는 가능성을 무시하는 것이 얼마나 비윤리적일 것인가를 생각하게 되었다. 심지어는 경찰서에 가는 걸 고려한 적도 여러 번 있었다. 인지행동치료(노출 및 반응방지)에 대해 읽는 것도 그녀를 불안하고 우울하게 만들었다. 그녀는 자신의 강박사고가 이치에 맞지 않는다는 것과 치료가 도움이 될 수도 있다는 것을 어느 정도 이해했지만, 치료를 받는 것을 망설였다. 그녀는 단지 자신이 살인자가 아니라는 확신을 얻기만 한다면 모든 것이 괜찮아질 것이라고 생각했다. 지수 씨는 이러지도 저러지도 못했다.

여러분이 내가 함께 작업했던 대부분의 환자와 비슷하다면, 아마 지수 씨처럼 강박사고와 의례적 행동에 대해서, 그리고 변화를 위한 프로그램에 참여하는 것에 대해서 복잡한 감정을 느낄 것이다. 강박증을 없애고 싶긴 하지만 동시에 머릿속에는 여러분의 두려움과 의례적 행동들이 현실적이라는 생각이 들거나, 또는 노출 및 반응방지를 통해 두려움에 직면하는 것이 그리 좋은 방안이 아니라는 생각이 들 것이다. 변화에 대해 복잡한 감정을 느끼는 것은 정상이다. 이렇게 서로 반대되는 긍정적 감정과 부정적 감정을 동시에 가지고 있는 상태를 양가감정이라고 한다. 확인하기 의례적 행동이 무의미하고 지나친 것이라고 생각하면서도, 한편으로는 재앙을 막기 위해서 그런 행동이 꼭 필요하다고 생각하는 것이다. 종교적 강박사고와 병적 죄책감 강박사고 때문에 삶이 엉망진창이 된 것에 진저리가 나면서도, 한편으로는 치료를 받으면 무신론자가 될까 봐 두려워한다. 씻기 강박행동을 중단하고는 싶지만, 동시에 이러한 행동이 병을 예방하는 데 필요하다고 생각할 수 있다.

양가감정은 정도의 차이가 있을 뿐이지, '모' 아니면 '도'의 문제가 아니다. 어떤 사람은 양가감정이 작은 반면, 어떤 사람은 큰 양가감정을 가지고 있다. 개인의 양가감정의 정도는 시간에 따라서도 변할 수 있다. 여러분이 느끼는 양가감정이 아주 작다면, 여러분 스스로 그것을 해결할 수 있을지도 모른다. 사실 여러분은 이미 양가감정을 해결했기 때문에 이 책을 읽고 있는 것일 수도 있다. 그러나 여러분이 지수 씨처럼 우유부단한 상태라면, 아마도 높은 수준의 양가감정을 가지고 있을 것이다. 그리고 지수 씨처럼 그 양가감정 때문에 결국 현 상태에 머물러 있는지도 모른다. 즉, 치료를 하지 않은 채, 강박증의 부정적 영향을 계속 끌어안고 사는 것이다.

대부분의 자습서에서는 독자가 양가감정 없이, 도움이 되는 지시사항이라면 무엇이든 기꺼이 따를 것이라고 가정한다. 하지만 나는 그렇게 생각하지 않는다. 지수 씨를 비롯한 많은 사람이 이 워크북 프로그램의 세부 사항들을 읽고 난 뒤, 가치가 별로 없다는 결론을 내린다. 나는 여러분의 삶이 의미 있게 개선될 수 있는 기회를 놓치지 않길 바란다. 그러므로 이 장에서는 치료 프로그램에 대한 여러분의 양가감정을 살펴보고, 시작도 하기 전에 포기해 버리지 않도록 도울 것이다.

지수 씨는 이 단계에서 중요한 작업을 하였고, 그 결과 치료를 해피엔딩으로 마무리할 수 있었다. 처음에 그녀는 내가 지역 도서관에서 개최한 강박증 포럼에 우연히 참석한 뒤 클리닉을 방문하였다. 첫 면담과 이후 이어진 여러 회기 동안 그녀와 나는 강박증을 극복하고 싶은 마음과 노출치료를 꺼리는 마음에 대해 살펴보았다. 나는 그녀에게 두려움에 직면하거나 의례적 행동을 중단하라고 절대 강요하지 않았다. 그저 강박증을 계속 가지고 있을 때의 장단점과 강박증을 극복했을 때의 장단점에 초점을 맞추었다. 결국 지수 씨는 일시적으로는 불안을 경험할지라도 인지행동치료를 시도할 때 얻는 것이 더 많다는 결론을 내렸다. 그리하여 그녀는 완벽하게 성공하였고, 자신이 그런 결정을 내린 것을 다행으로 생각하였다.

강박증을 치료하기 위한 준비가 되었는가

"내가 이 책을 공부하고 있잖아요! 당연히 바뀌길 원하죠!"

대답이 이렇게 간단하다면, 여러분은 양가감정을 다루지 않아도 된다. 이 단계를 건너뛰고 바로 6단계로 넘어가는 것을 고려해도 된다. 그러나 여러분의 대답이 "그렇기도 하고, 안 그렇기도 해요."에 가깝다면, 무엇 때문에 망설이고 있는지 함께 살펴보도록 하자. 지수 씨가 자신의 양가감정을 살펴보면서 알게 된

> 변화를 위한 준비가 되어 있는지 스스로에게 묻는다면, 여러분의 솔직한 대답은 "그렇기도 하고, 안 그렇기도 하다."인가?

것은, 변화를 위한 준비가 되기 위해서는 변하려는 이유가 그렇지 않은 이유보다 많아야 한다는 것이었다.

나는 먼저 그녀에게 두 가지 목록을 만들게 하였다. 하나는 강박증을 치료하고 싶은 이유에 대한 목록이고, 다른 하나는 강박증을 치료하고 싶지 않은 이유에 대한 목록이었다. 지수 씨의 목록은 164쪽에 제시되어 있다.

지수 씨의 목록은 매우 흥미로웠다. 그녀는 자신이 비교적 잘 지내고 있고, 자신의 증상으로 아무도 피해를 입지 않으며, 치료에 참여하는 것을 두렵다고 생각하였다. 그러나 한편으로는 자신의 증상 때문에 매우 불안해했고, 자아상은 매우 부정적이었

강박증을 치료하는 것에 대한 지수 씨의 감정

지수 씨가 강박증을 치료하고 싶은 이유	지수 씨가 강박증을 치료하고 싶지 않은 이유
1. 난 아이에게 강박증을 물려주고 싶지 않아.	1. 노출 및 반응방지는 나를 너무 불안하게 만들 거야. 난 그걸 참을 수 없어.
2. 내 생활을 스스로 통제할 수 있었으면 좋겠어.	2. 내가 누군가를 죽였는지를 확실히 알지 못한다는 건 상상할 수도 없어.
3. 의례적 행동 때문에 해야 할 일을 할 수 있는 시간이 점점 줄어들고 있어.	3. 최상의 상태는 아니지만, 지금처럼 난 그럭저럭 지낼 수 있어.
4. 이전의 나로 돌아가고 싶어.	4. 내 문제로 누군가에게 해가 되는 건 아니잖아.
5. 말도 안 되는 일을 걱정하느라 너무 많은 시간을 보내고 있어.	5. 나에게 미쳤다거나 도움이 필요한 상태라고 말하는 사람들에게 굴복하고 싶지 않아.
6. 강박증이 없었다면 대인관계가 훨씬 좋았을 거야.	6. 치료에 전념할 시간이 없어.
7. 강박증은 나 자신에 대해 부정적으로 느끼게 해.	
8. 내 생각과 의례적 행동이 너무 많은 일을 방해해서 난 기쁨을 느낄 수가 없어.	

으며, 삶이 자주 방해를 받고, 자신이 치료받지 않으면 자녀가 나중에 커서 강박증에 걸릴까 봐 걱정하였다. 내가 지수 씨에게 강박증 치료를 찬성하고 반대하는 여러 가지 합당한 이유를 가지고 있는 것 같다고 이야기하였을 때, 그녀는 내 말을 잘 믿지 못하는 듯했다. 그녀는 내가 단지 치료에 대한 논쟁을 부추기려고 두 가지 목록을 작성하게 했다고 확신했기 때문에, 변화를 원치 않는 이유에 대해서 이야기해 보자는 나의 제안에 매우 놀랐다. 강박증이 지수 씨를 고통스럽게 했기 때문에 나는 당연히 그녀가 변하도록 돕고 싶었다. 그러나 똑같은 문제로 씨름하는 많은 사람에 대한 나

> 내가 폭넓은 임상 경험을 통해 얻은 중요한 사실은, 변화를 원하는 이유가 변화를 원치 않는 이유를 넘어설 때 비로소 강박증 문제에 대한 치료작업을 시작할 수 있다는 것이다. 아주 간단하다.

의 경험에 비추어 볼 때, 변화를 원치 않는 이유가 원하는 이유보다 많다면 문제해결을 위한 준비가 되지 않은 것이다. 그런 상태에서 치료를 시도하는 것은 좌절만 안기고 끝날 뿐이다. 여러분도 마찬가지다. 그러므로 동전의 양면을 자세히 살펴보는 것은 매우 중요하다.

변화를 위한 준비 알아보기

다음에 제시한 변화를 위한 준비 설문지는 '강박증에 대해 생각할 때 어떻게 느끼는가'에 대해 기술한 것이다. 각각의 문항에 얼마나 동의하는지 또는 동의하지 않는지 해당하는 숫자에 동그라미 하라. 과거에 어떻게 느꼈는지 또는 앞으로 어떻게 느낄 것 같은지가 아니라, 바로 지금 어떻게 느끼고 있는지에 근거해서 답하라. 그냥 생각만 하지 말고 직접 답을 적어 본다면, 이 연습이 많은 도움이 될 것이다. 적어 보면, 답에 대해 좀 더 명확하고 신중하게 생각하게 된다.

변화를 위한 준비 설문지

- 각 문항에 대해 동의하는 정도에 해당하는 숫자에 동그라미 하시오.

　1 = 전적으로 동의하지 않는다

　2 = 동의하지 않는다

　3 = 잘 모르겠다

　4 = 동의한다

　5 = 전적으로 동의한다

1. 내 생각에, 나는 변화가 필요한 강박증을 가지고 있지 않다.　1　2　3　4　5

2. 나는 문제가 없다. 이 책의 프로그램을 사용할 필요가 없다.　1　2　3　4　5

3. 나는 강박증을 가지고 있고, 정말로 그것을 해결해야 한다고 생각한다.　1　2　3　4　5

4. 이 워크북의 프로그램이 나 자신과 강박증을 더 잘 이해하는 데 도움이 되기를 바란다.　1　2　3　4　5

5. 나는 이미 강박증에 대해 무엇인가를 하고 있다.　1　2　3　4　5

6. 누구든지 변화에 대해 말은 할 수 있다. 나는 그 이상의 무엇인가를 실제로 실행하고 있다.　1　2　3　4　5

7. 지금까지 강박증과 싸워서 얻은 성과가 수포로 돌아갈까 봐 걱정된다. 그래서 난 이 워크북이 도움이 되기를 바라고 있다.　1　2　3　4　5

8. 강박증을 이전보다 훨씬 더 잘 다루고 있지만, 때때로 여전히 버겁다고 느낀다.　1　2　3　4　5

출처: McConnaughy, E., Prochaska, J., & Velicer, W. (1983). Stages of change in psychotherapy: measurement and sample profiles. *Psychotherapy: Theory, Research, and Practice, 20*, 368-375. Copyright 1983 by the American Psychological Association. 허락하에 게재함.

다음 간단한 계산을 해 보라.

- 문항 1과 2의 답을 더하라: _____. 이것은 '계획 전 단계' 점수다.
- 문항 3과 4의 답을 더하라: _____. 이것은 '계획 단계' 점수다.
- 문항 5와 6의 답을 더하라: _____. 이것은 '행동 단계' 점수다.
- 문항 7과 8의 답을 더하라: _____. 이것은 '유지 단계' 점수다.

어떤 점수가 가장 높은가? 가장 높은 점수가 '계획 전 단계'에 해당한다면, 이것은 여러분이 강박증을 시간과 에너지를 투자해서 싸워야 할 큰 문제로 생각하지 않는다는 뜻이다. 이 장에 나오는 질문에 답을 하다 보면 여러분의 생각이 바뀔 수도 있고 그렇지 않을 수도 있다. '계획 단계'의 점수가 가장 높다면, 강박증 때문에 어느 정도 지장이 있다고 생각하지만 아직 그것에 대해 무엇인가를 하려고 하지는 않았다는 것이다. 그런 경우, 이 장은 여러분에게 매우 중요하다. 철저하고 신중하게 임해 보라. '행동 단계'의 점수가 가장 높다면, 이미 변화의 과정을 시작했지만 도움의 손길이 필요하다는 뜻이다. 이 장을 연습하면, 계속해서 앞으로 나아가려는 여러분의 동기와 의지가 향상될 것이다. 가장 높은 점수가 '유지 단계'에 해당한다면, 여러분은 강박증과의 전투에서 이미 상당한 성과를 거둔 것이다. 약간의 도움을 받는다면 성과를 계속 유지할 수 있을 것이다. 이런 경우라면, 5단계는 굳이 필요하지 않을 수도 있으므로 바로 6단계로 넘어가는 것을 고려할 수도 있다.

변화의 장점과 단점은 무엇인가

이 장을 작업할 필요가 있다고 확신한다면, 167쪽의 강박증을 치료하는 것에 대한 나의 감정 작업표가 강박증과의 전투에서 이 책의 인지행동치료 기법을 사용하는 것에 대한 여러분의 감정을 탐색하는 데 도움이 될 것이다. 이 작업표는 두 칸으로 이루어져 있다. 왼쪽 칸에는 강박증을 치료하고 싶은 이유를 써 보라. 오른쪽 칸에는 강박증을 치료하고 싶지 않은 이유를 적어 보라. 답을 생각하는 데 도움이 필요하다면, 164쪽의 지수 씨의 답을 참고하라.

어떤 이유가 더 많은가? 강박증을 치료하고 싶은 이유가 더 많다면, 여러분은 올바른 길에 들어선 것이다. 그러나 강박증을 치료하고 싶지 않은 이유가 더 많다면, 치료 동기를 계속 유지하면서 이 프로그램을

> 변화를 원하는 이유와 **원치 않는** 이유 중 어떤 것이 더 많은가?

통해 성공적인 결과를 이끌어 내는 것이 어려울 수 있다. 실제로, 변화를 원하는 이유를 더 많이 찾아내지 못한다면, 이 워크북에 제시된 전략을 시도하는 것이 큰 의미가 없을 것이다. 강박증을 치료하고 싶지 않은 이유들은 변명의 여지가 되어, 앞으로 도전해 나가야 할 치료 과정들을 방해할 것이다. 다음에 나오는 연습이 도움이 될 것이다.

강박증을 치료하는 것에 대한 나의 감정

강박증을 치료하고 싶은 이유	강박증을 치료하고 싶지 않은 이유

강박증은 당신에게 어떤 피해를 주는가

강박증은 여러분의 삶을 얼마나 방해하는가?

강박증을 치료하고 싶지 않은 이유가 치료하고 싶은 이유보다 많다면, 아마도 강박사고와 의례적 행동이 그렇게 괴롭지 않기 때문일 것이다. 형진 씨는 제약회사에서 일하고 있다. 직업상 출장을 많이 다니는 그는 대부분의 스케줄을 혼자서 잡고 조정할 수 있었다. 그는 특정한 '불운의' 숫자들(666, 13, 7의 배수)에 대한 강박적인 두려움과 반복하기 및 정신적인 의례적 행동을 가지고 있었기 때문에, 그에 맞춰 일정을 조정하며 생활했다. 그에게는 강박증상이 별로 방해가 되지 않았다. 출장을 나갔을 때 호텔 객실이 7층에 잡히면 다른 방을 요구했다. 그 외에도 다른 회피전략과 의례적 행동들을 사용하는 데 필요한 시간을 고려해서 매일의 스케줄을 조정했다. 강박증 때문에 받는 피해가 거의 없었기 때문에 그는 도움을 받으려 하지 않았다.

어쩌면 가까운 사람들이 여러분의 강박사고와 의례적 행동들을 잘 참아 주기 때문에 여러분은 강박증을 그리 괴로워하지 않을 수도 있다. 주변 사람들(예: 가족, 친한 친구)이 강박사고를 촉발하는 상황들을 멀리해 주는가? 그들이 여러분이 의례적 행동을 마칠 수 있도록 도와주거나, 대신 의례적 행동을 해 주거나, 의례적 행동을 위한 추가 시간을 허용해 주거나, 지속적으로 여러분을 안심시키는가? 만약 다른 사람이 여러분의 회피행동과 의례적 행동을 도와준다면, 여러분은 강박증을 가지고 살아가는 것이 보다 수월할 것이며, 강박증에 따른 진짜 문제들을 전부 인식하지는 못할 수도 있다. 예은 씨의 사례는 가족이 한 개인의 강박증상에 적응할 때 어떤 일들이 벌어지는지 잘 보여 준다.

강박증이 여러분에게는 단지 사소한 문제일지라도, 여러분이 강박증을 다룰 수 있게 도와주는 주변 사람에게는 큰 문제일 수 있지 않을까?

예은 씨는 35세의 무직 여성으로 부모와 함께 살고 있다. 오염에 대한 두려움이 있는 그녀는 부모가 외출 후 집에 들어올 때면 언제나 세균이 집 안으로 들어오지 못하도록 부모에게 철저히 씻고 닦는 의례적 행동을 할 것을 요구하였다. 예은 씨는 우편물, 식료품, 세탁하지 않은 더러운 빨래를 만지기 싫어했다. 세탁실에는 아예 들어가지도 않았으며, 어머니에게 모든 빨래를 과도하고 의례적인 특정한 방식으로 세탁하도록 요구하였다. 또한 오염 제거 의례적 행동을 제대로 하지 않으면 어느 누구도 집 안의 물건을 만지지 못하게 했다. 예은 씨는 부모의 끈질기고 강한 설득 끝에 나에게 자문을 구하러 왔다. 그녀는 강박증이 자신에게 그렇게 큰 문제가 아니라고 이야기하였다. 어떤 의미에서 그녀의 말은 옳았다. 강박증은 부모님의 문제가 되어 버렸다. 예은 씨의 요구로 부모는 어쩔 수 없이 그녀의 강박증과 거기서 파생된 문제들을 모두 참고 감당했다. 그녀는 이러한 부정적 측면들을 전혀 인식하지 못했다.

다음 목록은 강박증으로 초래되는 정서적, 사회적, 경제적 및 현실적 결과들이다. 각각을 주의 깊게 살펴보라. 그동안 내가 평가하고 치료한 강박증 환자들로부터 얻은 목록이다. 여러분에게 해당되는 것에 표시해 보라.

정서적 결과

☐ 불안

☐ 우울

☐ 죄책감

☐ 수치심과 창피함

☐ 불만족감

☐ 안전하지 않다는 느낌

☐ 외로움

☐ 무가치감

☐ 분노와 짜증

☐ 자녀에게 강박증이 생기는 것에 대한 염려

☐ 기타 정서적 결과: _____

사회적 결과

☐ 가족과의 관계에서 스트레스를 받는 것

☐ 가족과의 말다툼

□ 놀림, 창피를 당하거나 비웃음거리가 되거나 또는 거부당하는 것에 대한 두려움

□ 이성관계 및 친밀한 사람과의 관계에서의 문제

□ 삶에서 누군가를 잃는 것에 대한 두려움

□ 실직 또는 직장 생활에서의 어려움

□ 친구를 사귀는 것의 어려움

□ 사회적 활동이나 여가 활동을 즐길 수 없는 것

□ 그 문제에 대해 변명을 해야 하거나 거짓말을 해야 하는 것

□ 학교에서의 문제

□ 대처하기 위해 술이나 약물에 의존하게 되는 것

□ 기타 사회적 결과: _____

경제적 결과

□ 치료(심리 및 약물)에 드는 비용

□ 비누, 로션, 화장지, 주유, 물 등에 드는 비용

□ 직장에 결근하는 횟수

□ 기타 경제적 결과: _____

현실적 결과

□ 수면의 어려움

□ 성기능의 문제

□ 화장실 사용, 샤워 및 기타 자기관리 행동과 관련된 어려움

□ 운전의 어려움

□ 여행과 관련된 문제(구체적으로 기술하라): _____

□ 반복적인 지각

□ 의학적 문제(예: 너무 많이 씻어서 건조해지고 갈라지는 손): _____

□ 종교 활동과 관련된 문제

□ 좋아하는 활동(파티, 외식)의 회피

□ 특정 사람이나 장소에 대한 회피

☐ 집에서 특정 방이나 물건에 대한 회피

☐ 운전, 악수, 문 열기, 특정 책 읽기, 특정 TV 프로그램 시청이나 영화감상 등
일상 활동에 대한 회피

☐ 기타 현실적 결과: _____

　점검표에 답한 것을 염두에 두고, 다음 작업지의 질문에 답해 보라. 강박증에서 비롯된 부정적 결과들을 알아보는 데 도움이 될 것이다. 이것 역시 실제로 답을 적어 보는 것이 그냥 생각으로만 하는 것보다 훨씬 도움이 될 것이다.

　이제 여러분은 강박증의 부정적 결과에 대해서 한층 더 주의 깊게 생각해 보았다. 여러분은 변화하기를 원하는가? 강박사고와 두려움 그리고 강박행동 및 기타 의례적 행동에 대한 충동을 통제할 수 있기를 바라는가? 부정적 결과에 대해 염려할 필요가 없다면 좋지 않을까? 이제 이러한 질문들에 대해 살펴보자.

강박증의 부정적 결과들

1. 강박증과 관련된 어려움 중에 가장 괴로운 것은 무엇인가?

　우선, 강박증과 관련된 문제들 중 가장 괴로운 것 다섯 가지를 적어 보라. 여러분이 방금 전 살펴보았던 목록에 포함되어 있을 수도 있고, 새로운 것일 수도 있다.

- _____
- _____
- _____
- _____
- _____

2. 이 괴로운 문제들이 삶의 여러 영역을 어떻게 방해했는가?

　첫째, 그 문제들이 어떤 방식으로 사회생활에 지장을 주었는가?

- 그 문제들은 친구관계나 친밀한 대인관계를 어떻게 방해했는가?
- 그 문제들은 다른 사람과의 활동을 어떻게 제한했는가?

계속

강박증이 이러한 생활 영역에서 어떻게 영향을 주는지 여러분의 표현으로 적어 보라.

_____

_____

_____

둘째, 그 문제들은 가정생활에 어떤 영향을 주었는가?

• 강박증은 어떻게 가족 간의 긴장, 나쁜 감정 및 다툼을 일으키는가?

• 강박증은 배우자나 연인, 부모, 조부모, 아들, 딸, 형제, 자매로서의 역할을 어떻게 방해하는가?

• 강박증은 명절과 같은 가족 행사들을 어떻게 방해하는가?

• 가족 구성원들은 그것에 대해 어떻게 느끼는가?

_____

_____

_____

셋째, 직장 및 학교에서의 수행능력은 어떠한가?

• 일을 할 수 있는가?

• 일을 할 수 없다면, 강박증은 어떤 식으로 일하는 것을 방해하는가?

• 일을 할 수 있다면, 강박증이 최고의 직업 수행능력을 발휘하는 데 어떤 지장을 주는가?

• 학생이라면, 강박증 때문에 공부하는 데 어떤 지장을 받고 있는가?

_____

_____

_____

마지막으로, 강박증은 경제적인 측면에서 여러분에게 어떤 영향을 미치는가?

• 강박적 두려움과 의례적 행동 때문에 실직하거나 승진하지 못한 적이 있는가?

• 확인하기 위해 차를 돌리거나, 일부러 길을 돌아가서 주유비가 더 드는가?

계속

• 비누나 세제, 휴지 또는 기타 청소용품을 자주 사야 하는가?

• 강박증 때문에 얼마나 경제적으로 부담이 되는가?

_____

_____

_____

강박증과의 전투에서 싸워 이기면 어떻게 더 나아지는가

사실 가만히 멈춰서 강박증과 관련된 온갖 부정적 측면을 생각해 보는 것은 쉽지 않은 일이다. 반대로, 이번에는 강박증을 치료하고 어떤 변화를 이끌어 내

> 과거에는 개인적인 역경들을 어떻게 헤쳐 나갔는가?

는 것의 긍정적인 측면을 살펴볼 시간이다. 이 프로그램을 열심히 수행하면, 여러분은 다른 사람과의 관계를 개선하고, 생산성을 높이며, 개인적 성취를 이룰 수 있는 기회를 얻게 될 것이다. 또한 자신감과 자존감이 높아지고, 삶에 더 만족하게 될 것이다.

여러분은 자신이 변화에 대한 의지가 없다고 생각할지도 모른다. 강박증 치료에 대한 동기를 부여하기 위해 여러분이 과거에 맞서야 했던 역경들을 생각해 보라. 그것들을 어떻게 대처하고 극복하였는가? 강박증과의 전투는 이전에 헤쳐 나갔던 여러 역경에 비해 더 쉽게, 더 어렵게, 또는 비슷하게 느껴질 것이다. 그러나 이전에 역경을 극복한 적이 있다면, 여러분은 틀림없이 다시 헤쳐 나갈 용기를 낼 수 있을 것이다!

여러분이 과거에 헤쳐 나가야 했던 중요한 역경들에 대해서 적어 보라.

_____

_____

_____

강박증 치료의 이점은 무엇인가?

- 강박사고, 특정 상황에 대한 회피, 의례적 행동에 대한 충동, 그리고 그것들과 관련된 다른 정서적 문제 때문에 더 이상 괴로워하지 않아도 된다면, 여러분의 삶은 어떻게 달라질까?
- 두려움이나 불안감이 여러분을 옭아매지 않는다면 무엇을 할 수 있을까?
- 강박적인 의례적 행동을 반복하느라 허비했던 시간에 여러분은 무엇을 성취할 수 있을까?

이런 질문들에 대해 생각해 보고, 강박증이 없다면 삶이 어떻게 더 나아질지 여러 가지 측면에서 적어 보라.

_____

_____

_____

앞에서 나는 중요한 사람들이 여러분의 강박증에 의해 어떤 영향을 받고 있는지 생각해 보도록 했다.

- 그들이 여러분에게 부정적인 태도를 보이는가?
- 그들이 화를 내거나 비판적인가?
- 여러분 스스로 강박증과 관련된 문제들을 끝내기로 결심한다면 그들이 어떻게 생각할까?
- 강박증을 이겨 낸다면 그들이 더 이상 여러분을 괴롭히지 않을까?
- 그들이 생각하는 것보다 여러분이 강한 사람이라는 것을 보여 주면 멋지지 않을까?

내가 클리닉에서 만나는 많은 사람은 강박증을 치료하면 자신을 대하는 주변 사람의 태도가 달라지고 자신을 더욱 존중해 줄 것이라는 기대 때문에 치료에 대한 동기가 높아진다. 강박증과 싸워 이긴다면 주변 사람이 여러분을 어떻게 생각할지, 어떤 태도를 보일지 적어 보라.

_____

_____

_____

　지금 여러분은 현 상태를 그대로 유지할 때의 불리한 점과 바뀌었을 때의 이점에 대해 살펴보았다. 강박증을 치료한다면 여러 측면에서 더 나아지리라는 것을 알게 되었을 것이다. 그러나 인지행동치료 자체, 특히 노출 및 반응방지는 매우 어려워 보인다. 그 모든 불안을 감당할 만한 가치가 있을까? 다음에서는 그 치료 전략들에 대해 여러분이 느끼는 감정을 탐색해 볼 것이다.

치료의 장점과 단점

　강박증을 극복하는 것은 도전적인 일이다. 불행히도 우회로는 없다. 강박사고와 강박행동을 통제하는 것을 배우려면 자신의 두려움에 직면해야 하고, 어느 시점에는 의례적 행동을 줄이거나 중단해야 할 것이다. 그렇게 하는 것이 두렵게 느껴질 수 있지만 실제 노출 및 반응방지에 의해 유발되는 불안과 두려움은

> 노출 및 반응방지를 할 때 생기는 불안에 대처할 수 있는 구체적 기법들이 있다. 그렇지만 두려움에 직면하겠다는 결정은 바로 여러분 자신이 해야 한다.

그저 일시적 부작용일 뿐이다. 이때의 불안과 두려움은 오래 지속되지 않으며 장기적으로 지속되는 유해한 결과도 초래하지 않는다. 이는 마치 주사를 맞는 것과 비슷하다. 예를 들어, 예방주사는 잠깐 아프기는 하지만 장기적으로 매우 중요한 이득이 있다. 만약 사람이 주사 맞을 때의 고통에만 초점을 맞춘다면 어떤 일이 생길까? 아무도 예방주사를 맞으려고 하지 않을 것이다! 노출 및 반응방지도 마찬가지다. 단기적 불안을 넘어 장기적 이득에 초점을 맞추어야 한다. 불안해지는 쪽을 선택해야 한다. 불안에 대처하기 위한 구체적 기법들에 대해서는 나중 단계들에서 설명하겠지만, 우선 여러분은 도망치거나 숨지 않고 두려움에 직면하겠다고 결심해야 한다.

대봉 씨는 폭력적 강박사고와 반복하기 의례적 행동을 가지고 있었다. 사랑하는 사람에 대한 폭력적 강박사고가 떠오를 때면, 머릿속에 강박사고가 없는 상태에서 하고 있던 행동을 마칠 수 있을 때까지 그 행동을 반복해야 했다. 강박증은 문 닫기, 신발 신기, 직장 업무 등 모든 행동에 영향을 주었다. 대봉 씨는 인지행동치료를 할 때의 장점과 단점을 비교해 보았다. 그는 자신의 상태가 호전되길 간절히 원하였지만, 두려움에 직면하는 것이 쉽지 않은 도전이라는 것을 알고 있었다. 대봉 씨는 인지행동치료의 장단점을 단기적·장기적으로 구분하였고, 매우 흥미로운 사실을 발견했다. 그가 작성한 장점과 단점 목록표에서 어떤 패턴을 찾을 수 있는가?

> 인지행동치료에서 초기의 힘든 노력들은 나중에 장기적 이득으로 보상받을 것이다.

그 패턴은 매우 분명하다. 대봉 씨가 작성한 단점은 단기적인 반면, 장점은 장기적이다. 이것은 왜 여러분이 강박증 치료를 완수하는 데 어려움을 겪는지를 말해 준다. 아마도 여러분은 순간적으로 불안에 너무 몰입하게 되어서, 두려움에 직면하고 의례적 행동에 저항할 때의 장기적 결과에 대해 생각할 수 있는 여유가 없을 것이다. 심리학자 리처드 하임버그(Richard Heimberg)는 "보다 편안한 미래를 위해 지금 불안을 투자하라."라는 말을 하였다. 인지행동치료에 대한 태도를 바꾸고 싶다면 꼭 기억해야 할 말이다. 이 워크북을 통해 치료작업을

	인지행동치료의 장점	인지행동치료의 단점
단기적		• 마음속에 나쁜 생각이 많이 떠오를 것이다. • 많이 두려울 것이다. • 시간이 많이 걸릴 것이다. • 두려워서 잠을 못 잘 것이다. • 긴장되고 짜증날 것이다.
장기적	• 영원히 불안하지는 않을 거라는 것을 알게 될 것이다. • 다른 사람에 대해서 너무 많이 걱정하는 것을 결국에는 멈추게 될 것이다. • 뭔가를 반복해야 하는 충동을 조절하는 것을 배울 것이다. • 자녀와 동료에게 내가 이상한 행동을 하는 모습을 보이지 않을 것이다. • 가족이 더 행복해질 것이다.	

해 가는 동안, 아마도 여러분은 불안에 직면하고 의례적 행동에 저항하기 위해 상당한 노력을 기울여야 할 것이다. 그러나 그것은 해 볼 만한 가치가 있다. 처음에는 힘들겠지만 결국에는 성공해서 마침내 강박증을 극복할 수 있을 것이다.

목표 설정하기

"목표가 없다면 이루는 것도 없다." 단순하지만 영감을 주는 이 속담은 강박증과의 전투에서 목표 설정이 그만큼 중요하다는 것을 알려 준다. 야구할 때를 상상해 보라. 방금 공을 쳤다. 1루로 달려가고 있는

> 경기장에 베이스가 없는데 야구 경기에서 승리할 수 있을까?

데…… 어! 거기에 베이스가 없다! 그럼 세이프인가, 아웃인가? 승리하기 위해서는 베이스를 돌아서 득점을 해야 한다. 하지만 베이스가 없으면 경기에서 이겼는지 졌는지 알 방법이 없다. 강박증과의 전투도 똑같다. 성공을 가늠할 수 있는 목표가 있어야 한다. 이제 우리는 여러분의 자기주도형 프로그램에서의 목표를 설정할 것이다.

SMART 목표 설정 방법

목표 설정은 ① 여러분이 중요하게 성취해야 하는 것과, ② 그것을 성취하기 위한 기간을 결정하는 과정이다. 그러나 자신을 위해 세운 목표들이 모두 다 효과적이거나 동기부여가 되는 것은 아니다. 사실, 때때로 우리는 실제로 아무 변화를 이끌어 내지 못할 가능성이 높은 목표를 세운다. 이 프로그램 내내 계속 동기부여가 될 수 있는 목표를 설정할 수 있도록 'SMART'라는 머리글자를 활용하길 바란다.

여러분의 목표는 다음과 같아야 한다.

S = 구체적인(Specific)

M = 측정 가능한(Measurable)

A = 성취할 수 있는(Achievable)

R = 연관성이 있는(Relevant)

T = 기한이 있는(Time bound)

구체적인(S)

여러분의 목표를 성공을 위한 지도라고 생각하라. 목표는 될 수 있는 대로 자세하고 구체적이어야 한다. 성취하고 싶은 것을 정확하게 명시하라. 목표가 구체적이면, 여러분의 노력을 집중하는 데, 그리고 자신이 지금 노력하고 있는 것이 무엇인지 분명하게 정의하는 데 도움이 될 것이다. 예를 들어, 다이어트를 할 때 '몸매 만들기'라는 목표는 너무 모호하다. 그것보다는 '일주일에 세 번 2km씩 걷기' 또는 '매일 채소 세 접시 먹기'가 더 구체적이고 유용한 목표다. 이런 목표들을 달성하면 좋은 몸매를 만들 수 있을 것이다. 강박증 치료에서도 단순히 '내 목표는 강박증을 극복하는 것이다.' 또는 '나는 인생에서 더 많은 것을 얻기를 원한다.'라고 말하는 것은 충분하지 않다.

> 여러분의 목표는 여러분이 할 수 있는 것에 기반을 두고 있는가, 아니면 다른 사람의 행동에 달려 있는가?

다음에 제시한 목표들에서 알 수 있듯이 모든 목표는 개인의 수행에 기반을 두고 있다. '수행 목표'를 세우면, 여러분이 목표를 달성했는지 그리고 그것으로부터 만족감을 얻었는지 여부를 스스로 판단할 수 있다. 반면, '결과 목표'는 강박증 치료작업을 하면 인정을 받는 것처럼 어떤 성취에 대한 보상에 기반을 둔다. 결과 목표의 문제는, 여러분이 받는 보상이 다른 사람이나 상황에 달려 있다는 사실이다. 예를 들어, 손씻기 의례적 행동을 완벽하게 중단해도 데이트를 하는 데 여전히 어려움이 있으면 어떻게 되는가? 만약 더 많이 데이트하기라는 결과 목표를 설정했다면, 여러분은 목표에 도달하지 못할 수도 있다. 왜냐하면 데이트를 더 많이 하려면 상대방이 동의해야 하기 때문이다. 반면, 씻기 의례적 행동의 중단을 수행 목표로 세우면, 여러분은 목표를 달성하고 자신감과 만족감을 얻을 수 있을 것이다.

측정 가능한(M)

목표는 측정이 가능해야 한다. 그래야 언제 목표를 달성했는지 알 수 있다. 그러므로 쉽게 추적할 수 있는 구체적인 목표를 선택하라. 앞서 소개된 예들은 모두 이런 원

강박증이 있는 사람을 위한 구체적 목표의 예

- 손 씻는 시간을 50% 줄이기(씻기 의례적 행동이 있는 사람)
- 전기기구나 잠금장치를 확인하지 않고 외출하기(확인하기 의례적 행동이 있는 사람)
- 회개하러 가서 잘못을 한 번 이상 고해하지 않기(병적 죄책감 강박사고가 있는 사람)
- 옷과 책을 순서대로 정리하지 않고 방에서 나가기(배열하기, 정리하기 강박사고와 의례적 행동이 있는 사람)
- 운전하면서 다친 사람이 있나 차를 되돌려 확인하지 않기(확인하기 의례적 행동이 있는 사람)
- 집에서 자녀와 단둘이 있기(폭력적 강박사고가 있는 사람)
- 헬스장 탈의실 사용하기(동성애에 대한 강박사고가 있는 사람)
- 1주일 동안 매일 두 번 노출훈련 연습하기(강박증이 있는 모든 사람)

칙을 따르고 있다. '강박적인 의례적 행동에 소요되는 시간을 50% 줄이겠다.'는 것은 측정할 수 있는 구체적인 대상(의례적 행동을 하는 시간)을 제시하고 있는 목표다. 반면, '강박적인 의례적 행동을 통제하고 싶

> 여러분이 정한 목표에는 달성 정도를 측정할 수 있는 숫자가 들어 있는가?

다.'는 측정할 수 있는 목표가 아니다. 통제했다는 것을 어떻게 확인할 수 있는가? 여러분이 2단계(93쪽)에서 작성하였던 증상 평가 서식은 강박적 두려움, 회피, 의례적 행동의 진행 상황을 측정할 수 있는 구체적인 방법들을 제공한다. 그러므로 평가 서식에 있는 점수(예: 의례적 행동을 하는 시간 또는 횟수)를 감소시키는 것을 목표로 삼는 것은 매우 좋은 방안이다.

성취할 수 있는(A)

목표는 여러분이 치료 계획에 계속 집중하고 전념할 수 있도록 도전적이어야 하지만, 동시에 현실적이어야 한다. 크게 부담이 되지 않는, 즉 달성하는 데 약간의 노력이 필요한 목표를 세운다면, 여러분은 그 목표를 성취할 수 있을 것처럼 느끼고 계속 동기부여가 될 것이다. 반면, 너무 원대해서 달성하기 어려운 목표를 세우면 아마도 계속 전념할 수 없을 것이다. 예를 들어, '다시는 강박적인 의례적 행동을 하지 않겠다.'는 아마도 성취하기 어려울 것이다. 특히 여러분이 강박증 치료를 시작한 지 얼마 되지 않았다면 더 그럴 것이다. 결국 자신의 노력이 실패로 돌아갔다고 느끼면, 사기가 떨어지고 치료에 대한 동기도 점점 줄어들 위험이 있다. 대신, '이번 주말까지 숫자세기 의례적 행동을 50% 줄이겠다.'는 목표가 더 합리적이고 구체적이다. 능력 이상으

로 무리하지 말라!

여러분이 정한 목표는 노력하지 않아도 성취할 수 있는 것과 절대 성취할 수 없는 것 사이에 어디쯤 위치해 있는가?

한편, 목표를 너무 낮게 설정하지 않도록 주의하라. 손에 닿을락 말락 하는 목표들을 설정하라. 하나의 목표를 이루고 나면, 또 다른 목표를 향한 추진력이 생길 것이다. 강박증을 가진 사람은 대부분 의례적 행동을 첫 주에 50% 정도 줄이고, 그다음 주에 50%, 또 그다음 주에 50% 감소시키는 것을 목표로 한다. 궁극적 목표는 의례적 행동의 극적인 감소지만, 한 번에 하는 것보다 달성할 수 있을 만한 작은 목표들로 나누어 시도하는 것이 좋다. 한번 생각해 보라. 1km를 달리는 데 15분이 걸리는 사람이 7분 내로 달리고 싶어도 한 번에 달성할 수는 없다(거의 불가능할 것이다). 대신, 처음에는 14분을 목표로 하고, 그다음에는 13분, 12분으로 기록을 점차 줄여 나가면, 결국 7분 안에 1km를 달릴 수 있을 것이다. 이와 같은 전략을 강박증에도 적용해 보라. 성취할 수 있는 목표를 설정할 때, 그에 이르는 새로운 방법을 생각할 수 있다. 그래야 성공할 수 있고, 계속 동기부여가 된다. 결국 작은 성취들이 쌓이고, 여러분은 얼마나 많은 성과를 거두었는지 돌아볼 수 있게 될 것이다.

연관성이 있는(R)

목표 달성이 여러분 개인에게 특별한 의미가 있는가?

목표와 어떤 감정적인 연결이 없다면, 그것을 성취하려는 동기를 계속 유지하기 어려울 것이다. 다시 말하면, 목표는 여러분에게 특별한 의미, 즉 연관성이 있어야 한다. 여러분이 강박증을 치료하고 있다면, 여러분의 목표는 강박증과의 전투에서의 성공과 분명히 관련된 것이어야 한다. 물론 대인관계('이번 주엔 세 번 이상 가족 활동에 참여할 것이다.'), 재정('청소하는 데 쓰는 돈을 반으로 줄이겠다.'), 직장/학교('이번 학기 숙제는 제시간에 제출하겠다.') 등 관련된 영역에서의 목표를 위해 노력하는 것도 포함된다. 다만 반드시 결과 목표가 아닌 수행 목표를 세워야 한다. 목표를 여러분에게 중요한 무언가와 연결 지으면, 여러분은 목표 달성을 위해 더욱 노력할 것이다. 연관성이 있는 목표인지 확실히 하기 위해서는 그 목표를 달성하는 것이 ① 여러분이 전반적으로 강박증을 성공적으로 통제하는 것에, ② 주위 사람들에게, 그리고 ③ 여러분의 삶의 질에 어떤 영향을 미칠지 스스로에게 질문해 보아야 한다.

기한이 있는(T)

마지막으로, 목표에는 기한이 있어야 한다. 즉, '오늘' '일주일 내' '3개월 내'와 같이 시작일과 종료일이 필요하다. 목표에 최종 시한을 설정하면, 여러분은

> 결코 끝나지 않는 야구 경기에서 이길 수 있을까?

그 목표에 우선을 두게 되고 동기가 높아진다. 구체적 기한이 없는 목표는 여러분이 미룰 수 있다고 생각하기 때문에 달성할 가능성이 낮아진다. 일반적인 목표와 마찬가지로, 목표 기한은 현실적이어야 하고 꽤 단기적이어야 한다. 단기적 목표를 정해야 강박증과의 전투에 계속 적극적으로 임할 수 있다. 장기적 목표(몇 주 이상)는 단기적 목표와는 달리 어떤 조치를 취하기 시작해야겠다는 긴박감과 동기를 제공해 주지 못한다. 다음은 단기적 목표의 예다.

- 이번 주에 전도사님에게 안심구하기 전화를 하지 않을 것이다.
- 내일 저녁에 외식할 때 집에 있는 육아 도우미에게 전화를 걸어 아이가 괜찮은지 확인하지 않을 것이다.
- 이번 주에는 쓰레기를 버린 후 옷을 갈아입지 않을 것이다.
- 이번 주에는 두 번의 노출훈련을 할 것이다.
- 매일 한 번씩 이 워크북의 5단계를 복습할 것이다.
- 이번 주말 결혼식 피로연에서 만나는 모든 사람과 악수를 할 것이다.

각자의 목표 선택하기

SMART 지침을 염두에 두고, 자신을 위해 무엇을 성취하고 싶은지 생각하는 시간을 가져 보라.

- 이 책을 읽는 이유는 무엇인가?
- 변화시키고 싶은 것은 무엇인가?

- 지금보다 쉽게 해내고 싶은 일은 무엇인가?

- 강박증과의 전투에서 얻고 싶은 것은 무엇인가?

- 강박증 때문에 생기는 부정적 결과들 중에서 없애고 싶은 것은 무엇인가?

- 어디서부터 시작해야 하는가?

- 어디에서 마칠 것인가?

실제로 목표를 글로 적으면 성공 확률이 매우 높아진다. 목표에 대해 단순히 생각하는 것만으로는 충분하지 않다. 목표를 다음 작업지에 적어야 한다. 이 작업지에는 또한 여러분이 목표에 대해서 신중하게 생각해 보도록 도와주는 질문들이 나와 있다. 목표를 추가해야 할 때 사용할 수 있도록 빈 서식을 복사해 두라. 정기적으로 작업지를 검토해서 경과를 관찰하고 다시 방향을 잡아야 한다. 그렇지 않으면 목표를 설정해도 소용이 없다. 매주 검토하는 게 바람직하고, 매일 하면 더 좋다. 목표를 적어서 냉장고, 거울, 책상 등 쉽게 볼 수 있는 곳에 붙여 놓으라. 만약 가까운 사람이 여러분의 강박증 극복을 돕고 있다면, 여러분의 경과를 살펴보며 격려할 수 있도록 그들이 잘 볼 수 있는 곳에 목표를 붙여 놓으라. 다른 사람이 여러분의 목표를 알고 있다는 것은 여러분에게 상당한 동기부여가 될 것이다. 확인하기 강박행동을 가지고 있는 연희 씨가 작성한 목표 서식이 184~185쪽에 나와 있다.

강박증과의 전투에서 나의 목표

1. 이 프로그램에 대한 나의 목표는 다음과 같다.

- _____
- _____
- _____
- _____
- _____

2. 무엇 때문에 이 목표를 선택했는지 살펴보라. 그 목표가 여러분에게 왜 중요한가? 다음 문장을 완성해 보라.

계속

강박증 치료는 나에게 중요하다. 왜냐하면,

- _____
- _____
- _____
- _____
- _____

3. 강박증 극복을 위해 열심히 노력하면, 내 삶은 다음과 같이 변할 것이다.

- _____
- _____
- _____
- _____
- _____

4. 강박증을 치료하지 않으면, 다음과 같은 안 좋은 일들이 생길 것이다.

- _____
- _____
- _____
- _____
- _____

5. 각 목표를 이룬다면, 나는 스스로에게 다음과 같은 상을 줄 것이다.

- _____
- _____
- _____
- _____
- _____

강박증과의 전투에서 연희 씨의 목표

1. 이 프로그램에 대한 나의 목표는 다음과 같다.

• 이번 주에 엄마에게 전화하는 횟수를 하루 한 번으로 줄이기

• 다른 사람들도 나와 비슷한 경험을 하는지 확인하려고 강박증 대화방에 접속하던 것을 중단하기

• 이번 주에 하루 한 시간 이상을 강박증 치료에 투자하기

• 3개월 내에 증상 평가 척도 점수를 적어도 50% 이상 줄이기

2. 무엇 때문에 이 목표를 선택했는지 살펴보라. 그 목표가 여러분에게 왜 중요한가? 다음 문장을 완성해 보라.

강박증 치료는 나에게 중요하다. 왜냐하면,

• 강박증은 나와 엄마 사이를 방해하고 있다.

• 가족이 생각하는 것보다 내가 더 강하다는 것을 보여 주고 싶다.

• 너무 자주 전화를 해서 엄마를 화나게 하고 싶지 않다.

• 강박증을 가지고 있는 것은 내가 가는 곳마다 200kg 되는 짐을 끌고 다니는 것과 같다.

3. 강박증 극복을 위해 열심히 노력하면, 내 삶은 다음과 같이 변할 것이다.

• 좀 더 자신 있게 데이트를 할 것이다.

• 자신감이 생기고, 다른 사람에게 더 매력적으로 보일 것이다.

• 가족(엄마)과의 관계가 더 나아질 것이다.

• 마음이 편해지기 위해 확인하기와 안심구하기에 의존할 필요가 없을 것이다.

• 자꾸 늦거나, 쓸데없는 일을 하느라 꼼짝 못하는 일이 없을 것이다.

4. 강박증을 치료하지 않으면, 다음과 같은 안 좋은 일들이 생길 것이다.

• 나쁜 생각들 및 확인하기 의례적 행동과 계속 싸워야 할 것이다.

• 엄마가 사고로 사망하는 것과 같은 재앙적 사건에 대해 계속 걱정할 것이다.

• 스스로에게 만족하지 못할 것이다.

계속

- 자신을 사랑하지 않으면서 어떻게 진정한 사랑을 찾을 수 있겠는가?

5. 각 목표를 이룬다면, 나는 스스로에게 다음과 같은 상을 줄 것이다.

- 매번 노출훈련을 한 후, 멋진 거품 목욕을 할 것이다.

- 일주일 동안 매일 훈련을 하고 난 후, 마사지를 받을 것이다.

- 증상 평가 척도 점수를 줄이면, 모아 둔 돈으로 새 컴퓨터를 장만할 것이다.

스스로에게 상 주기

이 프로그램에 착수할 때, 죄책감이나 의심, 부끄러움을 자극해서 스스로에게 동기부여를 하려는 덫에 빠지지 말라. 아직 극복하지 못한 문제로 절대 자신을 괴롭히지 말라. 이런 방법으로 다른 누군가의 동기를 자극한다고 생각해 보라. 그들에게 지속적인 동기부여가 되겠는가? 그게 어떻게 성공할 수 있겠는가?

> 누군가 여러분의 죄책감을 자극하여 무언가를 하게 만든다면 어떻겠는가?

아직 성취하지 못한 것에 초점을 맞추지 말고, 목표를 이룰 때마다 스스로에게 상을 주라. 애정을 담아 자신의 등을 두드려 주고 격려의 말을 해 보라. 그것이 기분을 좋아지게 할 뿐만 아니라, 다음 목표를 달성하기 위해 더욱 열심히 작업하도록 동기를 부여해 줄 것이다. 비록 아주 작은 상이라도 여러분이 다음 목표, 그다음 목표로 나아가는 과정에서 기적과 같은 효과를 가져올 수 있다. 목표를 달성하면 자신에게 어떤 상을 줄지 생각해 보라(강박증과의 전투에서 나의 목표 작업지에는 자신에게 줄 상을 적는 공간이 있다). 여러분에게 의미 있고 기쁨이 되는 상을 생각해 보라(연희 씨의 예를 보라). 작은 목표를 성취했을 때는 작은 상을, 장기적으로 커다란 목표를 성취했을 때는 큰 상을 주라. 원한다면 다른 사람을 끌어들이라. 기대하는 축하 선물을 적어 놓고, 여러분이 항상 볼 수 있게 하라. 끝으로 자신에게 정직하라. 횟수를 속이거나 다음 번 보상을 '미리 받으면' 결국 자신에게 손해다. 단지 어떻게 하면 보상을 받을까를 생각하지 말고, 강박증과의 전투에 집중해야 한다는 것을 명심하라.

다음에 소개된 예를 참조하면 여러분의 보상을 생각해 보는 데 도움이 될 것이다. 인지행동치료에 대한 여러분의 투지는 이 워크북의 각 단계마다 기복이 있을 수 있다. 힘겨워질 때는 목표를 다시 살펴보는 것이 지속적으로 동기부여를 하는 데 도움이 될 것이다. 다행히 여러분이 6~10단계에서 사용할 인지행동치료 기법의 장점 중 하나는 하다 보면 점점 더 쉬워진다는 것이다. 시작이 가장 힘들다. 때때로 중간에 장애물이 있겠지만, 대부분의 경우 여러분이 거둔 성공들이 지속적인 동기부여가 될 것이다.

사람들이 실제로 정한 보상들	
• 주말 여행이나 휴가 즐기기 • 영화 보기 • 스파 또는 마사지 받으러 가기 • 리무진 타기 • 좋아하는 TV 쇼 보기 • 취미 활동에 필요한 것 구입하기 • 이번 주말에는 정원 일이나 집 안 청소를 해 주는 도우미 부르기	• 목표를 이룰 때마다 저금통에 천 원 넣기. 오만 원이 되면 나를 위해 쓰기 • 새로 나온 CD나 DVD 사기 • 나를 위해 기프트 카드 사기 • 좋아하는 잡지 사기 • 근사한 레스토랑에서 외식하기 • 혼자만의 시간 갖기

혼자 힘으로 하지 않기: '치료친구' 만들기

은철 씨는 배열, 대칭 및 정확성과 관련된 강박사고와 강박행동에 대해 도움을 받기 위해 전문가를 찾았다. 그는 클리닉에서 치료자와 함께 노출훈련을 할 때는 인지행동치료를 잘 하였다. 하지만 혼자서 치료훈련을 수행할 땐 매우 힘들어했다. 특히 노출훈련이 불안을 촉발했기 때문에 완전히 집중하지 못했다. 또한 반응방지 계획도 제대로 수행하지 못했다. 결과적으로 은철 씨는 기대했던 것만큼 호전되지 않았다.

그는 함께 사는 아버지를 '치료친구'로 참여시켰다. 아버지는 은철 씨가 충분히 노력하면 강박증을 이겨 낼 수 있다고 확신했다. 아버지는 아들을 존중했고, 절대 비판하거나 무시하지 않았다. 아버지는 그에게 솔직하고 단호했다. 은철 씨가 의례적 행동으로 어려움을 겪을 때에는, "네가 이 문제로 힘들다는 걸 잘 안다. 하지만 난 네가 약간의 도움을 받으면 잘 극복할 수 있다고 믿는다."라고 격려해 주었다. 아버지는 그에게 훌륭한 치료친구였다. 언제나 도움이 필요할 때 곁에 있었지만, 강압적이지는 않았다. 그의 일에 쓸데없이 간섭하거나, 인지행동치료 연습을 하라고 잔소리하지도 않았다. 아버지의 지지 덕분에, 은철 씨는 곧 바라던 치료결과를 얻을 수 있었다.

　　여러분이 이 워크북의 치료 기법들을 사용할 준비가 되었다 하더라도, 여러분을 격려해 주는 친구나 가족(치료친구)이 있으면 큰 도움과 동기부여가 된다. 강박증과의 전투에서 여러분의 팀원은 많을수록 좋다. 치료친구는 치료 계획과 목표를 세우는 데 도움을 주고, 치료 기법을 사용하면서 곤란을 겪을 때 도와주고 격려해 주며, 여러분이 성공했을 때 상을 주는 것도 도울 수 있다. 치료친구가 지지와 격려를 보내 주면, 여러분은 노출 및 반응방지 훈련을 더 쉽게 견뎌 낼 수 있을 것이다. 여기에서는 어떤 사람을 치료친구로 선택하는 것이 좋을지, 그리고 치료친구가 여러분을 도와줄 때 해야 할 일과 하지 말아야 할 일에 대해 살펴볼 것이다. 치료친구와 함께 작업하기로 했다면, 그들에게 이 워크북을 읽어 보도록 권유하라. 치료친구가 강박증과 강박증 치료에 대해 이해하는 데 도움이 될 것이다.

> 치료친구는 여러분이 치료를 계획하는 것과 목표를 선정하는 것을 도울 수 있고, 치료 중 난관을 만났을 때 용기를 북돋아 줄 수 있으며, 성공 했을 때 상을 주는 것에도 참여할 수 있다.

어떤 사람이 좋은 치료친구가 될 수 있는가

　　아마도 친구와 가족은 여러분의 강박사고와 의례적 행동에 대해 여러 가지 다른 방식으로 반응할 것이다. 어떤 사람은 도움을 구하는 것에 대해 사려 깊고 지지적이며 낙관적일 것이다. 반면, 다른 사람은 비판적이거나 심지어는 적대적일 수도 있다. 여러분은 따뜻하고 신중하며 세심한 치료친구를 선택해야 한다. 치료친구는 여러분으로 하여금 증상에 도전하고 직면하게 하되, 단호하고 건설적이며 비판적이지 않은 방식으로 해야 한다. 만약 치료친구가 항상 비

> 치료친구는 객관적이고 단호하면서도, 따뜻하고 지지적인 사람이 좋다.

관적이고 논쟁적이며 비판적이라면, 여러분의 스트레스를 가중시켜 오히려 문제를 악화시킬 수 있다. 반면, 치료친구가 여러분의 증상에 대해 너무 관대해도, 지나치게 간섭해도 안 된다. 강박증에 대해 너무 관대한 사람은 단호하지 못해서, 여러분이 회피행동이나 의례적 행동을 하도록 그냥 내버려 둘 수 있다. 여러분의 증상에 지나치게 간섭하는 사람은 여러분이 이 워크북의 치료 기법들(불안을 유발시키는 과정을 포함하고 있는)을 사용하도록 격려하기보다는, 의례적 행동을 대신 해 주거나 강박적 불안을 회피하도록 도와줄지도 모른다. 치료친구가 가져야 할 특성은 다음과 같다.

치료친구를 고를 때 고려해야 할 특성	치료친구를 고를 때 피해야 할 특성
• 사려 깊은 • 지지적인 • 낙관적인 • 따뜻한, 이해심 많은 • 세심한 • 믿을 수 있고 일관된 • 단호한	• 비관적인 • 논쟁적인 • 비판적인 • 밀어붙이는 • 강박증상에 대해 너그럽고 관대한 • 증상에 지나치게 관여하는

치료친구와 협력하기

> 치료친구로 고려하고 있는 사람이 자신에게 부여된 역할을 기꺼이 수용하고, 이 책의 도입부와 제1부를 읽고 준비해 나갈 수 있는 사람인가?

치료친구는 강박증과의 전투에서 여러분의 팀원이다. 여러분은 대장 또는 총감독처럼 치료친구를 적절하게 배치해야 한다. 즉, 여러분이 책임자다. 여러분은 필요할 때 치료친구에게 도움을 요청하고, 치료친구는 여러분의 요청에 따라 도움을 주는 역할을 한다.

이 워크북의 각 단계에서 '치료친구를 위한 팁'이 제공될 것이다. 치료친구가 여러분의 치료를 대신 해 줘도 안 되고, 여러분이 강박증을 극복하기 위해 얼마나 노력했는지 끊임없이 잔소리를 해서도 안 된다. 그것은 궁극적으로 여러분 자신이 해야 할 일이라는 걸 명심하라. 끝으로, 치료친구는 여러분의 치료를 돕기 위한 시간을 매일(필요하면 한 시간까지) 할애할 수 있어야 한다.

치료친구의 또 다른 역할은 자문위원이다. 회사는 전문적인 도움을 줄 수 있는 사람의 조언이 필요할 때 자문위원을 고용한다. 자문위원은 회사의 전일제 직원이 아니다. 회사가 특별한 사안에 대해 조언이 필요해서 자문위원에게 지도를 요청하는 경우에만 관여한다. 이와 마찬가지로, 치료친구는 여러분의 문제를 이해해야 하고 치료 프로그램이 무엇을 요구하는지 알아야 하며 여러분에게 제안이나 권유를 해 줄 수 있어야 한다. 또한 여러분이 지지가 필요하다고 느낄 때 격려해 줘야 한다. 절대로 여러분의 행동을 변화시키기 위해 위협, 조롱, 또는 물리적 강압을 사용해서는 안 된다. 여러분이 문제를 겪고 있다는 것을 알게 되었을 때, 치료친구는 여러분이 강박증 치료작업에 전념하기로 약속한 사실을 상기시켜 줘야 한다.

치료할 준비가 되었는가

어떻게 보면, 새로운 프로젝트를 시작하기에 좋은 때가 따로 있는 것 같지는 않다. 그러나 여러분이 이 워크북을 읽고 있다는 사실은, 변화할 준비가 되어 있는가라는 질문에 적어도 반쯤은 '예' 라고 답했다는 뜻이다. 여러분이 강박증 치료작업에 대한 여러분의 복잡한 감정을 충분히 살펴보았다면, 이제는 여러분의 대답이 절반 이상 '예' 인지 알아볼 준비가 된 것이다. 다음의 각 질문에 대해 '예' 또는 '아니요' 로 답하라.

• 강박사고, 불안 및 의례적 행동을 줄이려는 동기가 있는가? 정말 그것을 걱정하고 있는가?

　　□ 예　　　　　□ 아니요

• 앞으로 의례적 행동과 강박적 불안을 줄이기 위해 단기간 동안 기꺼이 더 큰 불안과 불확실성을 견딜 수 있는가?

　　□ 예　　　　　□ 아니요

- 강박증 문제를 다루는 걸 배우는 데 집중할 수 있도록, 일상의 다른 문제들과 스트레스(가족 또는 직장 문제)를 적어도 어느 정도 접어 놓을 수 있는가?

  ☐ 예   ☐ 아니요

- 이 워크북에서 소개한 기법들을 훈련하기 위해 매일 일정 시간을 할애할 수 있는가?

  ☐ 예   ☐ 아니요

이 질문에 대부분 '예'라고 답했다면, 여러분은 이 워크북을 최대한 활용할 수 있을 가능성이 매우 높다. 그것은 많은 시간과 에너지가 소요되고 때로는 불안해질지라도, 강박증을 극복하는 치료작업에 기꺼이 참여할 거라는 것을 의미한다. 한편, 여러분은 지금이 이 프로그램을 시작하는 데 최적의 시기가 아니라고 판단할 수도 있다. 설사 그렇더라도, 강박사고와 의례적 행동을 조절하는 전략을 자세히 설명한 6~10단계를 읽어 보는 것이 도움이 될 것이다. 물론 때때로 필요에 따라 그 전략들을 사용해 볼 수도 있다. 일단 그 전략들이 삶을 어느 정도 개선시켜 줄 수 있다는 것을 경험하고 나면, 여러분은 치료 프로그램에 전적으로 전념해서 확실하고 장기적인 변화를 성취하고 싶은 마음이 들 수도 있다. 이제 시도해 볼 준비가 되었는가?

나의 치료 프로그램

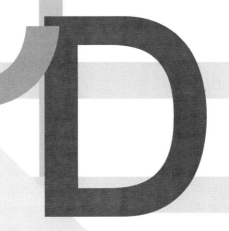

전투력 강화하기

강박증이 어떻게 작동하는지에 대한 지식, 자신의 증상에 대한 철저한 이해, 강박사고와 강박행동의 악순환을 끊어 내기 위한 인지행동치료 전략의 사용에 대한 계획 등, 여러분은 이제 강박증과의 전투를 본격적으로 시작할 모든 준비가 끝났다. 시작에 앞서 여러분의 노력이 최선의 결과를 낳을 수 있도록 몇 가지 전략적인 제안을 하고자 한다.

강박증에 대항하는 여러분의 무기

여러분은 앞으로 몇 주 동안 네 가지 핵심 전략을 사용할 것이다.

- 인지치료: 강박적 두려움과 의례적 행동을 하려는 충동의 근간을 이루는 부적응적 신념, 해석, 그외의 다른 사고 패턴을 발견하고 분석하고 도전하는 것
- 실제에서의 노출: 강박적 두려움을 촉발하는 실제 상황이나 사물에 점진적으로 직면하는 것(예: 오염물질에 실제로 접촉하기)
- 상상에서의 노출: 두려움을 촉발하는 강박사고, 강박적 상상 및 장면에 정신적으로 직면하고, 의례적 행동을 하지 않았을 때 발생할 것 같은 두려워하는 결말을 상상해 보는 것(예: 가족을 죽이는 폭력적 사고가 여러분을 살인자로 만들지도 모른다는 두려움에 직면하기)
- 반응방지: 의례적 행동을 하려는 충동에 저항하는 것(예: 보행자 옆을 운전할 때 그 사람이 나의 차에 치었는지를 확인하지 않기)

치료 프로그램 구성 방법

노스캐롤라이나 대학교 불안 및 스트레스 클리닉의 강박증 프로그램은 매우 효과
적이며, 자기주도 프로그램을 어떻게 구성할 것인가에 대한 좋은 모델을 제공한다.

노스캐롤라이나 대학교 불안 및 스트레스 클리닉의
강박증 프로그램

이 클리닉의 치료 프로그램은 15회기로 구성되어 있으며, 각 회기는 치료자와 함
께 90분 동안 진행된다. 치료는 강박증의 심각도, 각 개인의 일정 그리고 이동거리
등에 따라 일주일에 1회 또는 2회(또는 더 자주) 이루어진다. 또한 적어도 하루 2시간
의 자기주도('숙제') 훈련이 있다. 따라서 치료 회기의 빈도와 상관없이 매일 적어도
2시간 이상의 인지행동치료 전략을 사용한다. 처음 세 번의 회기는 강박증에 대한 교
육, 치료 계획의 수립 그리고 동기 강화로 이루어진다. 이미 여러분은 제1부와 제2부
를 마침으로써 이 구성요소들에 대한 작업을 완료하였다. 네 번째 회기부터 치료를
마칠 때까지는 매 회기에 인지치료, 치료자와 함께하는 노출 그리고 반응방지를 시
행한다. 첫 번째 노출훈련부터 반응방지 구성요소는 유효하다. 즉, 환자는 의례적 행
동을 하려는 충동에 저항하는 작업을 시작한다. 마지막 치료 회기에서는 마무리를
하고, 어떻게 호전된 상태를 계속 유지시킬 것인가에 대한 전략을 의논한다(이에 대
해서는 10단계에 소개되어 있다).

치료자와 함께하는 노출 회기는 매번 그날의 노출훈련에 대한 논의로 시작한다.
두려워하는 항목에 대한 신념과 해석을 확인하며, 인지치료 전략을 활용해서 그런
부적응적 사고 패턴에 도전하고 두려워하는 항목에 직면할 준비를 한다. 노출을 시
작하기 전에 시행하는 인지치료는 그날에 직면할 두려워하는 상황이나 강박사고에
대해 좀 더 현실적인 관점을 갖게 해 준다. 이를 통해 노출훈련의 시동을 걸어 주고,
문제가 되는 자신의 사고 패턴을 바꾸도록 도와준다. 예를 들어, 지훈 씨는 가장 두
려워하는 공동묘지에 대한 노출을 무서워하였다. 왜냐하면 그것이 죽음에 대한 생각

을 떠올리게 하기 때문이었다. 그는 인지치료를 통해서 모든 사람이 때때로 죽음과 관련된 고통스러운 생각을 한다는 것을 깨달았다. 또한 비록 일시적으로는 약간 괴로울 수도 있지만, 그런 생각은 정상적이고 해롭지 않다는 것도 알게 되었다. 이런 방식으로 생각하게 되자, 지훈 씨는 과감하게 공동묘지를 방문하는 노출을 시행할 수 있었다.

노출을 시작할 준비가 되면, 치료자는 환자에게 두려워하는 항목에 직면하거나 노출 상황으로 들어가라고 지시한다. 이것은 대개 의례적 행동을 하려는 충동을 자극하지만 환자는 반응방지를 하고 있다. 그러므로 치료자는 환자에게 의례적 행동을 하지 말고 저항하라고 지시한다. 환자가 의례적 행동을 하지 않고 두려움에 직면할 때 초래되는 재앙적 결말을 두려워하는 경우에는 상상에서의 노출을 동시에 사용한다. 예를 들어, 희수 씨는 고기를 자르는 칼에 직면하는 실제에서의 노출을 하고 있었다. 그러나 칼은 자녀와 남편을 찌르는 공격적 강박사고를 촉발하였다. 그래서 치료자는 그녀에게 칼에 직면할 때 느끼는 괴로움이 일단 어느 정도 가라앉고 나면, 바로 공격적 강박사고와 두려워하는 결말에 직면하는 훈련을 하도록 요구하였다. 구체적으로, 그녀는 칼을 사용하는 중에 가족을 찌르는 생각을 하기 시작하고, 자제력을 잃고 피바다 속에서 모두를 죽이는 무시무시한 시나리오를 생생하게 떠올리는 훈련을 하였다. 종현 씨는 성경에 대소변을 보는 내용의 신성모독적 강박사고 때문에 여러 해 동안 성경을 피했다. 그는 실제에서의 노출을 위해 성경을 읽는 훈련을 하였다. 그와 동시에 극심한 불안을 느끼지 않을 때까지, 대소변을 보는 원치 않는 생각을 하는 상상에서의 노출을 계속 훈련하였다(성경이 더럽혀진 적은 물론 없었다!). 희수 씨의 공격적 강박사고와 종현 씨의 신성모독적 강박사고는 지속적인 노출훈련을 통해 상당히 감소되었다.

치료 프로그램을 진행하는 동안 노출은 위계에 따라 점진적으로 이루어진다. 중간 정도의 불안을 촉발하는 상황과 생각부터 시작한다. 너무 약한 정도의 불안을 유발하는 노출부터 시작하면 용기를 내는 것과 불안에 직면하는 것을 배우지 못하는 반면, 극단적인 불안을 유발하는 상황부터 시작하면 너무 어려워진다. 가장 두려워하는 항목에 이를 때까지 각 치료 회기마다 치료자의 도움을 받으면서, 좀 더 도전이 되는 새로운 노출 항목에 직면하여야 한다. 회기와 회기 사이에는 치료 시간에 훈련하였던 상황과 생각에 직면하는 훈련을 혼자서 계속해야 한다. 회기들 사이에 반응방지 원칙은 또한 꾸준히 적용되어야 한다.

치료자와 함께하는 계획된 노출훈련뿐만 아니라, 의도하지 않게 발생하는 모든 두려운 상황도 피하지 말고 직면하는 것이 좋다. 다시 말하면, 강박증이 하지 말라고 하는 모든 것을 하라. 예를 들면 다음과 같다.

- 만약 강박증이 휴지통을 만지는 것은 위험하다고 말하면, 쓰레기를 버릴 때 일부러 휴지통을 만지라.
- 만약 강박증이 숫자 13은 불운을 가져올 거라고 말하면, 오히려 패스워드나 아이디에 포함시켜라.
- 만약 강박증이 공동묘지를 피하기 위해 멀리 돌아서 집에 가라고 말하면, 오히려 그 쪽으로 운전해서 가라.
- 만약 강박증이 헬스장 탈의실에서 옷 벗은 사람을 보는 것은 추잡하고 부도덕한 것이라고 말하면, 의도적으로 흘낏 보라.

회피 대신 노출훈련을 삶의 한 방식으로 선택하는 것이기 때문에, 이런 형태의 훈련을 '노출훈련 생활방식'이라 부른다. 계획된 노출을 수차례 충분히 경험해서 노출 작업이 수월해지면, 노출훈련 생활방식을 시작하는 것이 좋다.

여러분의 자기주도형 프로그램 시간표

이 책에서는 각 전략을 여러분의 고유한 강박사고, 의례적 행동 및 회피행동에 어떻게 적용하는지 보여 주기 위해, 네 가지 인지행동치료 전략을 따로따로 소개하였다. 하지만 아마도 여러분이 강박증에 따른 문제를 다루어 나가기 시작할 때는 그 전략들을 모두 합치게 될 것이다. 그러므로 여기에서는 6~10단계를 가장 효과적으로 사용할 수 있는 방법에 대해 몇 가지 제안을 할 것이다.

먼저 6단계를 통해서 인지치료 기법을 어떻게 사용하는지 배우라   강박적 두려움의 뿌리를 이루는 건강하지 못한 사고 패턴을 약하게 만드는 데 도움이 된다. 또한 노출 훈련에 대한 준비도 될 것이다. 1~2주 동안 매일 적어도 45분 이상 인지치료를 훈련하는 것이 좋다. 그 전략 중 일부는 종이와 펜을 꺼내서 찬찬히 해야 하는 것들이며, 나머지는 강박적으로 집착하기 시작할 때 또는 의례적 행동에 대한 충동을 촉발하는 어떤 것을 만났을 때 '즉각' 사용하는 것이다.

1~2주 동안 6단계를 훈련한 후에 노출 및 반응방지를 시작하라 강박사고가 여전히 괴로움을 유발한다고 해도 그렇게 해야 한다. 우선 7~9단계 전체를 쭉 읽으면서 그 기법들과 그것들을 함께 사용하는 방법에 대해 익숙해지라. 이 책에는 다양한 유형의 흔한 또는 드문 강박증상에 어떻게 실제 및 상상에서의 노출과 반응방지를 적용하는지 보여 주는 많은 예가 소개되어 있다. 또한 7~9단계에는 노출훈련의 한 구성요소로 인지치료를 이용하는 방법에 대해서도 설명되어 있다. 9단계 뒤에 나오는 '모두 다 합치기' 장에는 인지행동치료 시간표를 짤 때 필요한 모든 서식이 나와 있다.

계획된 실제에서의 노출, 상상에서의 노출, 또는 두 가지를 합친 노출을 매일 두 번씩, 한 번에 적어도 1시간 이상 훈련하라 대부분의 환자는 아침에 한 번, 오후나 저녁에 한 번 하는 것을 선호하였다. 첫 10분은 인지치료 전략을 사용해서 두려움에 직면할 준비를 하라. 나머지 시간은 두려워하는 상황, 강박사고, 또는 두 가지 모두를 직면하는 데 사용하라. 물론 원하면 더 많이 훈련해도 된다. 시간을 많이 투자하면 할수록 더 빨리 호전되고, 이 프로그램을 통해 더 많은 성과를 얻을 것이다. 9단계 뒤의 '모두 다 합치기' 장에는 노출 및 반응방지 훈련을 하는 동안 주관적 불편감 점수를 추적해서 기록하는 서식이 있다.

앞서 이야기한 것처럼, 중간 정도로 두려운 촉발요인부터 시작해서 더 큰 불안을 유발하는 촉발요인으로 천천히 옮겨 가며 점진적으로 두려움에 직면하는 것이 가장 수월할 것이다. 4단계(139쪽과 148쪽)에서 작성한 노출 위계를 노출 프로그램의 길잡이로 삼으라. 각 위계 항목이 최소한의 불안만 유발할 때까지 훈련한 뒤, 다음 어려운 항목으로 넘어가라. 일반적으로 더 어려운 다음 항목으로 넘어가기 전에 각 항목을 적어도 1주일 이상 집중적으로 훈련하는 것이 원칙이다. 이렇게 하면 확실하게 각 상황이 좀 더 편안해진 상태에서 다음에 더 어려운 다음 단계로 넘어갈 수 있을 것이다. 불안을 다루는 방법은 7단계에서 제안할 것이다.

첫 노출훈련을 시작할 때부터, 4단계(155쪽)에서 여러분에게 맞게 수립하였던 반응방지 계획도 함께 적용하라 9단계에서는 의례적 행동을 중단할 수 있는 전략을 결정하는 것을 돕고, 의례적 행동에 대한 더욱 강한 충동에도 저항할 수 있는 기법을 제공할 것이다.

계획된 노출 연습을 약 3주간 진행한 후에는 '노출훈련 생활방식'을 시작해서 일상생활에서 닥치는 두려움 촉발요인과 침투사고를 견뎌 보는 기회를 이용하라 그렇다. '기회를 이용하라'고 표현했다. 그것은 촉발요인이나 침투사고를 사전에 계획 없이 맞닥뜨렸을 때, 걱정하거나 도망가야 할 상황으로 보지 않고, 노출기법을 훈련하고 강박증상을 없애는 작업을 할 수 있는 상황으로 여기는 것을 배운다는 뜻이다. 그것은 마치 운동을 더 많이 해서 체중을 빼는 것과 같다. 여러분은 단지 헬스장에만 의지할 수는 없다. 엘리베이터나 에스컬레이터 대신 계단을 이용하기 시작해야 한다. 또한 최대한 가까운 곳에 주차하기 위해 15분 동안 빈자리를 찾아 헤매기보다는 건물에서 먼 곳에 주차하고 더 많이 걸어야 한다.

두려움 위계에 있는 모든 항목에 대한 노출을 마친 후에는 10단계로 넘어가라 10단계에서는 프로그램을 통해서 얼마나 많이 발전했는지를 평가하고, 호전된 상태를 유지하며 계속 더 좋아지기 위한 전략을 배울 것이다. 보다시피, 여러분은 다음 몇 주 또는 몇 개월 동안 이 프로그램에 많은 시간을 빼앗길 것이다. 강박증을 호전시키는 데 필요한 모든 자원을 집중하기 위해, 여러분의 시간과 에너지를 빼앗는 다른 활동을 줄이는 것을 고려할 수도 있다. 이미 짐작했겠지만, 상황이 힘들어지고 불안해질 때도 있을 것이다. 의례적 행동을 포기하고 매번 새로운 두려움과 강박사고에 직면하려면 용기와 노력과 인내가 필요할 것이다. 하지만 위험을 감수하고 열심히 노력하면 성공할 가능성이 높아진다. 인지치료와 노출훈련을 하는 기회를

더 자주 갖고 의례적 행동을 멈추는 데 더 엄격해질수록, 여러분은 강박증과의 전
투에서 더 빨리 승리할 것이다. 이전에 수많은 사람이 그랬듯이, 여러분은 할 수
있다.

6단계 강박증의 뿌리를 공격하기
- 사고오류 -

- 7, 8, 9단계로 넘어가기에 앞서, 이 단계에서 소개하는 기법을 매일, 최소 45분 이상, 1~2주 동안 훈련하라.
- 매번 노출훈련을 하기에 앞서 먼저 10분 동안 인지치료를 시행하라.

6~9단계에서 소개하는 모든 전략은 치료에 매우 중요하다. 사실 강박증을 극복하기 위해서는 그 전략들을 한 번에 한 가지씩 사용하는 것이 아니라 함께 사용해야 한다. 그러므로 비록 이 워크북에서는 단계적으로 소개하고 있지만, 여러분은 훈련을 본격적으로 시작하기 전에 6~9단계를 모두 꼼꼼히 읽고, 그 기법들을 합쳐서 사용하는 법을 배워야 한다. 그런 다음 9단계 뒤에 나오는 '모두 다 합치기' 장을 읽고 본격적인 훈련을 시작하라. 여러분은 제3부(6~10단계)를 읽는 동안(약 2주 정도), 이 단계에서 배울 인지치료 기법들을 훈련할 것이다.

3단계에서 배웠듯이 불안을 느끼거나 의례적 행동을 해야만 할 것 같은 느낌이 드는 것은 언제나 여러분이 강박 촉발요인이나 침투사고를 어떻게 해석하느냐에 달려 있다. 하지만 그 해석이 항상 믿을 만한 것은 아니다. 지나친 두려움이나 의례적 행동을 불러일으킬 때는 특히 더 그렇다. 모든 사람은 때때로 실수를 한다. 다른 사람들처럼 여러분도 어떤 상황이나 생각을 비논리적이고 부정확하게 또는 단순히 도움이 되지 않는 방향으로 (잘못) 해석할 수 있다. 어떤 일이 잘못될 거라고 확신했지만 실제로는 그렇지 않았던 적이 있는가? 이 사람은 이럴 거라고 생각했지만, 나중에 보니 정반대였던 적이 있는가? 이런 예들은 강박증의 악순환에 기여하는 사고의 오류와 비슷하다. 다음에서는 여러분 스스로 사고오류(인지오류)를 찾을 수 있도록 도와줄 것이다. 여러분은 이런 과정을 통해 자신을 강박증의 악순환에 빠지게 했던 잘못된 사고방식들을 교정해 나갈 수 있을 것이다.

인지행동치료의 한 요소인 인지치료는 불안을 유발하는 인지유형을 바꾸는 것이 목적이다. 인지(cognition)란 우리가 생각하고, 해석하고, 가정하고, 믿고, 집중하고, 기억하는 방식을 말한다. 강박증에서 인지치료의 목적은 부정적인 침투사고는 중요하고 위협적인 것이며 반드시 통제되어야 한다는 여러분의 신념과 강박증상의 촉발요인은 위험하고 해로운 것이라는 여러분의 해석을 바꾸는 것이다. 이 장에서는 이런 건강하지 않은 인지에 도전해서, 불안과 의례적 행동을 유발하지 않는 건강한(그리고 더욱 정확한) 인지로 바꾸는 전략을 가르쳐 줄 것이다. 여기에 소개된 많은 전략들은 나의 동료인 사빈 빌헬름(Sabine Wilhelm), 마크 프리스톤(Mark Freeston), 게일 스테케티(Gail Steketee), 모린 휘톨(Maureen Whitall), 마틴 안토니(Martin Antony), 크리스틴 퍼든(Christine Purdon) 그리고 데이빗 클라크(David A. Clark)가 개발하고 확장시킨 것들이다.

인지원칙: 부정적 감정은 해석에서 비롯된다

사실 '어떻게 느끼는가' 는 '상황을 어떻게 해석하는가' 에 달려 있다. 불안, 우울 그리고 분노와 같은 부정적 감정은 상황이나 사건 자체에 의해 유발되는 것이 아니라 오히려 이들 상황과 사건을 '어떻게 생각하는가' 에 따라 결정된다. 더욱이 특정한 유형의 해석은 특정한 느낌과 감정을 유발한다. 스스로의 가치에 대해 지나치게 부정적인 신념('나는 무가치하고 사랑스럽지 않다.')을 가지면 우울한 감정이 유발된다. 만약 높은 기준에 부응하지 못하고 있다고 여긴다면('난 100점을 받았어야만 해. 95점은 부족해.') 아마도 죄책감을 느낄 것이다. 만약 상황을 매우 위험하고 위협적이며 예측이 불가능하다고 해석한다면('개는 종종 아무 이유 없이 사람을 무는, 예측하기 매우 어려운 동물이다.'), 여러분은 불안과 두려움을 느낄 것이다.

학교에서 수업 시작 전에 선생님이 들어오셔서 여러분에게 "수업 끝나고 얘기 좀 하자."라고 이야기했다고 가정해 보자. 수업시간에 앉아 있는 동안 여러분 마음속에는 어떤 생각이 들 것 같은가? 여러분은 자신에게 뭐라고 이야기할 것 같은가? 다음 해석들 중 하나를 골라 보라.

- 선생님은 내 과제에 만족하셔서 내게 직접 말씀하고 싶어 하신다(a).
- 선생님의 특별 프로젝트를 내가 도와줄 수 있는지 물어보고 싶어 하신다(b).
- 선생님은 단지 나를 조금 더 알고 싶어 하신다(c).
- 내가 뭔가 잘못을 해서, 선생님은 나한테 화가 나셨다(d).

만약 a나 b를 골랐다면, 여러분은 그 해석의 결과로 기분이 매우 좋을 것이다. 미소를 짓거나 손을 들어 질문함으로써 더욱 자신감을 얻을지도 모른다. 만약 c를 골랐다면, 기분이 좋지도 나쁘지도 않고 보통 때와 크게 다르지 않을 것이다. 그러나 만약 d를 골랐다면, 아마 불안하고 걱정이 될 것이다. 아무 말도 하지 않고, '무엇이 잘못됐을까, 수업 후 선생님이 무슨 말을(또는 무엇을) 하실까?'를 계속해서 골똘히 생각할 것이다. 이 모든 해석은 실제로 가능하다. 여러분이 선택한 해석이 여러분의 현실을 만들고, 여러분이 어떻게 느끼고 행동할지를 결정한다. 이러한 관계는 우리 삶의 대부분의 상황에도 그대로 적용된다.

> 인지원칙을 기억하라. 여러분의 불안, 슬픔, 분노, 행복, 또는 좋지도 나쁘지도 않은 기분을 결정하는 것은 실제로 무슨 일이 일어났는지가 아니다. 실제 일어난 일을 어떻게 해석하는지에 따라 결정된다.

인지원칙과 강박증

3단계에서 배운 것처럼 그릇되고 자기패배적인 신념과 해석은 강박증상의 뿌리가 된다. 돈이나 손잡이를 만지는 것, 다른 사람과 악수하는 것에 의해 오염에 대한 강박사고와 손 씻기 의례적 행동이 촉발되었던 시원 씨를 생각해 보자. 시원 씨는 이런 것들을 만지면 사람들의 손에 있던 병균이 자신에게 옮아서 결국 심각한 병에 걸릴 거라고 믿었다. 그는 이 항목들을 위험한 것으로 해석하였다. 인지적 관점에서 보면,

병균에 대한 시원 씨의 신념과 해석(예: '만약 다른 사람과 악수하면 난 그 사람의 병균을 갖게 되고, 결국 심각한 병에 걸릴 것이다.')이 병균과 접촉할 가능성이 있는 상황에서 그를 매우 불안하게 만든 것이다. 결국 그 불안 때문에 시원 씨는 안전하다고 느끼기 위해 씻기 의례적 행동을 해야만 했다.

하지만 사람들의 손이 정말 그렇게 위험한가? 돈을 만지거나 문을 열거나 악수를 하는 것과 같은 행동이 일반적으로 사람을 병들게 하는가? 물론 절대 병에 걸리지 않는다고 100% 보장할 수는 없다. 엄밀히 말하면, 실제로 그런 일이 생길 수도 있다. 그러나 대부분의 사람은 이 정도의 위험은 당연한 것으로 생각한다. 또한 '상당히 안전하다.'고 생각한다. 대부분의 사람은 이런 것들을 회피하지 않으며 강박적으로 손을 씻어야 할 필요성도 느끼지 않는다. 일상에서의 경험에 근거해 볼 때, 시원 씨의 사례에서 오염의 위험은 감수할 정도로 낮다. 만약 시원 씨가 촉발요인에 대한 생각을 바꾸어 그것을 어떻게든 '감수할 만한 위험'으로 바라볼 수만 있다면, 그는 이와 같은 상황에서 불안을 덜 느낄 것이다. 또한 안전하다고 느끼기 위해 의례적 행동에 의존할 필요가 없을 것이다.

3단계에서 설명했듯이 우리는 외부 세계의 사건과 상황을 해석하는 것과 마찬가지로 머릿속 침투사고도 해석하고 판단한다. 사랑하는 누군가를 살해하는 생각이나 장면이 반복적이고 침투적으로 머릿속에 떠오른다고 가정해 보자. 이 생각과 장면을 어떻게 판단하고 해석할 것인가? 다음 중 골라 보라.

- '이것은 단지 생각일 뿐 그 이상은 아니다.' 라는 절대적인 확신이 서야 한다(a).
- 이런 생각을 떠올리는 것만으로도 그런 행동을 할 위험성이 커진다(b).
- 냉혈한 살인자만 이런 생각을 가지고 있다. 그러므로 난 냉혈한 살인자다(c).
- 이건 말도 안 되는 생각이다. 나는 이런 행동을 하지 않을 것이다(d).

이미 알아차렸겠지만, a, b, c를 고른다면 아마 여러분은 불안해져서 그 생각을 분석하거나 세밀히 살펴보려고 할 것이다. 또는 일시적으로 마음을 편안하게 해 주는 어떤 의례적 행동이나 안심구하기 전략을 사용해서 그 생각을 마음속에서 떨쳐 버리려고 애쓸 것이다. 하지만 a, b, c가 정확한 해석인가? 여러분이 지금까지 침투사고와 강박사고에 대해 배운 것에 비추어 볼 때, d만이 논리적 해석이다. 해석 d는 진실이며 강박적 불안도 유발하지 않는다. 만약 d라고 생각한다면, 침투사고를 분석하거나 그것과 싸울 필요가 없다. 또한 침투사고에 대처하기 위해 안심구하기나 의례적 행동을 할 필요도 없다.

강박증 인지치료

그러므로 비록 동일한 사건, 촉발요인, 침투사고일지라도, 여러분의 해석에 따라 완전히 다른(때로는 정반대의) 느낌(기쁨, 중립, 또는 불안)을 유발할 수 있다. 강박적 불안과 두려움은 과장되고 그릇된(잘못된) 해석에 따른 결과라는 것이 드러났다. 그러나 이런 인지는 흔히 자동적이기 때문에, 여러분은 심지어 그것이 논리적인지 아닌지를 판단할 기회조차 갖지 못한다. 만약 이런 종류의 사고오류들을 찾아내고, 의문을 제기하고, 수정하는 것을 배울 수만 있다면, 자동적인 사고 과정의 속도를 늦출 수 있고, 어떤 상황에서도 느낌과 감정을 더 잘 통제할 수 있을 것이다. 앞서 언급한 것처럼, 이것이 인지행동치료의 구성요소인 인지치료의 목적이다.

인지행동치료의 목적이 강박 촉발요인을 회피하거나 강박사고 모두를 제거하는 것(아마도 이것은 불가능할 것이다)이 아님을 기억하라. 아마 여러분은 일상생활에서 일부 강박 촉발요인들과 마주치지 않을 수 없을 것이다. 더욱이 여러분을 괴롭히는 침투사고들은 정상적으로도 경험되는 것들이다. 인지행동치료는 이러한 촉발요인들에 대한 사고방식과 대응방식의 문제점을 발견하고 교정하는 것이 목적이다. 특히 인지치료는 여러분의 그릇된 신념과 해석이 강박 촉발요

> 불안과 두려움은 강박 촉발요인이나 상황, 침투사고 자체에 의해서 유발되는 것이 아니다. 그보다는 여러분이 이 촉발요인과 침투사고를 얼마나 중요하고 위협적인 것으로 해석하는가에 달린 것이다. 만약 여러분이 그 오해석을 교정한다면, 불안과 두려움은 줄어들 것이다.

인과 강박사고에 대응하는 여러 가지 가능한 방법 중 한 가지에 불과하다는 것을 알게 해 줄 것이다. 여러분은 불안을 유발하지 않으면서 훨씬 도움이 되는 다른 사고방식들이 있다는 것을 발견하게 될 것이다.

예를 들어, 마리 씨는 '암'이라는 단어를 말하거나 쓰거나 생각하기만 해도 암에

걸릴 것이라는 신념 때문에 이 단어를 무서워하였다. 이 단계에서 마리 씨는 암이라는 단어의 위험성에 대해 다른 대안적 생각을 할 수 있도록 몇 가지 인지치료 기법을 사용하였다. 그녀는 많은 의사(특히 종양내과 의사)가 이 단어를 매일 자주 사용하고 있다는 것을 미처 생각하지 못했다. 암과 관련된 책의 저자나 암 관련 웹사이트에 개인적인 이야기와 정보를 포스팅하는 사람들은 항상 이 단어를 사용한다. 이런 사실을 검토해 보는 것은 암이라는 단어에 대한 그녀의 견고한 신념을 약화시키는 데 도움이 되었다. 결과적으로 마리 씨는 그 단어를 지우려는 정신적인 의례적 행동을 하지 않고도 기꺼이 그 단어에 직면하는 노출치료 훈련을 시도할 수 있었다.

인지치료 전략의 올바른 사용과 잘못된 사용

마리 씨는 특정한 인지치료 전략(특히 증거 검토하기)을 활용해서 도움을 받았다. 그 인지치료 전략은 특정한 인지오류에 도전하기 위해 고안되었는데, 그녀의 경우에는 주로 생각-행동 융합(thought-action fusion: 생각이나 단어를 떠올리는 것이 행동을 하는 것과 같다는 신념)이 문제였다. 3단계에서 배운 것처럼 인지오류는 다양한 범주로 나뉜다. 다음 표에 제시한 대로 특정한 사고오류는 특정한 인지치료 전략을 이용할 때 가장 효과적으로 다룰 수 있다. 따라서 인지치료 전략을 사용하는 올바른 방법은 먼저 여러분이 범하는 인지오류의 종류를 확인하는 것이다. 그렇게 해야 그 오류에 맞설 수 있는 적절한 도구를 사용할 수 있다. 여러 형태의 인지오류에 대해 다시 보고 싶으면, 109~116쪽의 내용을 참고하라. 그런 다음, 뒤에 소개되어 있는 전략

전략	인지오류
증거 검토하기	모든 종류의 인지오류
연속선 기법	생각-행동 융합
파이-차트 기법	과장된 책임감
평생 모은 돈 걸기 기법	확실성 요구
이중잣대 기법	모든 종류의 인지오류
비용-효과 분석	모든 종류의 인지오류
실험 기법	생각-행동 융합, 생각 통제 요구

들을 읽어 보라. 이 장의 끝 부분에서 우리는 여러분이 4단계에서 작성하였던 노출 위계를 다시 한 번 살펴보고, 각 위계 항목과 관련된 인지오류에 가장 적합한 인지치료 전략을 골라 볼 것이다.

그러나 인지치료를 잘못 사용하는 경우도 있다는 것을 명심해야 한다. 일부 인지치료 전략은 여러분의 생각이나 두려워하는 상황을 분석하는 것인데, 여러분은 이것을 오히려 안심구하기로 사용하고 싶은 유혹에 빠질 수 있다. 그러나 그렇게 하면 두려움에 대한 안전을 보장받기 위해 인지치료 전략들을 의례적 행동으로 전락시키는 것이다. 마치 100% 확신할 수

> 여러분의 강박사고가 거짓임을 증명하려고 시도하는 대신에, 강박사고가 타당할 가능성이 실제로 작다고 스스로에게 얘기할 수 있는가? 좀 더 가능성이 높은 일에 초점을 맞출 수 있는가?

없는 어떤 것('내가 암에 걸릴까, 안 걸릴까?')에 대한 안심구하기로 인지전략을 사용하려는 것과 같다. 영훈 씨의 경우를 예로 들어 보자.

영훈 씨는 욕설에 대한 두려움을 가지고 있었다. 윗사람이나 목사님과 대화할 때처럼, 그러면 안되는 상황에서 실수로 음란한 몸짓을 하거나 비속어를 사용할지도 모른다는 생각을 가지고 있었기 때문이다. 그러나 그는 욕설에 대한 자신의 두려움이 비합리적이라고 자신을 확실하게 안심시키기 위해 인지기법을 사용했다. 영훈 씨는 강박증과 관련된 인터넷 채팅방을 샅샅이 뒤져서 침투사고를 행동으로 옮기는 것과 관련된 내용의 토론을 섭렵했다. 그런 다음, 자신의 침투사고에 대한 '최선'의 합리적인 해석을 찾아낼 때까지 그 내용을 자세히 조사했다. '욕설에 대한 내 생각은 완전히 터무니없어. 강박증을 지닌 사람들이 자신의 강박사고에 따라 행동하는 것은 아니야.' 그는 마음속에 욕설이 떠오를 때마다 이 문장을 되뇌었다. 자신이 어떤 난처한 행동도 할 리가 없다는 것을 스스로에게 안심시키는 방법이었다. 그러나 이런 전략은 안심을 구하기 위해 정신적인 의례적 행동을 하는 것과 다를 바가 없었다. 그는 원치 않는 침투사고에 대해 대안이 되고 현실적인 사고방식을 도출하는 대신 두려움을 줄이기 위해 이 문장을 사용하였다. 그러나 영훈 씨는 얼마 지나지 않아 자신이 이 문장을 의례적으로 되뇌고 있다는 것을 깨달았다. 좀 더 도움이 되는 접근방식은 자신에게 다음과 같이 이야기하는 훈련을 하는 것이다. '모든 사람은 때때로 의미 없는 생각을 해. 아마도 나는 침투사고를 실제보다 훨씬 더 중요하게 해석하고 있을

거야.'

인지전략은 강박사고와 강박 촉발요인에 대한 자신의 해석이 옳은지, 열린 마음으로 바라보게 해 준다. 대개는 높은 불안과 의례적 행동을 불러일으키지 않는, 더욱 정확한 다른 사고방식들이 존재한다. 마리 씨는 '증거 검토하기' 전략을 시도했을 때, 암에 대한 자신의 강박적 신념이 100% 정확하지는 않을 수도 있다는 생각을 해 볼 수 있게 되었다. '암이 절대로 발생하지 않는다.' 고 보장할 수 없다는 것도 알게 되었다. 또한 그녀는 이 전략이 생각-행동 융합 신념에 도전하는 데 효과적일 수 있다고 생각하였다. 하지만 마음에 끌리는 다른 어떤 인지전략을 사용해도 상관없다. 인지치료는 융통성 있게 적용할 수 있는 도구다. 인지치료 전략을 의례적 행동으로 만드는 함정에 빠지지 않기 위한 몇 가지 팁이 있다.

- '두려워하는 결말이 실제 발생하는 일은 절대 없을 것이다.' 라는 확신을 가지려고 인지전략을 사용하지는 말라. 다시 말하면, 강박적 두려움을 그저 비논리적인 것이라고 묵살하기 위해 인지전략을 사용해서는 안 된다.
- 강박적 두려움을 왜 절대로 두려워할 필요가 없는지 그 이유를 찾아내기 위해 인지전략을 사용하지는 말라.
- 대신, 가능성 있는 새로운 해석에 열린 마음을 갖는 데 이 전략을 사용하라.
- 불확실한 결과에 대한 두려움과 위험에 직면하도록 자신을 격려하기 위해 인지적 기법을 사용하라. 앞선 예에서 마리 씨는 '암이라는 단어에 직면해도 병에 걸리지 않을 것이다.'라는 새로운 신념을 시험하려면 그 단어에 계속 노출해야 한다고 판단했다. 인지전략을 제대로 사용하였을 때 영훈 씨는 부적절한 말이나 행동을 하는 것에 대한 두려움이 실제로 실현되는지(실제 실현되지 않았다!) 검증하기 위해 일부러 다양한 상황에서 욕설을 떠올려 볼 수 있었다.

증거 검토하기

병호 씨는 식중독에 대한 강박사고와 두려움을 가지고 있었다. 음식이 일으키는 질병이 매우 흔하고 심각하다고 믿었기 때문에, 그는 음식을 썰고 확인하는 의례적 행동을 하게 되었다. 또한 대체로 그는 레스토랑에서 식사하는 것을 회피했다. 그렇게까지 두려워하고 회피하며 의례적 행동을 하는 것은 불필요하고 어리석은 일이라고 아무리 설득을 해도, 언제나 "네, 하지만 조심하지 않으면 병에 걸릴 수도 있어요. 작년에 햄버거에서 죽은 바퀴벌레가 나왔다는 뉴스 방송을 기억하세요? 그런 일이 있을 수 있어요."라고 말하곤 했다.

여러분이 어떤 사건, 상황 및 강박사고에 대해 단지 불안을 느낀다고 해서, 여러분의 신념, 해석 또는 두려워하는 결말이 현실성이 있다는 뜻은 아니라는 것을 깨닫는 것이 강박증과의 전투를 승리로 이끄는 하나의 중요한 관문이다. 마찬가지로, 단지 어떤 일이 일어나는 것이 가능하다는 것이, 실제로 그 일이 일어날 것 같다는 뜻은 아니다. 그러므로 최악의 시나리오를 그저 당연한 것으로 여기기보다는, 과학자가 생각하는 것처럼 여러분의 해석과 신념을 하나의 추측이나 가설로 간주하는 것이 좋다. 가설을 설정한 과학자는 그것을 지지할지 말지를 검증하기 위해 자료(사실적 증거)를 수집한다. 여러분은 증거 검토하기 기법을 사용해서 증거들을 살펴보는 방법을 배울 것이다. 여러분은 이를 통해 신념이 현실적인지, 그리고 강박사고와 의례적 행동을 촉발시키는 상황이나 생각에 대한 더 유용한 대안적 사고방식이 있는지를 분별할 수 있을 것이다(절대적인 확신을 요구하지 않으면서도). 병호 씨의 사례에서, 어떤 의미에서 그의 생각은 옳았다. 그는 병에 걸릴 수도 있다. 그러나 증거들을 살펴보았을 때 그 가능성은 매우 낮았다. 다시 말하면, 그는 레스토랑에 집착하거나 회피할 필요가 없었다. 또한 음식과 관련된 그의 의례적 행동은 분명히 지나치고 불필요한 것들이었다.

사실 이런 증거들을 수집하는 것은 생각보다 어렵다. 왜냐하면 여러분은 강박증 때문에 강박적 두려움을 확증하는 증거에 더 강하게 집중하는 반면, 두려움에 반박하는 증거는 무시하거나 얕잡아 보게 되기 때문이다. 여러분이 불안을 느끼면 느낄수록 더 그렇다. 병호 씨는 자신이 아는 어느 누구도 식중독에 걸린 적이 없다는 사실은 무시한 반면, 햄버거에서 죽은 벌레가 발견된 우연한 사건에는 주의를 기울였다. 하나의 확실한 사건이 지나치게 강조되고 과장되었기 때문에, 더욱 설득력 있는 다른 반대 증거들은 빛을 잃게 되었다. 이런 함정에 빠지지 않고 강박적 두려움에 대한 공정하고 균형 잡힌 관점을 갖기 위해서는 다음의 핵심질문을 항상 스스로에게 물어보는 습관을 들여야 한다. 색인카드에 적어서 주머니나 지갑에 넣고 다니며 읽어 보는 것도 좋은 방법이다.

증거를 검토하는 과정은 다음 네 가지 단계로 구성되어 있다.

- 강박적 두려움의 바탕에 있는 잘못된 신념과 오해석을 찾아보라.
- 자신에게 핵심질문을 묻고 대안적 인지들을 생각해 보라.
- 그 인지들을 지지하는 증거와 반박하는 증거들을 따져 보라.
- 두려움 촉발요인과 침투사고에 자신을 노출시키도록 격려하고, 증거에 근거한 더욱 현실적인 인지들을 찾아보라.

강박적 두려움에 대한 증거 검토를 돕는 핵심질문

- 과거 경험에 비춰 볼 때, 나의 두려움이 실현될 가능성은 얼마나 되는가?
- 다른 사람들의 경험은 나의 두려움에 대해 뭐라고 말하는가?
- 두려워하는 결말이 일어날 거라고 예상했지만 그렇지 않았던 적이 있는가?
- 다른 사람은 이런 상황이나 침투사고를 어떻게 볼까?
- 침투사고에 대해 배운 것은 무엇인가?
- 강박적 두려움은 느낌에 근거하는가, 아니면 실제 상황에 근거하는가?
- 일어날 가능성이 높은 사건과 낮은 사건을 혼동하고 있는가?

지연 씨는 남편 정수 씨를 찌르고 얼굴을 다치게 하는 공격적인 강박적 장면이 반복적으로 머릿속에 떠올랐다. 이 장면은 예고 없이 갑자기 떠오르기도 하지만, 칼을 보면 촉발되었기 때문에 그녀는 칼을 회피하였다. 지연 씨는 이 장면이 내심 자신이 남편을 해치고 싶어 하며, 실제로 자신이 끔찍하고 난폭한 사람이라는 것을 의미한다고 믿었다. 그녀는 강박사고를 중화시키기 위해 특정 문장을 반복적으로 되뇌었다(정신적인 의례적 행동, 예: '나는 그를 사랑해, 나는 그를 사랑해.').

증거 검토 작업지: 지연 씨의 예

1. 강박적 두려움(인지오류)의 바탕에 있는 잘못된 신념과 오해석을 찾아보라.

   • 정수 씨의 다친 얼굴을 상상한다는 것은 내가 진짜로 이런 일이 일어나기를 원하는 무시무시한 사람이라는 것을 의미한다(인지오류의 종류: 생각의 중요성, 생각-행동 융합).

2. 자신에게 핵심질문을 묻고 대안적 신념을 생각해 보라.

   • 핵심질문: 내가 침투사고에 대해 배운 것은 무엇인가? 다른 사람은 이 상황이나 침투사고를 어떻게 볼까?

   • 대안적 신념: 모든 사람은 중요하지도 않고 개인적 의미를 담고 있지도 않은 장면을 머릿속에 떠올리곤 한다. 내게 그런 장면이 떠오르는 것은 아마도 정상이고, 해롭지 않을 것이다. 정수 씨를 비롯한 다른 사람은 걱정할 게 아니라고 얘기하고 있고 나를 무서워하지도 않는다.

3. 그 인지들을 지지하는 증거와 반박하는 증거를 따져 보라.

   • 잘못된 신념/해석을 지지하는 증거

     – 강박적 장면을 떠올릴 때, 나는 그에 따라 행동할 것처럼 느낀다.

     – 나는 예전에 어떤 사람이 자고 있는 남편을 찔렀다는 뉴스를 읽은 적이 있다.

   • 새로운 대안적 신념을 지지하는 증거

     – 대부분의 사람은 품성과 어울리지 않는 이상한 생각을 가지고 있다.

     – 내 품성과 어울리지 않는 다른 생각들을 내가 가지고 있긴 하지만, 그것들이 나를 괴롭히지는 않는다.

     – 자신의 생각에 겁먹으면, 그 생각은 더욱 강렬해진다.

     – 난 지금까지 살면서 결코 난폭한 일을 한 적이 없다. 나는 누구도 다치길 원하지 않는다.

     – 정수 씨는 내가 위험한 사람이라고 생각하지 않을뿐더러 나를 두려워하지도 않는다.

계속

4. 두려움 촉발요인과 침투사고에 자신을 노출시키도록 격려하고, 증거에 근거한 더욱 현실적인 인지들을 찾아보라.
   • 내가 이치에 맞지 않고, 정상적으로도 있을 수 있는 침투사고에 대해 과잉반응하는 것 같다. 만약 내가 칼을 사용하는 노출훈련을 하고 이치에 맞지 않은 장면이 떠오르는 것에 직면하며 정신적인 의례적 행동을 하는 것을 멈춘다면 정말로 도움이 될 것이다.

전투계획 증거 검토 작업지를 복사해서 가까이에 두고, 인지오류를 다루기 시작할 때 사용하라.

인지오류를 지지하는 증거와 반박하는 증거를 검토하기 시작할 때 다음 작업지를 사용하면 도움이 될 것이다. 지연 씨의 작업지를 앞에 소개하였다.

증거 검토 작업지

1. 인지오류

_____

_____

2. 대안적 신념(들)

_____

_____

3-1. 인지오류를 지지하는 증거

_____

_____

_____

계속

3-2. 대안적 신념을 지지하는(그리고 인지오류를 반박하는) 증거

_____

_____

_____

4. 증거에 근거한 현실적 인지 및 노출/반응방지를 위한 제안

_____

_____

연속선 기법

이 기법은 원치 않는 침투사고를 해석할 때 좀 더 현실적 접근을 하도록 도와준다. 특히 성적 · 공격적 · 신성모독적 강박사고와 '이런 생각은 내가 도덕적으로 나쁜 성품을 가지고 있다는 것을 뜻한다.' 는 두려움을 가지고 있을 때 유용하다(즉, 생각-행동 융합과 생각의 중요성에 대한 신념: '나쁜 생각을 가지고 있으므로 나는 나쁜 사람이다.' '그 생각은 내가 그 일이 일어나기를 바란다는 것을 뜻한다.' '생각하는 것은 행동하는 것과 마찬가지로 나쁘다.'). 송현 씨는 어린아이를 성추행하는 성적 강박사고를 가지고 있었다. 어린아이를 쳐다볼 때마다 항상 부적절하게 접촉하는 원치 않는 장면을 경험하였다. 그녀는 '이 장면은 내가 내심 어린아이에게 성적 충동을 느끼는 성추행자라는 것을 의미한다.' 라고 믿었다. 그녀는 자신이 통제를 잃고 '충동' 대로 행동하는 것은 단지 시간 문제일 뿐이라고 생각했다.

침투적이고 원치 않는 강박사고와 실제로 행동을 하려는 의도는 혼동되기 쉽다. 어쩌면 여러분은 정말 행동하려는 욕구나 충동 같은 느낌을 경험할지도 모른다. 그러나 성품을 평가할 때 생각이나 욕구, 충동이 아니라 여러분의 실제 행동을 기준으로 하는 것이 더 타당하다. 특히 그 생각이 원치 않는 것일 때에는 더 그렇다. 사람들이 실제로 어린아이를 성폭행하는 불행한 상황을 가정해 보자. 만약 어떤 사람이 단

지 어린아이를 성폭행하는 것에 대한 생각만 하고 행동으로 옮기지 않는다면, 그것은 실제로 어린아이를 성폭행하는 것과 동일한 것인가? 만약 '나는 어떤 사람인가?(인격이나 도덕적 기준)' 에 대한 평가가 여러분이 생각하는 것에 따라 결정된다고 믿는다면, 정말 '부도덕' 하다는 것은 나쁜 생각을 얼마나 많이 가지고 있어야 하는가? 그 기준점은 어디인가? 매우 부도덕한 생각을 1개 가진 것이 약간 부도덕한 생각을 100개 가진 것과 똑같이 나쁜 것인가? 모든 사람이 이런 종류의 생각을 가지고 있다는 사실은 어떻게 생각하는가? 분명히 우리 모두가 부도덕하지는 않다! 연속선 기법은 이것을 더욱 분명하게 살펴볼 수 있도록 고안되었다.

다음 연속선은 '가장 부도덕한/가장 나쁜 사람' 부터 '가장 도덕적인/가장 선한 사람' 까지 나열되어 있다. 양쪽 범주에 해당되는 사람들을 생각해 보고, 연속선 위 해당되는 위치에 그들의 이름을 적어 보라.

가장 부도덕한 가장 나쁜 사람	가장 도덕적인 가장 선한 사람

가장 선한 사람-가장 나쁜사람 연속선에서 여러분은 어디에 위치하는가? 그 위치에 X 표시를 하라(또는 이름 첫 글자를 쓰라). 다음 사람들을 생각해 보라. 연속선 위 해당되는 위치에 각 사람들의 번호를 적어 보라.

- 살인을 저지른 사람(1)
- 살인을 저지르는 것에 대한 생각을 했지만, 실제로 그렇게 하지 않은 사람(2)
- 물건을 훔친 사람(3)
- 물건을 훔치는 것에 대한 생각을 했지만, 실제로 그렇게 하지 않은 사람(4)
- 바람을 피운 기혼자(5)
- 바람을 피우는 것에 대한 생각은 했지만, 실제로 그렇게 하지 않은 사람(6)

여러분은 연속선 위 어디에 자신을 놓았는가? 앞의 6명의 사람은 어디에 놓았는가? 다음 질문에 답해 보라.

1. 여러분과 다른 사람들을 연속선 위 어디에 놓을지를 어떻게 결정했는가?

_____

_____

_____

2. 여러분은 나쁜 행동을 저지른 사람과 더 비슷한가, 아니면 단지 나쁜 행동에 대해 생각만 한 사람과 더 비슷한가? 왜 그런가?

_____

_____

_____

3. 여러분의 강박적 사고는 의도적인 것인가, 아니면 원치 않는 것인가? 만약 부도덕한 행동에 대해 의도적으로 생각했다면, 연속선 위 어디에 여러분을 놓을 것인가? 왜 그런가?

_____

_____

_____

이 연습 문제를 마치고 나면, '도덕성이란 원치 않는 침투사고에 근거하는 것이 아니라 의도적으로 선택하는 행동에 근거하는 것이다.' 라는 견해를 더욱 쉽게 받아들일 수 있을 것이다. 다시 말해, 원치 않는 나쁜 생각보다는 나쁜 행동이 더 중요하다.

파이-차트 기법

부정적 사건(자동차 사고, 질병, 불행, 또는 이와 비슷한 것)에 강박적으로 사로잡혀 있을 때, 그 사건을 유발한 책임이 아마도 여러분에게 있을 거라고 걱정하는가? 여러분이 그 사건이 발생하는 것을 막는 데 최선을 다하지 않았다고 생각하는가? 의례적 행동을 더 많이 해야 했는가? 혹은 더 조심해야 했는가? 파이-차트 기법은 부정적 사건 및 재앙을 유발하거나 예방하지 못한 것에 여러분이 얼마나 기여했는지 생각해 보는 것을 돕는다. 이것은 기본적으로 다음의 4단계로 구성되어 있다.

- 부정적 사건에 기여했을 수 있는, 여러분을 제외한 다른 요인들을 적어 보라.
- 그 사건에서 각 요인들이 기여한 바를 평가하라.
- 파이-차트를 그리라.
- 그 사건에서 여러분의 역할을 다시 생각해 보라.

부주의로 다른 사람을 해치는 것에 대한 강박적 두려움을 가지고 있던 은향 씨는(3단계에서 소개함) 파이-차트 기법을 어떻게 사용하는지를 보여 주는 좋은 사례다. 그녀는 자신이 어떤 부정적 결과를 가져올 수 있는 어떤 일도 하지 않았다는 것을 계속 확인하였다. 예를 들어, 바닥에 유리컵을 떨어뜨려서 다른 사람이 다치는 것은 아닌지, 냉장고를 열어 놓아서 음식이 상하거나 식중독을 일으키는 것은 아닌지 계속 확인하였다. 그녀의 주된 강박사고는 자신이 실수로 알약을 바닥에 떨어뜨려서 어린아이가 사탕인 줄 알고 주워 삼킨다면, 결국 심하게 앓거나 심지어 죽을 수도 있다는 생각이었다. 은향 씨는 만약 이런 일이 발생하면 100% 자신의 책임이라고 생각했다. 그녀는 알약을 바지 주머니에서 흘릴까 봐 집 밖에 거의 나가지 못하였다. 또한 알약의 소재를 확실하게 확인하기 위해 매일 두 번씩 알약의 개수를 세었다. 물론 부정적 사건이 발생하는 데에는 직간접적으로 영향을 미치는 여러 요인이 있다. 파이-차트 기법은 실제로는 일어날 가능성이 거의 없는 그 사건이 정말 일어난다고 해도, 자신의 부주의가 그 사건에 기여한 유일한 요인이 아니라는 것을 알 수 있게 해 준다. 은향 씨가 한 4단계 작업이 다음에 소개되어 있다.

부정적 사건에 기여할 수 있는 다른 요인(여러분을 제외한)을 찾아보라

각 요인이 기여한 책임이 어느 정도인지 판단하라(합치면 100%가 되어야 한다)
- 결함이 있는 약병을 생산한 제조회사(약 15%)

- 불운(약 20%)

- 판단력이 없는 어린아이(25%)

- 아이를 제대로 살피지 못한 아이의 부모(40%)

각 요인의 책임비율을 사용하여 파이-차트를 그리라

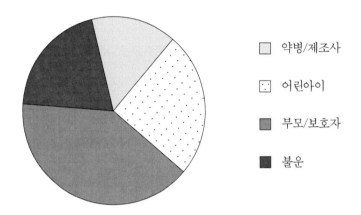

사건의 발생에 여러분이 기여한 정도를 다른 요인들과 비교하여 평가하라   은향 씨는 파이-차트를 살펴보고 책임이 있을 수 있는 다른 요소들에 대해 신중하게 생각해 본 다음, 실제 이 사건이 발생하는 데 있어 자신의 책임은 약 10~20% 정도라고 평가하였다. 그녀는 이 정도의 책임은 지금까지의 삶에 비추어 보았을 때 받아들일 수 있는 정도라고 판단하였다. 이런 생각은 은향 씨가 노출치료 훈련을 할 수 있게 용기를 주었다. 예를 들어, 공공장소(쇼핑몰, 운동장, 동물원)에서 알약을 먹는 것, 확인하기나 숫자세기 의례적 행동(약을 안전한 곳에 치워 놓았다고 스스로를 안심시키는 행동)을 하지 않고 약을 다루는 것이다.

자신의 책임을 과장해서 생각하는 신념을 가지고 있을 때 파이-차트 기법 작업지(218~219쪽)를 사용해 보라. 책임과 의무에 대해 좀 더 폭넓은 관점을 가질 수 있게 될 것이다.

전투계획   과도한 책임을 느끼는 인지가 유발되는 여러 상황에서 이 서식을 사용하라.

파이-차트 기법 작업지

1. 여러분에게 책임이 있다고 느끼는 상황이나 두려워하는 결말을 기술하라.

_____

_____

_____

2. 부정적 사건이나 두려워하는 결말에 기여할 수 있는 다른 요인(여러분을 제외한)들을
   적어 보라.

기여요인들	책임 정도(%)
• _____	_____
• _____	_____
• _____	_____
• _____	_____
• _____	_____
• _____	_____
• _____	_____
• _____	_____

전체 책임에서 각 기여요인이 차지하는 정도(퍼센트)를 평가하라(합치면 100%가 되어
야 한다).

3. 각 기여요인의 책임 정도를 보여 주는 파이-차트를 만들라.

계속

4. 여러분의 책임 정도를 다른 요인들과 상대적으로 비교하여 생각해 보라.

_____

_____

_____

평생 모은 돈 걸기 기법

정모 씨는 운전 중 의식하지 못하는 사이에 자신이 보행자를 쳤을지도 모른다는 강박적 의심을 가지고 있었다(소위 뺑소니 강박사고). 그는 이런 어리석은 의심을 '사고가 발생했을 수도 있다.'는 걸 의미하는 신호로 해석하였다. 또한 자신이 아무도 다치게 하지 않았다는 것을 100% 확신할 수 없다는 것 때문에 극도로 괴로워했다. 그래서 그는 뺑소니 사고의 흔적이 없는지 확인하려고 자주 운전해 온 길을 되돌아갔다. 때로는 확인하기 위해 원래 가려던 길에서 멀리 벗어나 먼 거리를 운전하기도 했다. 치료실에서 이 문제에 대해 이야기할 때, 정모 씨는 자신의 강박사고가 이치에 맞지 않다는 것을 선뜻 인정하였다. 그러나 강박증상이 한창 심해지면 불안에 사로잡혀, 자신이 아무도 다치게 하지 않았다는 것을 스스로에게 확신시키는 데에만 집착하였다.

심한 불안을 느끼지 않을 때는, 어쩌면 머리로는 강박적 두려움과 의례적 행위가 비논리적이라는 것을 이해할 수도 있다. 그러나 불안의 일격을 받게 되면, 논리는 사라지고 결국 전적으로 감정에 따라서만 반응하게 된다. '평생 모은 돈 걸기' 기법은 논리적으로 아는 것과 마음으로 느끼는 것을 구별할 수 있게 하는 전략이다. 이 전략은 심지어 강박적 두려움과 마주하고 있을 때도 이성적으로 생각할 수 있도록 도와준다. 이 기법은 강박적 의심으로 곤란을 겪을 때, 다음과 같은 상황에 놓여 있다고 상상하는 것이다.

> ### 평생 모은 돈 걸기
>
> 두려워하는 결말이 정말로 일어날 것인가(또는 이미 일어났는가) 아니면 일어나지 않을 것인가, 둘 중 하나에 평생 모은 돈을 거는 내기를 해야 한다고 상상하라. 만약 내기에 지면 모아 둔 모든 돈을 잃고 완전히 무일푼이 된다. 꼭 100% 자신이 있어야 하는 것은 아니다. 하지만 반드시 내기를 해야 한다. 자, 어느 쪽에 돈을 걸겠는가?
>
> ☐ 동의함   ☐ 동의하지 않음

이 가상의 내기는 자신의 강박사고가 타당한지 아닌지에 대해 최선의 추정을 내려 보게 하는 세련된 방법이다. 나는 강박증을 가지고 있는 사람들에게 자주 이 기법을 사용한다. 안 믿을지도 모르지만, 그들 모두가 언제나 '옳게' 추정한다. 이것은 강박증을 가지고 있는 사람들이 그렇지 않은 사람들과 같은 쪽에 돈을 건다는 것을 의미한다! 예를 들어, 정모 씨는 이 기법을 다음 내기에 사용했다. ① 내가 모르는 사이에 보행자를 쳤을지 치지 않았을지, ② 누군가를 쳤다면 내가 알아차렸을지 그렇지 않았을지. 그는 망설임 없이 다음에 돈을 걸었다. ① 나는 자동차로 아무도 치지 않았으며, ② 만약 그랬다면 내가 알았을 것이다.

강박증을 가지고 있든 그렇지 않든 간에 사람들은 동일한 결론에 도달한다. 하지만 강박증을 가지고 있지 않은 사람은 아무리 최선의 추정이라 해도 정답을 100% 확신할 수는 없다는 사실을 당연하게 생각하는 반면, 종종 강박증을 가진 사람은 그 사실을 당연하게 여기는 걸 힘들어한다. 어쩌면 여러분은 비록 자신의 추정이 자세한 정보에 바탕한 것이라 할지라도, '추정은 단지 추정일 뿐이다.' 라는 사실에 매우 불안해할지도 모른다. 다시 말해, 아마도 여러분은 '절대적으로 안전하다.' 는 보장이 필요한 것처럼 느낄 것이다. 즉, 불확실성과는 함께 살 수 없을 것처럼 느끼는 것이다. 평생 모은 돈 걸기 기법이 여러분의 추정이 좀 더 정확한 것처럼 느끼도록 해 주지는 않을 것이다. 그러나 이 기법은 여러분이 어떤 것을 확실히 안다는 느낌이 없이도 강박증을 극복할 수 있다는 것을 가르쳐 줄 것이다. 여러분이 강박증을 가지고 있지 않은 사람과 같은 쪽에 돈을 걸었다면, 여러분은 어떤 종류의 노출 연습을 시도해야 하는가? 내기나 '추정' 에 더욱 편안해지는 것을 배울 수 있도록, 이 두려움 촉발요인에 직면하는 시도를 해야 한다.

이중 잣대 기법

여러분이 강박증을 가지고 있다면, 다른 사람에게는 그렇지 않으면서 유독 자신에게만 잘못된 신념이나 해석을 적용할 수도 있다. 예를 들어, 만약 자신의 아기에 대한 공격적 생각을 가지고 있다면, 여러분은 스스로를 무시무시한 사람이라고 여길 것이다. 그러나 만약 어렸을 때 어머니가 여러분에게 같은 종류의 원치 않는 생각을 가지고 있었다면 어떨 것 같은가? 그래도 어머니에 대한 여러분의 마음은 바뀌지 않을 것이다. 이중 잣대가 보이는가? 또 다른 예가 있다. 여러분이 마룻바닥을 만졌을 때 아마 여러분은 병에 걸리지 않을까 걱정할 것이다. 그러나 여러분이 아닌 다른 사람이 마룻바닥을 만졌을 때에는 위험하다고 여기지 않을 것이다. 자신에게는 A라는 원칙과 신념을 적용하고, 다른 사람에게는 B라는 원칙과 신념을 적용하는 것이 이중 잣대다.

고착된 신념을 바꾸는 효과적인 방법은 자신이 가지고 있는 이중 잣대를 찾아보는 것이다. 그리고 이중 잣대를 찾는 가장 좋은 방법은, 스스로에게서 '한 걸음 물러서서', 자신에게 강박적 두려움에 대한 조언을 구하러 온 다른 사람(친구나 가족 중 한 명)을 상상하는 것이다. 그 사람에게 뭐라고 말해 줄 것인가? 이중 잣대 기법은 여러분이 해 줄 조언을 생각해 보고, 그 조언을 자신에게 적용하는 것이다.

한 친구가 여러분에게 다음 중 하나의 상황에 강박적으로 집착하고 있다고 털어놓았다고 가정해 보자.

"딸이 다니는 학교 근처에서 도로를 공사한다는 얘기를 들었어. 아이가 유독 가스에 중독될까 봐 두려운데, 오늘 학교에 보내도 될지 걱정이야."

"최근에 애들에 대해 이상한 생각을 가지고 있어. 그건 내가 아동 성추행자가 되어 가고 있다는 뜻인 것 같아."

"예배 중 가끔 욕설이 마음속에 떠올라. 내심 내가 정말로 하느님을 미워하는 게 아닌지 걱정이야."

"아침 일찍 운전하다가 과속방지턱을 지나갔어. 하지만 실수로 사람을 치었을지도 모른다고 생각해."

"오늘 13번 칸에 주차했는데, 우리 가족에게 불행한 일이 닥칠 거라는 생각이 들어."

"아까 바닥에 떨어진 돈을 주웠을 때 병균이 손에 묻었을 거 아니야? 샤워하고 옷을 갈아입어야 했는데."

"한밤중에 깼을 때 잠들어 있는 남편을 보면, 그가 지금 완전히 무방비 상태라는 생각이 들어. 그리고 남편을 해치는 생각이 떠오르곤 해. 이건 내가 사악

이중 잣대 기법 작업지

1. 여러분의 강박적 두려움을 적으라.

_____

_____

_____

2. 이런 강박사고를 잘 다룰 수 있도록 도와달라고 말하는 친구에게 어떤 이야기를 해 주겠는가?

_____

_____

_____

3. 다른 누군가에게 해 줄 조언을 여러분 자신의 강박적 두려움을 치료하는 데 어떻게 사용할 수 있을지 적어 보라.

_____

_____

_____

한 마음을 가졌다는 뜻이야."

　거의 틀림없이 여러분은 "괜찮아, 그 상황(또는 생각)은 아마 네가 생각하는 것만큼 나쁜 것은 아닐 거야."와 같은 말로 그 사람을 위로할 것이다. 또는 "나라도 그런 상황에 있으면(또는 그런 생각이 들면) 불안할 거야." "잠깐은 무시무시한 느낌이 들겠지만 결국엔 지나갈 거야." 이중 잣대가 보이는가? 물론 자신이 아닌 다른 사람의 잘못된 신념에 도전하는 것은 훨씬 쉽다. 그러나 왜 이중 잣대를 가져야 하는가? 다른 사람에게 해 주는 조언을 자신에게는 적용하지 말아야 할 합당한 이유가 있는가? 앞서 제시한 이중 잣대 기법 작업지를 사용해서, 이 전략을 여러분의 강박적 두려움에 적용해 보라.

　또 다른 종류의 이중 잣대는 일상생활에서 비일관적으로 잘못된 신념과 해석을 적용하는 것이다. 여러분은 강박증과 관련된 상황에서는 A라는 인지를 적용하고, 강박증과 관련되지 않은 상황에서는 B라는 인지를 적용하지는 않는가? 수정 씨는 불운에 대한 두려움으로 괴로워했고, 나쁜 생각을 하는 것이 부정적 사건을 초래할 것이라는 두려움을 가지고 있었다(예: 죽음에 대해 생각하면 사랑하는 사람이 죽을 것이다). 그렇지만 흥미롭게도 좋은 생각(예: 복권 당첨)이 긍정적 사건을 불러올 거라고 믿지는 않았다. 일관성이 없다는 것을 알 수 있는가? 만약 나쁜 생각이 나쁜 사건을 초래할 수 있다면, 왜 좋은 생각이 좋은 사건을 불러올 수는 없는가?

　만약 여러분이 오염 강박사고와 씻기 의례적 행동을 가지고 있다면, 병균의 위험성은 과장하는 반면 지나치게 씻으면 피부에 균열이 생겨서 오히려 질병에 더 취약해질 수 있다는 사실은 간과할 수 있다. 만약 여러분이 종교적 강박사고(병적 죄책감 강박사고)를 가지고 있다면, 비교적 사소한 측면에는 강박적으로 집착하는 반면 더 중요한 종교의식이나 가치는 간과할 수도 있다. 나

> 불확실성을 가지고 살아갈 수 있는가? 분명히 그럴 수 있다! 아마도 여러분은 매일 운전하기(사고가 날 수도 있다), 식사하기(음식에 질식할 수도 있다), 계단 오르기(사람들은 때때로 넘어진다), 휴대폰 사용하기(어떤 사람들은 뇌종양을 유발한다고 이야기한다) 등의 위험을 감수하고 있을 것이다. 여러분이 일상생활에서 당연하게 여기고 있는 '위험들'에 대해 생각해 보라. 만약 여러분이 강박증상 이외의 영역에서 발생하는 유사한 상황들에 반응할 때처럼 강박적 두려움에 반응한다면, 여러분은 강박적 불안과 의례적 행동을 더 수월하게 통제할 수 있을 것이다.

는 화재에 대한 강박적 두려움 때문에 다리미나 전등과 같은 특정 전기제품 전원을 확실히 *끄고* 플러그를 뽑았는지 강박적으로 걱정하는 사람들을 치료한 적이 있다. 하지만 그들은 난로나 냉장고처럼 실제로 전기를 더 많이 쓰고, 마찬가지로 위험한 다른 기기들에 대해서는 전혀 걱정하지 않았다. 마지막으로, 여러분은 강박사고와 관련된 의심과 불확실성으로 고통받고 있을지 몰라도, 아마도 다른 수많은 일상적인 불확실성(예: 운전하기, 교차로 건너기)을 감수하는 데에는(심지어 당연하게 여기는 데에는) 아무런 문제도 없을 것이다.

별로 주저하지 않고 감당하고 있는 '일상적인 위험' 다섯 개를 적어 보라.

- _____
- _____
- _____
- _____
- _____

이제 이 활동들로 인해 발생할 수도 있는 부정적 결과들에 대해 생각해 보라. 특별히 두려워하거나 불안해하지 않고 이런 활동들을 수행할 수 있다면, 여러분은 위험이나 불확실성과 함께 살아갈 수 있는 것이다. 이들은 여러분의 강박적 두려움이 내포하고 있는 것과 같은 종류의 위험한 불확실성이다.

주로 병균에 대한 강박사고를 가지고 있어서, 회피와 씻기/청소하기 의례적 행동을 계속 하는 진희 씨는 다음과 같은 일상적인 위험을 찾아냈다.

- 안전벨트를 매지 않고 짧은 거리를 운전하기
- 러닝머신 뛰기
- 외출하는 동안 난로를 켜 놓기
- 암벽 등반(1년에 몇 번)
- 수영하기

그녀는 일상적으로 당연하게 여겨 온 이런 행동들이 사실은 위험을 내포하고 있다는 것을 생각해 보지 못했다. 비록 위험이 낮긴 해도 없지는 않다. 진희 씨는 매번 이런 '위험'을 감수할 때마다, 아마도 괜찮을 거라는 추정을 하고 있다는 것을 깨달았다. 그녀는 똑

전투계획 이중 잣대 기법을 올바르게 사용하려면 여러분이 다른 사람의 강박사고 또는 강박증과 관련 없는 상황에서 어떻게 반응할 것인가에 근거해서 자신의 신념과 행동을 바꾸려는 시도를 해야 한다.

같은 논리를 병균에 대한 강박적 두려움에도 그대로 적용한다면, 강박사고와 의례적 행동을 훨씬 더 잘 다룰 수 있으리라는 것을 깨달았다. 여기에서 용기를 얻은 진희 씨는 강박사고를 유발하는 상황에 직면하는 노출훈련을 할 수 있게 되었다.

비용-효과 분석 기법

우리 대부분이 그렇듯이, 지회 씨는 어려서부터 목욕, 샤워, 양치, 옷 갈아입기, 식사 전과 화장실 사용 후에 손 씻기 등 청결의 중요성을 배웠다. 그녀의 부모는 "깨끗해야 한다. 그래야 지저분하게 보이지 않고, 냄새도 나지 않으며, 병에도 안 걸린다."고 이야기하였다. 청결이 중요하다고 믿는 것은 우리 모두에게 도움이 되는 일이다.

그러나 강박증이 생긴 후, 지회 씨는 청결에 대해 지나치게 걱정하였다. 그는 병균, 먼지, 그 밖의 오염물에 대한 걱정 때문에 매일 여러 시간을 씻고 닦는 데 소비했다. 너무 자주 손을 씻어서 피부가 건조해지고 갈라졌고, 역설적으로 오염이나 감염에 더 취약해졌다. 지회 씨는 '청결하게 지내는 것이 중요하다.'는 신념을 과도하게 부풀려 생각하였고, 그 정도가 너무 지나쳤다.

다음 신념에 대해 생각해 보라.

'다른 사람을 해로운 것으로부터 보호하는 것은 중요하다.'
'오직 좋은 생각만 해야 한다.'
'확신이 있어야 한다.'
'사악하게 행동하지 않는 게 중요하다.'

> 비용-효과 분석은 여러분이 어떤 신념을 유지할 때의 장점과 단점을 생각해 보도록 돕는 도구다. 만약 장점이 단점보다 많다면, 그 신념은 아마도 여러분에게 도움이 될 것이다. 만약 단점이 장점보다 많다면, 다시 생각해 보는 것이 좋을 것이다.

'내 행동에 대해 책임을 져야 한다.'

'일을 완벽하게 해야 한다.'

이런 생각은 일반적으로 대부분의 사람에게 현실적이고 건강한 것이다. 그러나 강박증을 가진 경우에는 그중 한 가지 이상을 극단적으로 고집해서 일상이 방해받을 정도에 이를 수도 있다. 마치 좋은 것 어느 한 가지를 지나치게 많이 가진 것과 같다. 그러므로 가지고 있는 신념의 정확성을 평가하는 것과 함께 그 신념이 얼마나 도움이 되고 얼마나 유익한지 따져 볼 필요가 있다. 만약 도움이 된다면 그 신념을 계속 유지할 가치가 있을 것이다. 그러나 그렇지 않다면 아마도 그 신념을 버리거나 적어도 그 강도를 낮춰야 할 것이다.

비용-효과 분석은 3단계로 구성되어 있다. ① 신념의 내용을 파악하기, ② 신념을 유지할 때 얻는 효과를 적어 보기, ③ 이 신념을 유지할 때 드는 비용을 적어 보기다.

성태 씨는 종교적 강박증상을 가지고 있었다. 그는 자신이 뜻하지 않게 죄를 범해서 하느님을 노엽게 하지 않을까 염려하였다. 성태 씨는 예배 중 봉사하는 것과 기도하는 것을 회피했는데, 그 일을 제대로 하지 못하거나 하느님이 기뻐하시기에는 부족한 믿음으로 하는 건 아닐까 걱정했기 때문이었다. 그는 가족, 친구, 목사님에게 "내 믿음이 충분할까?" "내가 참된 신자일까?"를 반복해서 물었다. 끝도 없이 반복되는 성태 씨의 질문 때문에 교회신도들은 화가 나기 시작했고, 결국 그를 종교 활동에서 제외시켰다. 역설적이게도, 성태 씨의 병적 죄책감 강박사고가 자신의 신앙생활을 방해한 셈이다. 정말로 말이 씨가 된 것이다!

성태 씨는 '매사에 신앙적으로 완벽해야 한다. 그렇지 않으면 하느님이 노해서 나를 벌할 것이다.'라는 신념에 대해 비용-효과 분석을 하였다(227쪽의 작업지 참조). 그는 이 신념을 매우 엄격하게 지킬 때 발생하는 여러 가지 비용과 효과를 알아보았다.

이 연습을 통해 성태 씨는 종교적 강박사고를 새로운 관점에서 생각해 볼 수 있었다. 이전에는 강박사고를 항상 '내가 신앙적으로 완벽하려면 더 열심히 노력해야만 한다.'는 신호로 생각했다. 그러나 한 걸음 물러서서 신념에 대한 비용과 효과를 고

비용-효과 분석 작업지: 성태 씨의 사례

신념, 가정, 또는 예측을 적어 보라.

매사에 신앙적으로 완벽해야 한다. 그렇지 않으면 하느님이 노해서 나를 벌할 것이다.

신념을 유지할 때 얻는 효과	신념을 유지할 때 드는 비용
• 내가 원칙을 지키고 있다는 느낌이 든다.	• 불가능하지는 않을지 몰라도, 달성하기 매우 어렵다. • 완벽하다고 확신할 수 없다. 늘 완벽하지 않다고 느끼게 된다. • 내가 하느님을 공격하고 있는 것은 아닌지 항상 걱정한다. • 안심구하기를 하게 만든다. • 안심구하기를 해도 효과가 없다. • 사회적 관계에 방해가 된다. • 다른 사람은 이것에 대해 별로 걱정하지 않는다. • 종교 활동에 방해가 된다.

려해 본 뒤에는 자신의 노력이 지나치며, 신앙적으로 완벽하기는 불가능하다는 것을 깨달았다(심지어 얼마나 신앙적인지를 정확히 파악하는 것도 불가능하다). 또한 역설적으로, 자신의 신념이 오히려 신앙생활을 방해하고 있다는 것을 알게 되었다. 성태 씨는 이런 새로운 사고방식을 통해, '신앙적으로 완벽하기 위해' 그렇게 열심히 노력할 만한 가치가 있는가 하는 의문을 갖게 되었다. 그는 자신이 존경하는 교회의 다른 신도들에 비해 더하지도 덜하지도 않은 정도의 신앙을 배우려고 노력하였다. 시간이 지남에 따라, 성태 씨는 자신이 좀 더 의미 있는 방법으로 신앙을 실천하고, 사회적 관계를 회복하며, 심지어 하느님과 더욱 가깝게 느낄 수 있다는 것을 깨닫게 되었다.

228쪽에 제시한 비용-효과 분석 작업지를 사용해서 비용-효과 분석을 해 보라. 여러분이 3단계에서 찾아냈던 신념들을 다시 한 번 살펴보고, 비용-효과 분석을 해 보라.

전투계획 이 기법을 사용하면서 1, 2, 3단계에서 배운 것을 계속 검토하라. 이런 검토를 통해 신념을 유지하는 것의 단점(비용)을 발견할 수 있을 것이다.

여러분의 강박적 두려움에 대해 절대적인 확신을 가지려고 할 때 어떤 비용이 드는가? 절대적인 확신이라는 것이 정말 가능하긴 한가?

'모든 것에 확신이 있어야 한다.' 라는 것을 믿을 때 드는 비용은, 확신을 얻는 것이 불가능할 수도 있다는 것과 장기적으로는 효과도 없고 시간만 낭비하는 안심구하기 의례적 행동이 끊임없이 초래된다는 것이다. 과도한 책임감을 느끼게 하는 신념의 단점(비용)은 여러분이 초래할지도 모르는(또는 초래했을지도 모르는) 피해에 대한 지나친 몰두와 지나친 확인행동이다. 생각은 행동과 동일한 것이며 원치 않는 강박사고는 통제할 수 있고 통제해야만 한다는 신념의 단점은, 그래서는 강박증과의 전투에서 이길 수 없다는 것이다. 왜냐하면 침투사고들은 정상적이며 언제든지 다시 나타날 것이기 때문이다. 회피행동과 의례적 행동으로 싸우는 것은 단지 강박사고를 더욱 강하게 만들 뿐이다.

비용-효과 분석 작업지

신념, 가정, 또는 예측을 적어 보라.

_____

_____

_____

신념을 유지할 때 얻는 효과	신념을 유지할 때 드는 비용

실험하기

　실험 전략은 생각을 논리적으로 분석하고 글로 쓰는 것이 아니라 실제로 검증을 함으로써 그 신념과 해석에 도전하고 약화시키는 것이다. 내가 강박증 환자들을 치료할 때 가장 도움이 되었던 실험 세 가지를 소개한다. 인지치료 실험 작업지(230쪽)는 과학자처럼 실험을 준비하고 그 결과를 계속 기록하기 위한 도구다. 먼저 각 실험에 대한 설명을 읽어 보라. 작업지를 사용해서 다음 단계들에 따라 계획을 세우고 실험을 진행하라.

- 실험을 하기에 앞서, 검증하려고 하는 신념과 해석을 구체적으로 명시하라.
- 실험을 어떻게 진행할지 명시하라(실험을 언제, 어디서 실행할지).
- 실험에서 기대하는 결과가 어떤 것인지 예측하라.
- 실험을 진행하라.
- 결과를 점검하라.
- 실험의 결과를 처음 예측과 비교하고, 실험을 통해 어떤 것을 배웠는지 생각해 보라.

생각의 힘 실험

　나쁜 생각을 하기만 해도 실제로 나쁜 일이 일어날 거라고 걱정하는 경우, 이 실험은 큰 위험부담 없이 여러분이 가진 신념을 검증할 수 있다. 특히 '그리 나쁘지 않은' 어떤 일이 발생하도록 시도해 볼 수 있다. 다음 단계를 따라 해 보라.

- 여러분이 하는 생각의 '희생자'를 고르라(친구, 친척 또는 동료—실험이 '이루어졌는지' 확인해 볼 수 있는 사람을 고르라). 그 사람에게 실험 대상자라고 말하지 말라! 결과에 영향을 미칠 수 있다.
- 그 사람에게 일어날 거라고 생각하는 '그리 나쁘지 않은' 일을 선택하라. 여러

인지치료 실험 작업지

1. 이 실험의 목적은 다음과 같은 신념을 검증하는 것이다.

_____

2. (날짜) _____ (시간) _____에 나는 다음과 같이 할 것이다(실험할 내용을 적으라).

_____

_____

_____

3. 실험을 하면, 나는 다음과 같은 일이 발생할 거라고 예측한다.

_____

_____

_____

4. 실험을 실시하라.

5. 실험의 결과는 다음과 같다(어떤 일이 발생했고 어떻게 느꼈는지 적으라).

_____

_____

_____

6. 3번에 기록한 예측과 비교할 때 결과는 어떠한가? 실험을 통해 배운 것은 무엇인가?

_____

_____

_____

분이 생각할 불행한 작은 사고는 일상적인 것에서 약간 벗어나긴 하지만 절대로 불가능한 사건은 아니어야 한다. 차 안에 자동차 열쇠를 두고 잠그는 것, 종이에 손을 베이는 것, 두통이 생기는 것, 집이 정전되는 것, 타이어가 펑크 나는 것 등과 같이 짜증나고 화나는 일들이 흔한 예다. 언제부터 언제 사이에 사고가 발생할 것인지를 명확하게 정해서 결과를 확인할 수 있도록 하라(예: 내일 아침 출근길에 타이어가 펑크 남).

- 그 '나쁜 생각'을 적어 보라('나는 오늘 중 언젠가 재희 씨에게 두통이 생기길 바란다.').
- 여러분이 적은 것을 가지고 다니면서 하루 종일 반복해서 생각하라. 그 생각을 최대한 많이 해야 한다. 그 나쁜 생각이 이루어지기를 계속 소원하라. 계속해서 위험을 감수하라! 두렵다면, 평생 모은 돈 걸기 기법(219~221쪽)을 사용하라. 어디에 돈을 걸겠는가?
- 그날 밤이나 다음 날, '희생자'로 선택했던 사람에게 전화를 해서 여러분이 계속 생각했던 그 사건이 실제로 일어났는지 물어보라('나는 며칠 전에 두통이 있었어. 너 최근에 두통 있었던 적 있어?').
- 첫 번째 실험의 결과가 우연인지 사실인지 알아보기 위해, 다른 사람을 대상으로 같은 실험을 몇 차례 반복하라.
- 실험 결과를 검토하고 여러분의 예측과 비교해 보라. 여러분의 생각이 나쁜 일들을 초래하였는가?

장현 씨는 불행에 대해 생각하는 것만으로 실제로 불운을 초래할 수 있다는 신념을 검증하기 위해 생각의 힘 실험을 시행했다. 그는 아내가 출퇴근 중에 과속딱지를 받는 장면을 일부러 일주일 내내 생각했다(그녀는 편도 약 30km를 통근한다). 아내는 한 번도 과속딱지를 받지 않았다. 장현 씨는 이 실험의 결과를 '단지 생각하는 것만으로도 작은 불행한 사고가 발생할 수 있다.'는 두려움에 반대되는 증거로 사용하였다. 장현 씨가 작성한 인지치료 실험 작업지가 232~233쪽에 제시되어 있다.

여러분은 생각이 통제력을 잃게 해서 부적절하거나 부도덕하거나 또는 공격적인 행동을 하게 만들지도 모른다는 신념을 가지고 있을 수 있다. 만약 그렇다면, 원치 않는 행동을 하는 것을 일부러 의도적으로 생각하는, 변형된 생각의 힘 실험을 해 볼 수이 연습이 너무 어려워 보이는가? 만약 그렇다면 **긍정적** 사건을 먼저 시도하라. 단지 그것에 대해 생각하는 것만으로 어떤 사람이 복권에 당첨되도록, 승진하도록, 길에서 돈을 줍도록 하는 것 등을 시도해 보라.

있다. 예를 들어, 컵이나 펜 같은 물건을 손에 쥐어 보라. 그리고 그 물건을 떨어뜨리는 생각을 하라. 하지만 실제로는 떨어뜨리지 않도록 노력하라. 물건을 떨어뜨리는 생각에 최대한 집중하라. 떨어뜨리지 않으려고 노력함에도 불구하고 떨어뜨리는 생각을 하는 것이 정말 물건을 떨어뜨리게 하였는가? 단지 생각만으로 원치 않는 일을 하게 되는가? 그다음에는 유리컵, 전구, 달걀, 아기 등과 같이 깨지기 쉽고 조금 더 도전적인 것들을 시도해 보라. 단지 떨어뜨리는 생각을 떠올리는 것만으로 그것들을 떨어뜨리려고 해 보라. 또는 근처에 있는 벽에 던져 버리려고 해 보라. 여러분이 떠올린 생각이 원치 않는 일을 하게 만드는가? 이 실험의 목적은 불쾌한 침투사고에 따라 행동할 것인지 혹은 행동하지 않을 것인지를 결정할 수 있는 능력이 여러분에게 있다는 것을 입증하는 것이다. 원치 않는 생각이 자동적으로 어떤 행동을 하게 하지는 않는다.

장현 씨의 인지치료 실험 작업지

1. 이 실험의 목적은 다음과 같은 신념을 검증하는 것이다.

   무엇인가 나쁜 일을 생각하면, 그 나쁜 일이 실제 일어나게 될 것이다.

2. (날짜) <u>월요일</u> (시간) <u>오전 7시 30분</u>에 나는 다음과 같이 할 것이다(실험할 내용을 적으라).

   아내가 늘 그렇듯이 고속도로를 제한속도 이상으로 운전해서 출근하고 있고, 경찰관이 아내의 차를 세워서 과속딱지를 주는 장면을 상상할 것이다.

3. 실험을 하면, 나는 다음과 같은 일이 발생할 거라고 예측한다.

   내가 그렇게 상상했기 때문에 아내는 결국 과속딱지를 받을 것이다.

4. 실험을 실시하라.

계속

5. 실험의 결과는 다음과 같다 (어떤 일이 발생했고 어떻게 느꼈는지 적으라).

  아내는 과속딱지를 한 장도 받지 않았다.

6. 3번에 기록한 예측과 비교할 때 결과는 어떠한가? 실험을 통해 배운 것은 무엇인가?

  결과는 내 예측과 달랐다. 실험을 함으로써 '강박적 사고가 실제 나쁜 일이 일어나도록 할 것이다.' 라는 생각에 그렇게 집착할 필요가 없다는 걸 입증할 수 있었다. 아마도 그저 이치에 맞지 않고, 아무런 의미가 없는 생각인 것 같다.

예감 실험

예감은 미래의 사건을 예측하는 느낌이다. 유명한 예는 에이브러햄 링컨인데, 그는 분명히 암살되기 바로 전날 밤 자신의 장례식에 대한 꿈을 꾸었다(아마도 총에 피살되던 날 아침, 아내에게 꿈 이야기를 했을 것이다). 우리는 모두 이따금씩 예감을 경험한다. 라디오를 켰는데, 바로 전에 혼자 흥얼거리고 있던 그 노래가 나오는 것을 들은 적이 있는가? 전화가 울려서 받았는데, 바로 직전에 생각하고 있던 그 사람이었던 적이 있는가? 어쩌면 여러분에게는 이런 경험이 단순히 우연의 일치보다 더 많이 발생하는 것처럼 느껴질 수도 있다. 어쩌면 우리의 생각이 외부 사건에 영향을 줄 수도 있을 것이다. 그러나 대부분의 사람은 흥얼거릴 때마다 항상 그 노래가 라디오에서 흘러 나오지는 않으며, 우리가 생각하고 있던 모든 사람이 전화를 걸어오지는 않는다고 생각한다. 여러분도 이런 관점을 가지고 있다면, 예감은 단지 우연의 일치라는 것을 쉽게 알 수 있을 것이다. 그럼에도 불구하고 인간의 마음은 몇 안 되는 우연의 일치를 기억하고(왜냐하면 그것들이 두드러져 보이기 때문이다) 그렇지 않은 것들은 잊어버리는 경향이 있다.

예감 실험은 생각의 중요성에 대한 신념을 검증하는 또 다른 방법이다. 예감 실험은 예감을 하고 하는 것과 그 예감이 맞는지 계속 추적하는 것으로 구성되어 있다. 예를 들어, 어떤 좋은 친구에 대해 생각하라. 그리고 그녀가 전화를 걸어오는지 살펴보라. 좋아하는 노래를 부른 다음, 라디오를 켜 보라. 결과를 예측할 수 있는가? 다음에 제시한 예감 실험 작업지를 사용하여 여러분의 예감이 얼마나 자주 맞아떨어지는지 기록해 보라.

예감 실험 작업지

예감	맞았는가?	
	예	아니요
_____	☐	☐
_____	☐	☐
_____	☐	☐
_____	☐	☐
_____	☐	☐
_____	☐	☐
_____	☐	☐
_____	☐	☐
_____	☐	☐
_____	☐	☐
_____	☐	☐

생각 억제 실험

신실한 기독교인인 도연 씨의 주된 강박증상은 예수의 성기 장면이 반복적으로 떠오르는 것이었다. 당연히 그 장면 때문에 도연 씨는 극도로 괴로웠고 신성모독이라고 생각했다.

그런 상상을 하면 안 된다는 생각에, '예수의 성기에 대해 생각하지 말라. 예수의 성기에 대해 생각하지 말라.' 라는 문구를 반복함으로써 그 생각을 무시하려고

> 효과가 없음에도 불구하고, 여러분은 강박사고를 억제하거나 또는 강박사고와 싸우려고 하는가?

노력하였다. 그러나 이 전략은 효과가 없었고, 오히려 그 장면이 더욱 강렬해졌다! 그녀는 원치 않는 장면을 무시하지 못하는 것을 재앙, 즉 악마에게 홀린 신호라고 해석하였다.

　강박사고가 병균, 질병, 상해, 불운, 숫자, 폭력, 성, 종교, 정리, 배열 및 대칭에 관한 것이든 또는 다른 주제에 관한 것이든, 아마도 여러분은 무시하려고 하는 원치 않는 생각을 가지고 있을 것이다. 여러분이 이것 때문에 방해를 받고 있다면, 없애고 싶어 하는 것은 극히 자연스러운 일이다. 하지만 그런 전략이 얼마나 효과적일까? 어쩌면 여러분은 가끔 강박사고를 통제할 수도 있을 것이다. 하지만 결국 얼마 지나지 않아 원래의 상태로 되돌아간다. 그것은 반동효과라는 잘 알려진 현상 때문이다. 많은 연구에 따르면, 필사적으로 어떤 생각을 무시하려고 노력하면 할수록(생각 억제라고 불리는 전략), 역설적으로 그 생각은 더욱 강렬해진다. 이것은 마음이 여러분에게 불리하게 악의적으로 작용하기 때문은 아니다. 오히려 마음이 마치 레이더처럼 작동해서 여러분이 강한 부정적 감정과 결부시킨 생각들을 알아차리는 것이다. 이런 현상은 강박증을 가지고 있는 사람들뿐만 아니라 보통 사람들에서도 나타난다.

　생각 억제 실험은 '고통스러운 강박사고는 통제할 수 있고 또 통제해야만 한다.'는 신념에 도전하는 것을 도와준다. 여러분은 '생각을 완전히 통제하는 것은 불가능할 뿐만 아니라, 그런 시도를 하는 것이 사실은 강박사고를 더 악화시킨다.'는 것을 배울 것이다. 생각 억제 실험을 하려면, 생각 억제 실험 작업지

> 생각 억제에 대한 반동효과는 강박사고가 왜 스스로 생명력을 갖게 되었는지를 설명한다. 어떤 생각에 대항해서 싸우고 생각을 안 하려고 시도하면 할수록, 결국 그 생각을 더 많이 하게 된다.

생각 억제 실험 작업지

　30초 동안 눈을 감고 핑크색 코끼리를 생각하지 않으려고 해 보라. 핑크색 코끼리 말고는 세상에 있는 어떤 것을 생각해도 된다. 다음 30초 동안 핑크색 코끼리에 대한 생각이 실제로 마음속에 떠오를 때마다 아래의 빈 공간에 ✓ 표시를 하라.

와 초침이 있는 시계가 필요하다.

핑크색 코끼리 생각을 멈추는 데 얼마나 성공했는가? ✓ 표시를 얼마나 많이 했는가? 대부분의 사람은 반동효과 때문에 핑크색 코끼리 생각을 통제하기 어렵다. 이것은 당연히 여러분의 강박사고에도 적용될 수 있다. 따라서 성, 폭력, 병균, 신성모독, 부상 등에 대해 생각하지 않으려고 아무리 애를 써도 아마도 결국 실패할 것이다. 그 생각을 멈추려는 시도는 소용이 없을뿐더러, 오히려 악화되었다고 느끼게 될 가능성이 높다. 최선의 전략은 이렇게 하는 것이 아니라 오히려 정반대로 하는 것이다(이에 대해 7~8단계에서 배울 것이다). 즉, 원치 않는 생각, 장면 및 충동에 직면하고, 정신적으로 통제하려는 효과 없는 시도는 가치가 없다는 것을 깨닫는 것이다. 강박사고를 억제하거나 싸우려고 너무 애쓰지 말고 오히려 친구가 될 때, 강박사고는 실제로 여러분을 떠나기 시작할 것이다.

노출훈련을 위해 인지치료 사용하기

전투계획 7~9단계에서 노출 및 반응방지에 대해 읽고 나면 이 기법들이 어떻게 함께 사용되는지 설명할 것이다. 하지만 인지치료 및 노출 작업지를 이용해서 노출훈련을 시작할 때 인지치료를 함께 사용할 수 있도록 준비해도 좋다. 1~2주 동안 인지치료 훈련을 마치고 노출훈련으로 넘어갈 준비가 된 후에 인지치료 및 노출 작업지 서식을 채워 보라. 그러면 어떤 인지기법이 여러분에게 가장 효과적인 것인지 알게 될 것이다.

일단 인지기법에 익숙해지고 나면, 여러분은 노출훈련 직전에 인지기법을 사용하는 것이 매우 유용하다는 것을 알게 될 것이다. 인지치료는 노출훈련에서 강박사고를 완전히 제거할 수 있도록 그 뿌리를 약하게 만드는 것이다. 노출훈련 전에 인지치료를 사용하면 두려움을 직면하는 것에 대한 여러분의 예상을 어느 정도 없앨 수 있다. 인지치료는 여러분이 직면하려고 하는 두려운 상황이나 생각에 대해 어떤 관점을 갖게 해 주기 때문에 노출이 그렇게 위험해 보이지는 않을 것이다.

인지치료 및 노출 작업지를 완성하는 것은 간단하다. 왼쪽 칸에는 여기서 설명한 모든 인지치료 전략이 나열되어 있다. 여러분이 해야 할 일은 4단계에서 작성하였던 각 노출 위계 항목에 연관되어 있는 인지오류를 교정하는 데 어떤 기법을 사용할 수 있을지 생각해 보는 것이다. 각 인지전략이 특히 도움이 될 것 같은 실제 및 상상에서의 노출 위계 항목을 오른쪽 칸에 채워 보라.

인지치료 및 노출 작업지

인지기법	노출 위계 항목(들)
증거 검토하기	
연속선 기법	
파이-차트 기법	
평생 모은 돈 걸기 기법	
이중 잣대 기법	
비용-효과 분석	
실험 기법	

7단계로 넘어가기

인지치료 기법은 강력하다. 인지치료 기법은 여러분이 강박적 두려움과 의례적 충동의 뿌리를 이루는 괴물에 도전하는 것을 도울 것이다. 그러나 인지치료 하나만으로 강박증을 물리칠 수는 없다. 다음 단계들을 통해 노출 및 반응방지에 대해 읽어 나가는 동안 인지치료 기법을 계속 훈련하라. 인지치료 기법을 활용하면 여러분이 7~9단계의 내용들을 실행에 옮길 때 더 큰 효과를 얻을 수 있을 것이다.

전투계획 위계 항목과 인지치료 전략을 짝짓기 위해, 어떤 인지오류에 어떤 인지치료 기법이 가장 효과적인지 6단계(206쪽) 앞부분의 표를 다시 참고하라. 그다음, 각 인지오류와 어떤 위계 항목이 관련되어 있는지 생각해 보라.

회피행동 물리치기

- 노출연습을 시작하기 전에 7~9단계를 읽으라.
- 노출 및 반응방지에 대해 배우면서, 다른 한편으로 6단계
  에서 익힌 인지치료 기법을 1~2주에 걸쳐 매일 45분씩 연
  습하는 것이 좋다.
- 도움이 필요한가? 8단계의 말미에는 실제 및 상상에서의
  노출에서의 여러 문제를 해결할 수 있는 팁이 나와 있다.

여러분은 다른 모든 사람과 마찬가지로 불안해지는 것을 좋아하지 않을 것이다. 그러므로 강박사고를 불러일으키는 상황, 물건 그리고 다른 자극들을 회피하려는 것은 지극히 당연하다. 두려움을 불러일으키는 촉발요인을 피했을 때, 여러분은 마치 끔찍한 사고나 재앙으로부터 간신히 빠져나온 것처럼 안전감과 안도

> 여러분이 피하는 상황이나 대상이 생각만큼 정말로 위험하지 않다면 어떨까? 여러분이 스스로 생각하는 것보다 그것들을 더 잘 다룰 수 있다면 어떨까?

감을 느낄 것이다(예: '세균이 없는 상태로 건강을 유지하려면 화장실을 멀리해야 해.'). 그러나 이런 안전감과 안도감은 단지 일시적일 뿐이다. 여러분은 곧 다른 종류의 강박사고와 촉발요인이 다시 여러분을 힘들게 하는 것이 시간문제라는 것을 많은 경험을 통해 알고 있다. 순간순간에는 대수롭지 않아 보일지 모르지만, 그런 일시적인 안도감을 위해 지불해야 하는 대가는 엄청나다. 만약 여러분이 강박사고를 촉발하는 요인을 회피한다면, 여러분은 회피하지 않을 때 어떤 일이 벌어지는지 알 수 있는 기회를 잃게 된다. 항상 회피한다면 여러분은 결코 알 수 없을 것이다. 바로 이것 때문에 회피행동이 강박증의 악순환을 지속시키는 것이다. 회피행동은 문자 그대로 강박

적 두려움을 극복하지 못하게 만든다.

> 회피는 강박적 두려움이 옳지 않다는 것을 배울 기회를 감소시킴으로써 여러분의 불안을 증가시킨다. 또한 다음번에 그 상황이 나타날 경우 이를 다룰 수 있다는 자신감을 약화시킨다.

노출치료란 어떤 것이든 여러분을 불안하게 만드는 것에 직면함으로써 비이성적 두려움과 회피를 극복하는 과정이다. 이렇게 하는 것이 매우 어렵게 느껴지리라는 걸 잘 알고 있다. 아마 여러분은 '나보고 뭘 하라고? 절대 못해. 너무 무서울 거야. 그런 위험을 감수할 만한 가치가 없어!' 라고 생각할 것이다. 걱정하지 말라. 나는 여러분을 꼼짝 못하게 하는 계획을 짜고 있는 것이 아니다. 노출치료는 여러분의 속도에 발맞추어 단계적으로 진행될 것이다. 언제나 결정권은 여러분이 가질 것이다. 이 장에서는 노출훈련을 성공적으로 수행하기 위한 몇 가지 팁을 제공할 것이다. 그런 다음엔 여러분과 함께 첫 번째 노출연습을 수행하고, 불안을 경험하는 것에 어떻게 대비해야 하는지에 대한 제안을 할 것이다. 끝으로는, 여러분이 가지고 있는 특정 종류의 강박사고에 대한 노출훈련을 어떻게 계획할 것인지에 대한 여러 가지 아이디어와 예시를 제공할 것이다.

내가 처음으로 노출치료를 시행했던 환자에 대한 이야기를 해 보려고 한다. 주현 씨는 승강기를 무서워했다. 평생 동안 승강기 타는 것을 회피했고, 대신 항상 계단을 이용했다. 그러나 나이가 들어 가면서 쉽게 계단을 오르지 못하게 되자 그녀는 승강기에 대한 두려움을 극복하고 싶어 했다. 우선 주현 씨는 승강기를 1층에 세워 놓은 상태에서, 단지 승강기에 타고 내리는 훈련만 하였다. 그녀는 처음에는 그것도 무서워하였지만 두려움은 곧 가라앉았고, 자신에게 아무 일도 일어나지 않았다는 것을 깨달았다. 그래서 우리는 다음 단계로 넘어갔다. 주현 씨는 건물 2층까지 승강기를 타고 올라갔다. 처음에는 승강기가 멈춰 버려서, 음식과 물도 없이 화장실도 갈 수 없는 상태로 오랫동안 갇혀 있게 될지도 모른다고 염려하였다. 심지어는 질식할지도 모른다고 걱정하였다! 그녀는 눈에 띄게 불안해하였다. 땀이 나고, 몸이 떨렸으며, 심장이 고동쳤다. 그러나 주현 씨는 포기하지 않고 승강기에 계속 머물러 있었다. 승강기를 탄 지 30분쯤이 지나자 불안은 줄어들었고, 훨씬 더 편안해졌다. 그녀는 나와 함께 총 네 번의 노출치료 회기를 모두 끝마쳤다. 각 노출치료 회기 중에 주현 씨가 느끼는 불안의 수준('0-불안 없음'부터 '100-공황상태' 까지)을 5분마다 기록하였다.

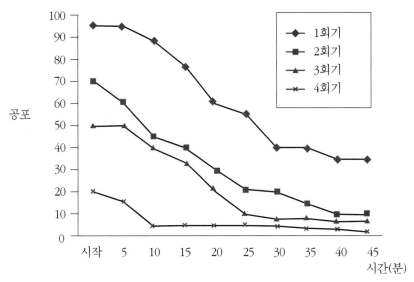

네 번의 노출치료 회기에서 승강기 탑승 중 주현 씨의 공포 수준

앞의 차트에서 볼 수 있듯이, 훈련 첫날 처음으로 승강기에 들어갔을 때의 불안 수준은 매우 높았다. 하지만 승강기 타는 것을 계속하면서, 불안감은 조금씩 감소하였다. 또한 훈련을 반복할 때마다 주현 씨가 느끼는 가장 심한 불안의 수준도 낮아졌고, 전체적인 불안도 더욱 빠르게 줄어들었다.

　마침내 주현 씨는 더 이상 승강기를 무서워하지 않게 되었다. 그녀는 노출치료의 경험을 바탕으로, '비록 처음에는 안전하지 않다고 느꼈지만 나쁜 일이 실제로 일어날 가능성은 낮다.' 는 것을 (이에 대한 보장이 없음에도 불구하고) 배울 수 있었다. 그녀는 "해내서 기분이 정말 좋아요."라고 말했다. "이전에는 내가 해낼 수 있을 거라고 생각해 본 적이 한 번도 없어요."

　즉, 노출치료는 마치 두려워하는 결말이 실현될 리 없다는 것에 대한 상당한 확신을 가지고 있는 것처럼, 불안과 불확실성 그리고 위험하다는 느낌을 불러일으키는 상황에 직면한 채 앞으로 나아가는 것을 의미한다. 여러분은 노출훈련을 통해 강박적 두려움을 정복하는 데 반드시 필요한 세 가지를 배울 수 있을 것이다. 첫째, 주현 씨의 차트에서 분명히 확인할 수 있는

> 노출치료의 목적은 ① 불안은 저절로 가라앉는다, ② 불안을 유발하는 상황은 실제로는 안전하다, ③ 절대적인 안전보장이 있어야만 편안함을 느낄 수 있는 것은 아니다 라는 것을 알 수 있도록 충분히 오랫동안 불안한 생각과 감정을 견디는 것이다.

것처럼, 강박 촉발요인에 직면할 때 느끼는 불안감은 영원히 지속되지는 않는다. 강박 촉발요인에 계속 노출될지라도 기다리다 보면 불안감은 저절로 사라질 것이다. 둘째, 노출은 두려운 상황에 대해 느끼는 여러분의 감정이 실제 상황과는 다르다는 것을 알게 해 준다. 즉, 단지 여러분이 불안을 느낀다고 해서 실제로 위험이 아주 가까이에 잠복해 있다는 것을 뜻하지는 않는다. 여러분은 강박사고를 촉발하는 상황이 생각했던 것만큼 위험하지는 않다는 것을 알게 될 것이다. 셋째, 여러분은 노출치료를 통해, 보통 정도의 위험과 불확실성에 대해 이전보다 더 편안하게 느낄 것이다. 두려워하는 것에 대한 절대적인 보장을 얻는 일이 항상 가능한 것은 아니다. 여러분은 노출치료를 통해 합리적인 수준의 확실성만을 가지고 세상을 살아가는 훈련을 할 것이다.

노출은 불안을 치료하기 위해 사용하는 주된 기법 중 하나다. 여러 연구에 따르면 노출은 매우 강력한 도구다. 나는 거의 매일 환자들에게 노출기법을 사용하였다. 종종 그들은 어떻게 몇 회기만에, 그들이 이전에는 결코 감당하지 못할 것이라고 여겼던 상황에 직면한 채, 너무 무서워서 못할 거라고 여겨 왔던 일들을 하고 있는지 스스로 놀라워했다. 그들은 그 상황이 이전에 생각했던 것만큼 위험하지 않다는 것을 배우기 위해 위험과 불확실성에 자신을 직면시켰다. 앞서 언급한 것처럼, 우리는 여러분이 쉬운 것부터 시작해서 점차 힘든 것으로 노출훈련을 진행함으로써 여러분이 압도되지 않게 할 것이다. 또한 불안이 높아지는 시기를 잘 견뎌 나가도록, 여러분이 6단계에서 배운 인지치료 기술들을 사용할 것이다. 시간이 지나면, 또한 여러분도 지금 상상하는 것보다 훨씬 도전적인 상황들을 잘 다루어 나갈 수 있게 될 것이다.

안전하다는 것을 절대적으로 확신할 수 없는데, 어떻게 강박 촉발요인과 맞설 수 있는가

여러분이 강박증을 가지고 있다면, 여러분은 위험을 무릅쓰기보다는 행동하기에 앞서 먼저 안전에 대한 절대적 보장을 요구할 것이다. 그러나 불행하게도, 절대적 보장이란 없다. 행동하기에 앞서 절대적인 보장을 얻으려고 하면, 결국 덫에 갇혀서 압도된 느낌만을 갖게 될 것이다. 그러므로 실제에서의 노출의 중요한 목표는, 비록 절대적 보장이 없을지라도 어느 정도의 위험을 받아들이면서 세상을 살아가는 것을 배우는 것이다.

지선 씨의 오염 강박사고는 잔디에 뿌리는 비료와 살충제에 의해 촉발되었다. 거기에 독성 화학물질이 포함되어 있을 수 있기 때문이었다. 그녀는 비료나 살충제를 사용한 뒤에 자신을 보호하기 위해 반드시 손을 씻었다. 그러나 완전히 안심할 수는 없었기 때문에

> 자신을 안전하게 지키기 위해 회피행동을 하느라 너무나 많은 시간과 힘을 낭비하는가?

결국 비료나 살충제 사용을 회피하였다. 그래도 여전히 완전히 안심할 수 없었기 때문에, 그녀는 그것들을 파는 가게와 쇼핑센터를 피했다. 하지만 여전히 완벽하게 안심할 수는 없었다. 지선 씨는 자신이 두려워하는 오염물질에 접촉했을지도 모르는(예: 비료가 뿌려진 잔디를 밟아서) 사람들과 마주칠 수도 있다는 사실을 인식한 뒤로, 자신의 두려움에 대해 알고 있는 친구 2명 외에는 어느 누구와도 만나지 않기로 결심하였다. 화학물질을 두려워하고 위험을 감수하려고 하지 않았기 때문에, 이제 그녀는 사회적으로 고립되었고 일과 여가도 즐길 수 없게 되었다. 지선 씨는 자신의 두려움이 지나치다는 것을 지지하는 충분한 증거가 있음에도 불구하고(그녀가 두려워하는 제품을 사용하면서도 건강한 수많은 지인이 있었다), '내가 심한 병에 걸릴 수도 있다.'는 강박적 두려움에만 몰두하였다. 만약 그녀가 폭넓은 사람들과 접촉해 보고 심지어 두려운 물질들도 사용해 보는 것을 감수했더라면, 아마도 두려움을 극복하였을 것이다. 그러나 지선 씨는 결코 자신의 두려움과 예상이 옳은지 그른지를 검증하려고 하지 않았다.

앞의 사례가 주는 교훈은 이런 방식으로 자신을 보호하는 것은 대가를 치른다는 것이다. 지선 씨의 사례가 보여 주듯이, 가능한 모든 종류의 위험과 불확실성을 제거하기 위해 할 수 있는 모든 일을 다하려는 것은 대가가 너무 크다. 여러분은 자유를 잃고 강박사고의 노예가 될 것이다. 그러나 여러분이 6단계에서 배운 것처럼 대부분의 사람은 어느 정도의 위험과 불확실성을 감수하는 쪽을 선택한다. 왜냐하면 그것이 절대적 안전 보장을 요구하는 것보다는 분명히 더 실용적이기 때문이다. 예를 들어, 대부분의 사람은 치명적인 사고가 날 가능성이 있다는 것을 알면서도 운전을 한다. 대부분의 사람은 화재의 위험이 있음에도 불구하고 잠을 자거나 외출할 때 컴퓨

터, 난로, 냉장고와 같은 가전기기들을 켜 놓는다. 재난이 발생할 가능성이 매우 낮기 때문에, 이런 상황(그리고 이와 비슷한 다른 상황)은 위험한 것처럼 보이지 않을 것이다. 그러나 100% 위험이 없는 것은 아니다. 안전에 대한 절대적 보장이란 없다.

여러분이 가지고 있는 강박 촉발요인도 마찬가지로 위험성이 작은 분류에 속한다. 물론 그것들이 어느 정도의 위험을 초래할 수도 있지만, 그 위험의 정도는 매우 작다. 사실 여러분이 두려워하는 상황에 대해 아마도 다른 사람들은 사실 매우 안전하다고 이야기했을 것이다. 다시 이야기하지만, 그 상황이 절대적으로 100% 안전하다는 뜻은 아니다. 단지 위험성이 매우 작다는 것이다.

> 강박적 두려움을 극복하려면 노출연습에서 두려움에 직면하는 작은 위험을 감수하기로 결심해야 한다. 이를 통해 아주 작은 위험이 따르는 일상적인 상황을 처리할 때처럼 강박사고를 처리하는 방법을 배울 수 있다.

실제에서의 노출을 훈련할 때, 여러분은 4단계(139쪽)에서 작성하였던 실제에서의 노출 위계에 포함되어있는 두려운 상황들에 직면하는 작업을 할 것이다. 두려워하는 물건을 의도적으로 만지고 사용하며, 가까이 하지 않았던 숫자나 단어에 직면하고, 통상적으로 피하려던 상황에 도전하게 될 것이다. 만약 여러분이 단계를 뛰어넘고 정말 어려운 노출을 당장 시작할 준비가 되어 있다면 그렇게 해도 좋다. 그러나 아마도 여러분은 위계 목록을 따라 가장 덜 두려워하는 항목부터 가장 두려워하는 항목까지 천천히 차근차근 넘어가기를 원할 것이다.

전에도 노출을 시도해 본 적이 있다. 나에게는 효과가 없을 것이다

여러분의 강박사고가 묘지와 관련된 것이라고 가정해 보자. 가끔 차를 타고 묘지를 지나친다고 해서 강박사고가 줄어들까? 만약 여러분이 쓰레기통에 있는 세균을 두려워할 때, 패스트푸드 식당에서 쓰레기통을 우연히 만진다고 해서 쓰레기에 대한 강박사고가 사라질까? 어떤 사람은 우연히 두세 번 정도 두려운 상황을 접한 뒤에도 강박적 불안이 지속되는 것을 보고, 자신에게는 노출치료가 소용 없을 것이라고 잘못 믿어 버린다. 그러나 우연히 두려운 상황에 노출되는 것은 치료적 노출과 다르다. 강박사고를 제거하는 효과를 얻으려면, 노출은 반드시 의도적이고 지속적이며 반복적이어야 한다. 또한 진정한 노출이어야 한다. 즉, 촉발요인에 맞닥뜨렸을 때 느껴지는 불안감과 싸우거나 저항하는 대신, 그 두려워하는 상황에 진정으로 직면해야만 한다.

> 피할 수 없는 순간이 올 것이다. 아마도 두려워하는 상황들과 계획에 없던 싸움을 하게 되는 일이 일상적으로 생길 것이다. 일단 신중하게 계획된 노출연습을 통해 경험을 쌓았다면 이러한 노출훈련 생활방식을 일상생활에도 포함시킬 수 있을 것이다.

치료적 노출은 반드시

• 미리 계획되어야 한다.

• 지속적이어야 한다.

• 반복적이어야 한다.

우연한 노출은 치료적이지 않다. 계획을 세우는 이유는, 처음에 좀 더 쉽고 잘 다룰 수 있는 상황을 먼저 직면하도록 고를 수 있기 때문이다. 이렇게 함으로써 초기 노출에 성공하면 여러분은 자신감이 생기고, 각자가 편안하게 생각하는 속도로 점점 더 두려운 항목으로 차근차근 올라갈 수 있게 된다. 예를 들어, 소변에 대한 오염 강박사고를 가지고 있다면, 화장실 문을 만지는 것부터 시작해서 화장실 바닥, 변기, 더러운 속옷, 화장실 휴지에 묻어 있는 소변의 얼룩 순으로 넘어갈 것이다.

너무 짧은 노출 시도는 보통 수준의 불안에 익숙해지는 기회가 될 수 없다. 수영장에 뛰어들어 물이 차갑다고 느낄 때를 생각해 보라. 충분히 오랫동안 물속에 머무르면 천천히 따뜻해지는 것같이 느낄 것이다. 물론 실제로 물의 온도는 변하지 않지만, 여러분은 거기에 곧 익숙해진다(말하자면, '습관화' 되는 것이다). 노출치료를 할 때 느끼는 불안도 마찬가지로 충분한 시간이 지나면 습관화될 것이다.

두려운 상황에 한 번 직면하는 것으로는 강박사고를 극복하기에 충분하지 않다. 왜 그럴까? 회피하던 상황에 처음 직면하면, 모르는 것에 대한 여러분의 불안과 최악의 것을 예상하는 여러분의 생각 패턴이 자동적으로 힘을 발휘하기 시작한다. 이러한 패턴을 약화시키고 그렇게 불안해할 필요가 없다는 것을 배우는 데에는 시간과

훈련이 필요하다. 그런 상황에 직면할 때 어떤 끔찍한 일도 일어나지 않는다는 것을, 그리고 불안의 수준이 점점 낮아진다는 것을 반복적으로 경험해야 한다. 이것은 공포 영화를 100번 볼 때 나타나는 현상과 비슷하다. 공포 영화를 처음 볼 때는 무엇이 나올지 예상할 수 없기 때문에 아마도 매우 무서울 것이다. 그러나 영화를 반복해서 보면 더 이상 무섭지 않게 되고, 여러분은 거기에 익숙해질 것이다. 다음에 뭐가 나올지 알게 되고, 영화를 보는 것이 편안해질(심지어는 지루해질) 것이다. 노출치료를 시도할 때도 마찬가지로 아마도 처음 몇 번은 불안하겠지만, 계속 하다 보면 결국 불안은 줄어들 것이다.

> **치료적 노출은 또한**
>
> • 어느 정도 불안을 유발해야 한다.

노출이 도움이 되려면, 불안을 느낄 때 그 불안감과 '함께해야' 한다. 걱정하지 말라. 노출은 최극단의 두려움을 요구하지는 않는다. 단지 어느 정도의 불안만을 요구할 뿐이다. 여러분이 자녀에게 처음으로 운전을 가르친다고 가정해 보라. 차가 막히는 길을 운전할 때 느끼는 압박감에 익숙해지게 하기 위해, 핸들을 잡은 첫날부터 차가 많은 고속도로에서 운전연습을 시킬 필요는 없다. 오히려 운전기술을 안전하게 익힐 수 있는 교통량이 적은 뒷길에서 시작하는 것이 좋은 방법이다(비록 거기서도 어느 정도의 불안은 경험하겠지만). 노출치료를 하는 것도 마찬가지다. 의례적 행동, 회피행동, 안심구하기, 주의 분산시키기 또는 그 외에 다른 방식을 사용해서 불안과 싸우거나 저항한다면, 여러분은 불안을 극복할 수 없다. 사실 이런 방식으로 불안과 싸우는 것은 단지 불안감을 더욱 악화시킬 뿐이다.

노출훈련을 확실하게 효과적으로 만드는 방법

이 프로그램을 통해 얼마나 호전될 것인가는 어떻게 노출훈련을 하는지에 달려 있다. 노출을 최대한 잘 활용하기 위한 열 가지 팁을 소개한다.

강박적 두려움을 촉발하는 상황과 매우 유사한 조건에서 훈련하라 실제에서의(그리고 상상에서의) 노출이 도움이 되려면, 노출훈련 중 반드시 일상생활에서 강박사고가 떠오를 때와 유사한 종류의 강박적 고통이 유발되어야 한다. 이것이 확실하게 유발되게 하는 가장 좋은 방법은, 실생활에서 강박사고와 의례적 행동에 대한 충동을 유발하는 촉발요인과 똑같은 또는 매우 비슷한 상황을 선택하는 것이다. 여러분이 주로 독성 성분이 함유되어 있는 특정 살충제에 오염될 것 같은 두려움 때문에 고통을 받고 있다면 그것을 취급하는 가게를 반드시 방문하라.

전투계획 다음 난이도로 넘어가기 전에 각 상황에서 이전보다 편안해졌는지 확실하게 하기 위해, 각 노출 위계에 적어도 일주일 이상 집중하길 권유한다.

점진적인 접근을 위해 노출 위계를 사용하라 4단계(139, 148쪽)에서 하였던 노출위계 작성이 중요한 이유는, 한 계단 한 계단 올라가면서 노출훈련을 점진적으로 해 나갈 수 있도록 사다리 역할을 하기 때문이다. 쉬운 항목부터 훈련하라. 그 항목에 대한 노출훈련을 할 때 단지 최소한의 불안만 유발될 정도로 그 항목에 익숙해지고 나면 그다음 어려운 위계 항목으로 넘어가라.

매일 노출훈련을 하라 더 자주 노출훈련을 하면 할수록 틀림없이 더 좋은 결과를 얻을 것이다. 예를 들어, 묘지를 두려워하는 경우, 한 달에 한 번 묘지에 가는 것보다 일주일에 한 번 가는 것이 더 효과적으로 강박적 두려움을 줄여 줄 것이다. 만약 5일 동안 매일 간다면, 일주일에 한 번씩 5주 동안 가는 것보다 더 효과적일 것이다. 그러므로 매일 노출훈련을 하는 게 좋다.

전투계획 하루에 두 번씩 노출훈련을 하라(아침에 한 번, 오후나 저녁에 한 번 하는 식으로). 원한다면 당연히 더 많이 해도 좋다. 이 연습에 더 많은 시간을 투자할수록 더 빨리 호전되고, 이 프로그램을 통해 더 많은 효과를 볼 수 있을 것이다.

불안이 줄어들 때까지 노출 상황에 머무르라 끝까지 계속하라. 매번 훈련할 때마다, 불안의 정도가 적어도 반 이상 줄어들 때까지 그 두려워하는 상황에 머물러 있으라. 어떤 이유 때문에 불안이 줄어들 때까지 노출 상황에 머물 수 없다면, 가급적 빠른 시

전투계획   적어도 1시간 이상 노출 상황에 머무르라. 이 정도의 시간이면 일반적으로 불안이 가라앉는 데 충분한 시간이다. 만약 운전에 대한 노출을 시행하고 있다면, 적어도 1시간 이상 차 안에 머물도록 노력하라. 만약 '바닥에 있는 세균'에 대한 두려움에 직면하려고 한다면, 1시간 이상 바닥에 앉아 있으라. 그러나 절대적인 시간보다는 여러분이 느끼는 불안의 수준이 더 중요하다. 이 단계의 뒷부분에서, 노출훈련을 할 때 여러분이 느끼는 불안의 수준을 추적해서 기록하는 방법을 배울 것이다.

간 내에 같은 상황을 다시 훈련하라. 어떤 종류의 노출은 원래 짧게 이루어지기 때문에 오래 머물러 있지 못할 수도 있다. 예를 들어, 불내지 않을까 두려워하는 경우에 전기기기를 사용한 후 스위치를 껐는지 확인하지 않고 바로 외출하는 노출훈련을 계획할 수 있을 것이다. 만약 집으로 되돌아와서 다시 전기기기를 사용한 후, 스위치가 제대로 꺼졌는지 확인하지 않고 바로 밖으로 나가는 노출훈련을 반복한다고 가정해 보자. 여러분은 집으로 돌아와 다시 노출훈련을 시작할 때마다 일단 모든 기기가 꺼져 있는지 보게 될 것인데, 이것은 결국 확인하기 의례적 행동을 하는 것과 마찬가지가 될 것이다! 이런 경우에는, 여러분에게 불안을 불러일으키는 불확실성과 의심에 노출된 상태에서 계속 머물러 있게 하기 위해 상상에서의 노출기법(8단계 참조)을 사용할 것이다.

불안과 싸우지 말라   직접 경험하기 전에는 믿기 어렵겠지만, 불안과 싸우려고 시도할 때보다 기꺼이 받아들일 때 실제로 그 불안은 더 빨리 사라진다. 불안한 느낌이 드는 것을 그냥 내버려 두고, '불안해도 상관없어. 지금 일어나는 신체반응들은 전적으로 정상이야. 해롭지도 않고 그저 일시적일 뿐이야.'라는 것을 상기하라. 발생할 수 있는 최악의 상황은 '단지 잠깐 동안 불편함을 느끼는 것' 뿐이라고 스스로에게 말하라.

자낙스나 리보트릴과 같이 빠르게 작용하는 벤조다이아제핀 약제를 사용할 경우 노출의 목적을 달성하지 못하고 하나 마나한 결과를 가져올 수 있다. 그러나 선택적 세로토닌 재흡수 억제제와 같은 약제들은 인지행동치료와 함께 사용해도 좋다.

자낙스, 아티반, 발륨, 리보트릴과 같은 항불안제와 술, 마리화나, 코카인과 같은 기분 전환 물질들은 불안과 싸우려고 하는 것과 마찬가지의 결과를 가져온다. 두려움에 직면할 때 발생하는 불안에 대처하기 위해 이런 약물의 도움을 받는 것이 좋은 생각처

럼 보이지만, 이것은 오히려 효과적인 노출을 방해한다. 이런 약을 사용하면, '불안
은 위험하지 않으며, 약의 도움을 받지 않아도 저절로 사그라진다.'는 것을 배우지
못하게 될 것이다.

강박사고와 싸우지 말라   계속하라. 두려워하는 재난이 발생하는 것을 염려하도록
스스로를 그대로 내버려 두라. 강박적 의심이 머릿속에서 '오랫동안 머물도록' 그냥
내버려 두는 훈련을 하면, 오히려 강박사고의 허를 찌르는 것이 되어 의심에 의한 괴
로움이 점점 더 줄어들 것이다. 강박증은 여러분이 강박사고를 두려워하길 원한다.
강박사고에 저항하면 할수록, 강박증의 지배력은 오히려 더욱 커질 뿐이다. 저항하
지 말고, 대신 누가 주인인지를 보여 주라! 상상에서의 노출(8단계)이 여러분이 괴로
운 강박사고에 직면하는 것을 도와줄 것이다.

불안해하거나 걱정하지 않으려고 애쓰는 것은 '핑
크색 코끼리'를 생각하지 않으려고 하는 것과 비슷한
측면이 있다. 어떤 것을 생각하지 않으려고 억지로 노
력할 때, 오히려 여러분의 마음은 생각하지 않으려고
하는 바로 그것에 걸려 꼼짝달싹 못하게 된다. 불안과
강박사고도 마찬가지다. 이런 생각과 감정에 저항하
거나 싸우는 것은 그것들을 더욱 강하게 만든다. 불안
해지는 것을 받아들이고 그런 불쾌한 감정을 기꺼이

> **전투계획**   실제에서의
> 노출 중 발생하는 괴로운 강
> 박사고, 장면 및 의심에 직면
> 하려면 8단계에서 배울 상상
> 에서의 노출기법을 사용하
> 라. 이를 통해 여러분은 그것
> 이 의미 없는 생각이라는 것
> 을 알게 될 것이다.

환영하면, 여러분은 곧 강박 촉발요인에 대해 훨씬 편안해지는 것을 느낄 것이다. 모
순되게 들리겠지만, 실제 그렇다.

영은 씨는 오염에 대한 강박사고를 가지고 있었기 때문에, 당뇨를 앓고 있는 남동
생 준성 씨와 접촉하는 것을 두려워하였다. 그녀는 준성 씨의 물건 중 어떤 것이든지
자신의 몸에 닿게 되면 자신도 당뇨에 걸리게 되지 않을까 두려워하였다. 영은 씨는
남동생의 옷을 입는, 그리고 그의 잠옷을 입고 자는 노출훈련을 시행하였다. 그 훈련
을 하는 동안 영은 씨는 불안해지는 것을 그냥 내버려 두었고 심지어 당뇨에 걸리는
상상까지 하였다. 그녀는 자신이 예상했던 것보다 불편감이 훨씬 더 빠르게 감소되
는 것을 확인할 수 있었다. 그녀는 자신의 두려움이 무의미한 것이라는 생각을 하였

고, 남동생의 당뇨에 대해 점점 덜 집착하게 되었다.

전투계획 노출훈련을 처음 시작할 때부터 반응방지 계획을 적용하라. 노출훈련에 따라 어떻게 반응방지를 할 것인지에 대한 자세한 내용은 9단계를 읽으라.

의례적 행동을 하는 대신 반응방지를 사용하라 무슨 수를 써서라도 의례적 행동에 저항하라. 실제에서의 노출훈련의 핵심은 의례적 행동에 대한 충동을 불러일으킨 뒤 새로운 반응 방식으로 대체하는 것이다. 이것은 강박행동, 정신적 의례적 행동, 간단한 의례적 행동, 그리고 심지어는 두려움을 촉발하는 요인에 대한 정보를 찾거나 질문을 하는 것처럼 다른 방식으로 안심을 구하는 시도까지도 중단하는 것을 의미한다. 9단계에서는 더 많은 반응방지 전략을 제공할 것이다. 그러나 우선 지금은 노출 중 또는 노출 후에 의례적 행동을 하면 노출의 효과가 떨어진다는 것을 이해해야 한다. 그렇게 하면 '불안은 저절로 사라진다.'는 것과 '여러분은 불확실성을 충분히 다룰 수 있다.'는 것을 배우지 못하기 때문이다.

반응방지는 또한 알아차리기 어려운, 미묘한 안전행동도 하지 않는 것이다. 예를 들어, 은혜 씨는 신생아인 아들을 목욕통에 넣고 익사시킬지도 모른다는 강박사고를 가지고 있었다. 그녀는 강박사고에 따라 행동할 것 같은 두려움 때문에 아들을 목욕시키는 걸 피했다. 결국 은혜 씨는 용기를 내어 불안에 직면하였고, 일주일 동안 매일 아들을 목욕시켰다. 하지만 만에 하나 나쁜 일이 일어날 경우에 대비해서, 노출훈련을 하는 동안 남편에게 자신과 반드시 함께 있도록 하였다. 그녀는 깨닫지 못했지만, 이런 방식으로 남편이 참여하는 것은 노출을 방해하는 것이었다. 그것은 안전조치를 한 번 더 하는 것과 같았는데, 사실 불필요한 일이었다. 자신이 난폭한 행동을 하면 남편이 개입하리라는 사실을 아는 것은, 자신이 해가 되는 어떤 행동도 하지 않을 거라는 보장을 받는 것과 비슷했다. 이것은 은혜 씨가 진정으로 두려움을 시험해 보는 것을 방해하였다. 이런 방식으로 노출을 수행한다면 어떻게 불확실성과 함께 살아가는 방법을 배울 수 있겠는가?

간략한 안전행동, 정신적 의례적 행동, 간단한 의례적 행동은 비록 반복적인 강박적 의례적 행동보다 빠르고 미묘할지도 모르지만, 인지행동치료를 할 때는 이들을 멈추는 것도 똑같이 중요하다. 이처럼 짧고 감추어진 행동은 노골적인 강박적 의례적 행동만큼이나 노출훈련을 방해할 수 있다.

'안전행동' 은 노출훈련을 좀 더 쉽게 그리고 덜 무섭게 만들기 위한 미묘한 행동이다. 예를 들어, 은혜 씨의 경우처럼 다른 사람들을 주변에 있게 하거나 노출훈련 전에 기도문을 외우는 것 등이 있다. 안전행동은 대개 짧기 때문에 사소한 것처럼 보일 수도 있다. 그러나 안전행동도 의례적 행동과 마찬가지로 노출을 방해한다. 그러므로 안전행동 없이 노출훈련을 하는 것이 중요하다.

주의를 흩뜨리지 말라 노출훈련을 할 때 여러분이 직면하고 있는 상황에서 괴로운 측면들을 무시하려고 하지 말라. 오히려 이러한 측면에 주목하고 그때 드는 감정에 계속 머무르라. 예를 들어, 변기에 직면하는 노출을 하고 있다면, 여러분은 자신을 불편하게 만드는 변기의 어떤 점(아마 세균 및 병에 걸릴 가능성)에 집중해야 한다. 이런 괴로운 측면을 간과하려고 하거나, 방금 청소한 변기라는 확신을 스스로에게 심어 주려고 노력함으로써 마치 괴로운 측면이 없는 것처럼 행동하려고 하지 말라.

불안이 줄어들지 않는다면 더 쉬운 것을 시도하라 한 시간 동안 노출한 후에도 불편감이 줄어들기 시작하지 않는다면, 수준에 비해 너무 어려운 것을 섣부르게 선택하였을 가능성이 있다. 노출훈련을 중단하고, 조금 더 직면하기 쉬운 상황을 찾아보라. 쉬운 상황에 대한 노출을 끝마친 후, 어려워서 중단했던 상황으로 다시 돌아가 훈련하라. 예를 들어, 바닥을 만지려고 했다면 그것을 그만두고 신발이나 양말처럼 덜 두려운 것과의 접촉을 시도하라. 쉬운 것에 노출한다고 해서, 좀 더 두려운 원래의 상황에 대한 직면을 회피하는 것은 아니다. 언젠가는 그 상황으로 다시 돌아가야 한다. 중간 단계의 노출을 통해 좀 더 어려운 노출 상황으로 점진적으로 나아간다고 생각하라.

> **전투계획** 불안이 가라앉도록 1시간을 투자하라. 그래도 가라앉지 않는다면, 좀 더 쉬운 것으로 노출훈련을 바꾸라.

다양한 상황에서 두려움과 직면하라 다양한 상황과 환경에서 노출을 시행한다면, 여러분은 매우 많이 나아질 것이다. 예를 들어, 화장실이 여러분의 두려움을 자극한다면 노출훈련을 단지 한두 곳에 대해서만 하지 말고 다른 여러 화장실에 직면하라. 그렇게 해야 가장 편안한 환경에서뿐만 아니라 어디에서라도 강박 촉발요인을 다룰

전투계획 여러분의 강박적 두려움에 부합하는 상황에서 노출훈련을 하는 것이, '완벽하게' 일치하는 하나의 상황에서만 노출훈련을 하라는 뜻은 아니다. 단지 그 욕실이 아니라 모든 욕실, 단지 4인용 탁자로 가득한 식당에서의 숫자 4뿐만 아니라 곳곳에 널린 숫자 4에 전부 익숙해지려면 원래의 상황과 유사한 다양한 상황에서 훈련을 해야 한다.

수 있는 방법을 확실하게 배울 수 있을 것이다.

두려움과 직면할 때 유발되는 괴로움의 정도가 상황에 따라 크게 다르다면 각 상황을 별개의 위계 항목으로 작성하라. 예를 들어, 명욱 씨는 욕설에 노출되는 것을 힘들어했다. 집에서 욕설에 직면하는 것도 힘들었지만, 교회에서 직면하는 것은 훨씬 더 힘들었다. 그래서 그는 원래의 위계 항목(욕설)을 서로 다른 세 개의 항목으로 나누었다. ① 집에서의 욕설, ② 학교에서의 욕설, ③ 교회에서의 욕설(그는 욕설을 종이에 적어서 주머니에 넣고 교회에 가지고 갔다)이다. 이렇게 함으로써 명욱 씨는 서로 다른 상황에서 점진적으로 자신의 두려움에 직면할 수 있었다.

너무 불안해지면 위험하지 않을까

희영 씨는 몹시 겁이 났다. 그녀는 노출을 시도할 때 자신이 매우 불안해질 것을 알았다. 노출에 따른 불안 때문에 '미치고', 통제력을 잃으며, '신경쇠약'에 걸릴지도 모른다고 생각하였고 또한 심장마비나 다른 내과적 응급 상황이 발생할까 봐 염려했다.

강박증을 가지고 있다면, 여러분은 불안을 느낀다는 것이 어떤 것인지 잘 알 것이다. 그러나 사실 그것이 어떤 느낌인지는 누구나 다 알고 있다. 중요한 시험이나 면접 또는 데이트를 앞두고 있을 때의 조마조마한 느낌이나, 뭔가 끔찍한 일이 곧 일어날 것 같은 생각이 들 때의 긴장되는 느낌과 같은 불편한 감정을 느껴 보지 않은 사람은 없다. 그러나 여러분이 모를 수도 있는 것(그리고 희영 씨가 몰랐던 것)은 불안은 불쾌하게 느껴지는 것만큼 그렇게 해롭지는 않다는 것이다. 사실 불안의 목적은 안전을 유지하고 위험에 대처하도록 돕는 것이다. 만약 불안이 없다면 어떤 사람도 생존할 수 없다. 혼잡한 도로를 가로지르며 양방향을 살필 때, 돌진해 오는 차를 피해 길에서 비켜 설 때 불안이 어떻게 도움을 주는지 생각해 보라. 또한 불안은 우리의 능력을 최대한 발휘할 수 있도록 돕는 역할을 한다. 중요한 발표나 시험을 준비해 본 적이 있다면, 어느 정도의 불안이 계속 동기를 부여해 주고 지금 하고 있는 일에 집중하게 한다는 것을 알 것이다.

불안은 여러분으로 하여금 '경계 태세'를 갖추고 어떤 행동을 취하게 하기 때문에 매우 불편하게 느껴진다. 마치 위험을 피하고 자신을 보호하기 위해 무슨 일이라도 할 때까지 계속 울리는 짜증나는 경보음과 비슷하다. 이것을 투쟁-도피(또는 아드레날린) 반응이라고 부르는데, 그 이유는 심장 박동을 빠르게 하고, 숨을 깊게 쉬게 하며, 근육을 긴장시키고, 뇌와 근육에 더 많은 산소를 공급하여 스스로를 보호하도록 준비하게 만들기 때문이다. 여러분은 이런 과정을 통해 위험과 싸우거나 위험으로부터 도망칠 수 있도록 더 많은 에너지와 경계 태세를 갖추게 된다.

> 불안(투쟁-도피) 반응이 어떻게 여러분에게 도움이 될까?

불안 때문에 여러분이 자제력을 잃거나 파괴적으로 행동하지는 않을 것이다. 생각해 보라. 인류가 불안과 같이 우리를 위험으로부터 보호했다가 나중에 우리를 배반하고 오히려 피해를 주는 시스템을 가지고 있다는 것은 전혀 이치에 맞지 않다. 희영 씨는 불안을 '친구'로 삼는 것을 배우고 난 뒤 노출훈련을 할 수 있었다. 기꺼이 불안해질 수 있었으며, 마침내 편안해지는 자신을 확인할 수 있었다.

'너무 심한' 투쟁-도피 반응이 신체에 해를 끼치거나 심장마비나 뇌졸중을 유발하지 않을까 걱정하지 말라. 세상에 '너무 불안한' 것은 없다. 첫째, 불안은 영원히 지속되지는 않는다. 불안은 한계, 즉 상한선을 가지고 있어서 시간이 조금 지나면 진정되기 시작한다. 둘째, 비록 여러 해 동안 계속되는 스트레스가 심장병이나 뇌졸중 같은 특정 질환의 위험을 증가시킬 수도 있지만, 이런 종류의 만성적인 스트레스는 투쟁-도피 반응과는 전혀 다르다. 사실, 투쟁-도피 반응 때는 순간적으로 아드레날린이 많이 분비되는데, 이것은 운동할 때 나타나는 현상과 매우 비슷하다. 운동과 관련된 신체적 활동이 건강에 좋다는 것은 익히 알려진 사실이다. 그러므로 비록 높은 수준의 스트레스가 장기적 위험을 내포할 수도 있지만, 불량한 식

> 불안은 불편하게 느껴질 수는 있어도 여러분을 해칠 수는 없다. 오히려 불안은 여러분을 위험으로부터 보호하고 해로부터 벗어날 수 있도록 도움을 주기 위한 것이다. 불안할 때 생기는 불편한 느낌은 위험과 싸우거나 위험으로부터 도주하도록 준비시키는 신체의 자동적인 반응 방식 중 한 부분이다.

사나 운동 부족, 흡연, 약물 남용과 같은 건강하지 못한 생활습관에 따른 위험에 비해서는 그 위험성이 매우 낮다.

노출훈련 시작하기

첫 번째 노출 계획하기

시작할 준비가 되었다면, 여러분이 139쪽에서 작성하였던 두려움 위계 중 첫 번째 항목을 선택하라. 그 상황이나 대상에 언제 어떻게 직면할지 생각해 보라. 더러운 세탁물 만지기, 그림을 삐딱하게 걸기, 칼을 손에 쥐기처럼 몇몇 경우에는 노출이 비교적 간단할 것이다. 그러나 게이바 가기, 밤에 혼자 운전하기, 장례식장 방문하기처럼 노출훈련을 위해 미리 계획하고, 창의력을 발휘하고, 구체적인 상황을 준비해야 하는 경우도 있을 것이다. 다양한 종류의 강박적 두려움을 목표로 하는 노출훈련에 대한 여러 가지 제안이 이 단계의 뒷부분에 제시되어 있다. 9단계를 마친 후 '모두 다 합치기' 장에서는 계획된 노출훈련 작업지를 사용하여 노출훈련을 기록하는 방법에 대해 알려 줄 것이다.

다수의 노출 위계 다루기

강박사고의 주제가 여러 개여서 결국 여러 개의 실제에서의 노출 위계들을 만들었다면(예: 오염 강박사고에 대해 한 개, 종교적 내용의 강박사고에 대해 한 개), 한 번에 하나씩 훈련하는 것이 좋다. 다음 질문들은 어떤 강박사고와 어떤 위계부터 시작할지 결정하는 데 도움이 될 것이다.

1. 작성한 위계들의 주제를 기록해 보라(예: 오염에 대한 두려움, 동성애).

_____

_____

_____

계속

- 이제 직면하기 가장 쉬운 것(가장 덜 고통스러운 항목)부터 가장 어려운 것(가장 고통스러운 항목) 순서대로 그 위계들의 주제를 적어 보라.

_____

_____

_____

- 일상생활을 방해하고 가장 두려운 항목을 포함하고 있는 위계는 무엇인가?

_____

- 친한 친구나 가족은 여러분이 맨 처음으로 어떤 위계에 대한 노출훈련을 하기를 추천하는가?

_____

- 가장 간단하게 노출훈련을 할 수 있는 항목을 포함하는 위계는 무엇인가? (오염 노출이나 대칭/배열(순서) 노출은 흔히 간단하다. 성적·종교적·폭력적 강박사고 및 책임과 관련된 강박사고에 대한 노출은 시행하기가 좀 더 어려운 경향이 있다. 이 단계 뒷부분의 설명들을 참조하라.)

_____

2. 이 질문들에 대한 답을 고려해서, 어떤 순서로 노출훈련을 시행할지 그 순서에 따라 노출 위계를 나열해 보라.

_____

_____

_____

치료친구를 위한 팁

노출훈련을 시작할 용기를 내기 어렵다면, 치료친구에게 노출훈련에 대해 이야기를 나누어 보자고 부탁해 보라. 여러분 생각에 어떤 점이 스트레스가 될 것 같은지 치료친구에게 이야기해 보라. 만약 노출훈련이 매우 힘들어지면 그 상황과 불안을 어떻게 다룰 것인지 말해 보라. 노출훈련이 어려움에 봉착하거나 노출훈련을 그만두고 싶을 때 치료친구가 해 주었으면 하고 바라는 것에 대해 함께 계획을 세워 보라.

치료친구가 알아야 할 사항: 친구나 사랑하는 사람이 첫 번째 노출훈련을 하는 동안 여러분이 함께 있기를 원하면 그렇게 해 주라. 그러나 프로그램이 진행되어 가면서 노출훈련 중 여러분의 참여 정도를 점진적으로 줄이는 것이 중요하다. 그렇게 해야 여러분의 친구나 사랑하는 사람이 혼자서 불안을 다루는 것을 배울 수 있다.

주희 씨는 종교에 대한 강박사고를 가지고 있었기 때문에 죄 짓는 것을 두려워했다. 예를 들어, 잘생긴 남자를 보면(주희 씨는 행복하게 결혼했다) '마음속으로 불륜을 저지를까 봐' 걱정하였다. 그래서 그녀의 첫 번째 위계 항목은 '매력적인 남자 쳐다보기'였다. 주희 씨는 매일 두 번씩 피트니스 잡지에 있는 잘생긴 남자 모델의 사진을 보는 노출훈련을 계획했다. 남자 모델의 사진을 보는 것은 많은 여성이 일상적으로 매일 하는 행동으로, 결코 배우자 몰래 외도를 하는 것이 아니다!

인지치료로 준비하기

전투계획 두려움에 직면
하기 위한 준비를 위해 매번
노출을 시작할 때 10분 정도
인지치료 기법을 사용하라.

각 노출 전후에 여러분이 가진 신념과 해석을 분석하는 것이 문제가 있는 인지를 수정하고 두려움에 직면하는 불안을 줄이는 데 도움이 된다. 계획된 노출훈련 작업지에는 인지치료 작업을 기록하는 공란이 있으므로 거기에 적으면 된다.

먼저 두려운 상황에 들어서기 전에, 의례적 행동이나 회피행동을 하지 않고 노출을 시행했을 때 발생할까 봐 두려워하는 것에 대해 생각해 보라. 예를 들면, '나(또는 누군가)는 병에 걸려 죽을 거야.' '나는 소아 성추행자가 되고 말 거야.' '나는 지옥에 가게 될 거야.' '내가 누군가에게 해를 끼쳤는지 그렇지 않았는지 결코 알 수 없을 거야.' 또는 '피해를 입힌 것에 대해 내가 책임져야 할 거야.' 같은 것들이다. 어떤 일이 누구한테 일어날지 확실하게 구분해서, 최대한 구체적으로 부정적인 예측을 하라. 주희 씨가 두려워하는 결말은 '나는 죄인이 될 것이고 하느님이 날 미워할 거야.'라는 것이었다.

다음으로는 이와 같은 부정적인 인지에 도전하고, 그 노출 상황에 대해 보다 유용하고 균형 잡힌 사고방식을 찾아낼 수 있도록 6단계에서 배운 인지치료 전략을 한 가지 이상 사용하라. 과도한 부정적인 예측보다 더 가능성이 높은 결과는 무엇인가? 인지치료의 목적은 노출이 전적으로 안전하다고 스스로를 안심시키기 위한 것이 아니다. 과제에는 어느 정도 위험이 따른다는 것을 항상 명심하라. 회피나 의례적 행동에 의존하지 말고 그 위험을 인정하라. 인지전략을 사용하여 새로 예측을 해 보면, 틀림없이 두려운 상황에 대한 직면이 좀 더 편안해질(100% 안심은 아닐지라도) 것이다. 만약 여러분이 가지고 있는 두려움이 매우 오랜 기간 후에 일어나는 부정적인 결과와 관련된 것이라면('난 50년 후에 병에 걸릴 것이다.'), 불확실성을 더 잘 다루기 위해 평생 모은 돈 걸기와 같은 인지치료 전략을 사용하라.

주희 씨: 인지적 도전

주희 씨는 더욱 유용하고 현실적인 신념에 도달하기 위해 이중 잣대 기법 및 증거 검토하기를 사용하였다. '모든 사람은 때때로 다른 사람들을 매력적이라고 느껴. 이것은 어쩔 수 없는 현실이고, 간통을 하려는 의도를 가지고 누군가를 갈망하는 것과는 달라.' '비슷한 생각을 다른 사람들이 가지고 있을 때, 하느님은 그들을 미워하지 않을 거야. 나라고 다르겠어?' 이렇게 균형이 잡힌 새로운 관점으로 남자 모델 사진을 보는 것을 생각해 보았을 때, 주희 씨는 자신의 두려움에 직면하는 것이 생각했던 것만큼 나쁘지는 않으리라는 것을 알게 되었다. 그녀는 노출을 시작할 준비가 되었다.

불안을 경험하는 것에 대비하기

불안을 유발하는 상황이 다가오는 것을 미리 알 때도 있지만, 어떤 경우에는 강박 촉발요인이 갑자기 여러분을 기습할 때도 있다. 소아 성애자에 대한 TV 광고를 보거나, 여러분이 회피해 온 욕을 누군가가 하는 것을 듣거나, 근처에 있는 자동차 번호판에서 '불운한' 숫자를 보기도 한다. 그러나 계획된 노출연습에서는 스트레스 요인이 다가오고 있는 것을 알기 때문에 불안에 미리 대비할 수 있다.

> 대처 진술문을 무작정 또는 가끔 띄엄띄엄 사용하는가? 훨씬 더 일관되게 사용하도록 노력하라.

앞으로 불안을 느끼게 될 거라는 걸 미리 알 때 여러분은 스스로에게 그게 얼마나 무서울지에 대해 자동적으로 이야기하기 시작할지도 모른다. 하지만 6단계에서 배운 것처럼, 그런 생각들은 더 큰 불안만을 낳을 뿐이다. 그렇게 하는 대신, 스스로에게 258쪽에 제시한 것처럼 불안을 다루는 데 도움이 되는 진술문을 읽어 주는 것이 좋다. 이런 대처 진술문들은 마술처럼 불안을 줄이기 위해 고안된 것은 아니다. 하지만 여러분이 노출훈련을 하는 중에 스스로에게 하는 이야기의 내용을 바꿀 수 있다면, 불안이 저절로 가라앉을 때까지 두려운 상황 안에 그대로 머물러 있는 데 도움이 될 것이다. 어쩌면 여러분은 이미 비슷한 대처 진술문을 사용해 보았을 수도 있다. 하지만 대부분의 사람은 실제로 도움이 될 때까지 충분히 오랫동안 사용하거나 지속적으로 사용해 보지는 않는 것 같다.

이런 종류의 대처 진술문을 사용하는 것이 이전에 여러분이 강박적 불안을 다루던 방식과는 많이 다르기 때문에 처음에는 어색하게 느껴질 수 있다. 대처 진술문을 효과적으로 사용하기 위해서는 다른 기술들을 사용할 때와 마찬가지로 훈련이 필요하다. 매우 불안할 때 이런 종류의 생각을 하는 것이 처음에는 어려울 수 있으므로 미리 예행연습을 해 보아야 한다. 적어도 하루에 한 번은 노출훈련을 하지 않는 시간에 대처 진술문 목록을 읽으라. 그렇게 하면 대처 진술문에 익숙해질 것이다. 진술문을 제대로 사용하려면 어느 정도의 시간과 노력이 필요하다. 하지만 여러분은 할 수 있을 것이다.

불안에 직면하는 대처 진술문

- 불안은 정상적이고 일시적인 것이다. 불안이 가라앉으면 얼마나 좋을지 생각해 보자.
- 불안한 느낌은 불편하긴 하지만 위험하지는 않다.
- 불안은 나를 해치지 못할 것이다. 불안은 단지 나의 투쟁-도피/아드레날린 시스템이 작동하는 것뿐이다.
- 나아지려면 스스로를 불안하게 만들어야 한다.
- 지금 여기서 멈추면 강박증을 더 악화시킬 뿐이다.
- 장기적으로 이 문제를 극복하기 위해서, 단기적으로는 불안해지기로 마음먹을 만한 가치가 있다.
- 예전에 불안에 직면했을 때에도 결국에는 항상 기분이 나아졌다.
- 의례적 행동으로 불안을 통제하려는 것은 소용없는 일이다. 나아지기 위해서는 '불안과 함께 하는 것'이 필요하다.
- 촉발요인에 너무나 많은 부정적 의미를 부여하기 때문에 그것이 나를 괴롭히는 것이다.
- 나는 이것을 충분히 다룰 수 있다. 아무리 오래 걸릴지라도, 나는 불안이 저절로 가라앉도록 내버려 둘 수 있다.

두려움에 직면하고 불안 수준을 추적하기

다음 단계는 유용한 신념과 대처 진술문을 염두에 두고, 미리 계획한 대로 두려워 하는 상황이나 대상에 직면하는 것이다. 4단계에서 여러분은 0(불편감 없음)에서 100(극심하게 불편함)까지 두려워하는 상황에 대해 점수를 매기는, 주관적 불편감 척도(SUDs) 사용법을 배웠다. 여러분은 이 척도를 사용해서 노출훈련 중에 얼마나 불편감을 느끼는지 추적할 것이다.

주관적 불편감 척도

0	10	20	30	40	50	60	70	80	90	100

불편하지   조금   중간 정도로   많이   극도로
않다   불편하다   불편하다   불편하다   불편하다

260쪽에 제시하는 노출 그래프는 계획된 노출훈련 작업지의 일부분이다. 완전히 완성된 서식은 9단계를 마친 후에 소개할 것이다. 계획된 노출훈련을 수행하는 동안 여러분은 이 그래프를 사용해서 불안 수준을 추적할 것이다. 5분마다 주관적 불편감 척도를 그래프에 기록하라. 주관적 불편감 척도를 추적해 보면, 두려움 촉발요인에 대해 여러분이 어떻게 반응하고 있는지 알 수 있다. 여러분이 노출 상황에 계속 머물러 있을 때, 시간이 가면서 불안이 어떻게 습관화되는지를 보다 객관적으로 살펴볼 수 있을 것이다. 불안의 수준을 평가하기 위해서는 '지금 내 주관적 불편감 척도 수준은 얼마인가?' 라는 간단한 질문을 스스로에게 해 보는 것이 도움이 된다.

전투계획 훈련 중에 실시간으로 노출 그래프를 채우는 것이 가장 좋기는 하지만, 다른 사람들과 함께 있는 경우처럼 그렇게 하기 어려울 때가 종종 있다. 그런 경우에는 주관적 불편감 척도를 마음속에 기록해 놓은 뒤 나중에 혼자 있을 때 그래프를 완성하라.

하루에 두 차례 시행한 노출훈련도 260쪽의 노출 그래프를 이용해서 기록할 수 있다. 그래프 위쪽의 범례가 보여 주는 것처럼 그날의 첫 번째 노출은 점과 실선으로 주관적 불편감 척도를 기록하고, 두 번째 노출은 X 표시와 점선을 사용할 수 있다(조금

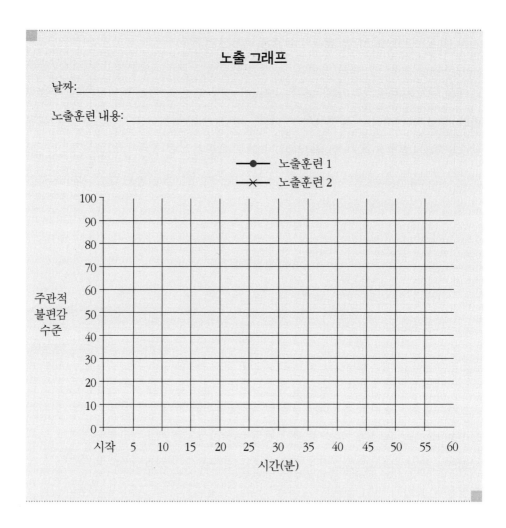

뒤에 주희 씨의 노출 그래프 예시를 소개할 것이다).

　매번 훈련을 할 때마다 먼저 주관적 불편감 수준을 표시하고 시작하라. 즉, 노출을 시작하는 시점에서 주관적 불편감 수준에 주의를 기울인 다음, 가로축에서 '시작' 시간을 찾고 세로축에서 주관적 불편감 수준을 찾아 그래프에 점을 찍는다. 이 시점에서 여러분은 상당히 불편감을 느끼겠지만, 여러분의 목표는 거기에 머무르며 과제에 집중하는 것이다. 필요하다면, 불안을 잘 견뎌 낼 수 있게 앞서 소개한 대처 진술문을 사용하라. 무엇을 하든지 불안과 싸우지 말고 불안을 인위적으로 줄이기 위해 의례적 행동이나 다른 미묘한 회피전략을 사용하지 말라. 불안이 저절로 잦아드는 것을 경험해야만 한다. 또한 강박적 두려움이 사실인지 아닌지 과도하게 분석하지 말라. 그 대신 강박적 두려움에 대해 염려하게 그리고 불확실하게 느끼게 스스로를 그냥 내버려 두라. 그 느낌들을 수용하는 훈련을 하는 동안 여러분의 괴로움은 잦아들 것이다. 즉, 불안과 의심을 받아들이라. 그 느낌들이 그냥 '생기도록' 내버려 두라. 그것들을 환영하라.

  다음에 제시한 주희 씨의 노출 그래프를 살펴보라. 피트니스 잡지에 실린 남성 모델의 사진을 보는 첫 번째 노출을 시작하였을 때, 그녀의 주관적 불편감 수준은 거의 80이나 되었다(점과 실선으로 그래프에 표시되어 있는 것처럼). 어쨌든 잡지를 보는 것을 오랫동안 피해 왔기 때문이었다. 주희 씨는 잡지를 휙휙 넘겨 보았다.

> 노출을 시작할 때 느끼는 불편감을 극복하기 위해 대처 진술문의 사용이 필요한가?

> 전혀 불안하지 않은가? 위계 중 다음 항목으로 넘어가라. 주관적 불편감 척도 수준이 점점 증가하고 있는가? 조금 뒤로 후퇴해 보라. 또는 완전히 물러서지 않고, 두려워하는 상황에 부분적으로 노출할 수 있는 다른 방법을 생각해 보라.

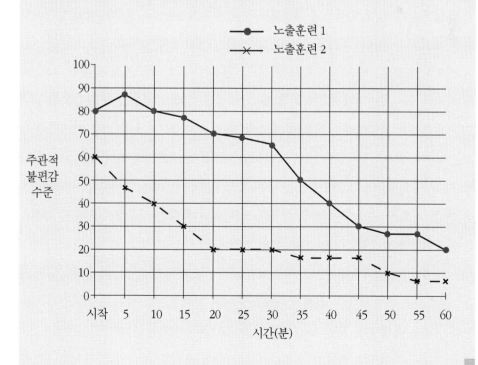

주희 씨의 노출 그래프

날짜: 예시

노출훈련 내용: 잡지에 나오는 매력적인 남자 쳐다보기

그리고 불안과 싸우거나 밀어내려고 하지 않고, 그냥 느끼도록 스스로를 내버려 두었다. 대략 20분이 지난 후 주관적 불편감은 70으로 떨어졌고, 10분 후에는 65로 감소하였다. 잡지 모델을 보기 시작한 지 30분이 지난 후에도 여전히 그녀는 중간 정도의 불안감을 느끼고 있었다. 하지만 그 후로는 괴로움이 더욱 빠르게 감소하여, 1시간 후 노출을 중단할 시점에는 최소한의 불안감만 남아 있었다.

그날 늦게 주희 씨는 잡지 속의 남자 모델에 대한 두 번째 노출훈련을 시도하였다. 두 번째에는 주관적 불편감이 더 빠르게 감소한 것에 주목하라. 20분 후에 주관적 불편감은 20이었다. 앞서 언급한 것처럼, 노출을 반복할 때마다 여러분의 불안은 더욱 빠르게 줄어들 것이다. 한 번에 1시간씩 하루 두 차례 훈련을 한 후, 주희 씨는 불안감 없이 잡지 속에 있는 매력적인 남자 사진을 볼 수 있었다. 그녀는 이 연습을 일주일 동안 매일 두 번씩 반복했다.

무엇을 배웠는가

노출연습을 마친 후 스스로를 칭찬하라. 노출연습을 통해 어떤 것을 배울 수 있었는지 알아볼 수 있게 여러분이 경험했던 것을 되돌아보라. 그 상황과 불안에 대처하기 위해 했던 여러분의 시도를 평가해 보라. 하지만 항상 완벽하고, 항상 성공할 거라고 기대하지 말라. 아주 작은 성취일지라도 인정해 주라. 스스로를 칭찬해 주고, 조금씩 나아지는 것을 과소평가하지 말라. 강박증을 극복하는 것은 매우 힘들고 때때로 고통스러운 작업이라는 것을 잊지 말라. 가끔은 이 모든 게 할 만한 가치가 있는 것인가 하는 의심이 들 수도 있다. 그러므로 여러분이 거둔 모든 성취를 마음속에 새기고, 각 단계마다 스스로에게 상을 주는 것이 중요하다. 또한 현실적인 기대를 가져야 한다. 기적을 바라지는 말라. 하지만 노출 목록에 있는 상황들에 꾸준히 최선을 다해 직면하면 실질적 진전을 거둘 수 있을 것이다.

주희 씨는 노출훈련을 마친 후에도 여전히 하느님이 자신에게 노하지 않았다는 것을 100% 확신하지 못했다. 하지만 귀여운 남자를 쳐다보기만 해도 벼락을 맞지는 않는다는 것을 깨달았다. 또한 두려움에 직면하고 의례적 행동을 하지 않음으로써, 죄에 대한 지나친 걱정을 통제할 수 있다는 것을 직접 확인할 수 있었다. 무엇보다도 주희 씨는 다른 모든 사람처럼 불확실성과 의심을 당연한 것으로 여기며 살 수 있다는 것을 배웠다. 노출훈련을 통해 그녀는 하느님에 대한 믿음(두려움이 아닌)이 더욱 강해졌음을 알게 되었다. 각 노출훈련을 마친 후에 여러분이 그것을 통해 배운 것을 적어 보라(나중

노출훈련에서 무엇을 발견했는가?
불안이 사라졌는가?
불확실성을 다룰 수 있는가?
끔찍한 일이 일어났는가?

에 소개할 작업지에는 이것을 적을 수 있는 공간이 마련되어 있다). 주희 씨는 다음과 같이 적었다. '대략 45분이 지난 후, 난 더 이상 불안하지 않았다. 불안은 영원히 지속되지 않는다. 나는 다른 사람들처럼 자연스럽게 매력적인 남자들을 쳐다볼 수 있고, 그것을 두려워할 필요가 없다. 하느님이 나를 어떻게 생각할지 모르지만, 그분이 내게 화가 났다고 믿을 만한 이유가 없다.' 이 단계의 후반부에서 우리는 종교적 강박사고에 대한 노출훈련에 대해 조금 더 이야기할 것이다.

다음 수준으로 넘어가기: 어려운 위계로 올라가기

초기 성공을 발판으로 삼기

초기 위계 목록을 직면하는 데 성공했다면, 조금씩 노출의 난이도를 높여야 한다. 더 어려운 위계로 넘어가서 작업하는 것이 두렵다면, 이전 노출훈련에서 어떤 일이 일어났는지를 생각해 보라. 여러분의 노출 그래프를 검토하라.

- ☐ 처음에 심한 불편감을 느꼈는가?
- ☐ 결국 주관적 불편감이 감소했는가?
- ☐ 두려워하는 부정적 결과가 진짜 일어났는가?
- ☐ 불확실성을 잘 감당하였는가?
- ☐ 아마도 나중엔 지치고 화가 났을 것이다. 하지만 노출을 완수했을 때 성취감을 느꼈는가?

어려운 수준의 노출훈련이 쉬운 수준의 노출훈련과는 다를 거라고 생각할 이유가 전혀 없다. 그렇다. 처음에는 불안이 더 많이 유발될지도 모른다. 하지만 이미 노출 훈련에 대한 경험이 어느 정도 있기 때문에 여러분 역시 더 잘 준비되어 있다.

노출훈련 생활방식

당뇨와 같은 만성질환이 있는데도 단지 가끔씩만 식단과 혈당에 주의를 기울인다면, 심각한 내과적 합병증에 시달리게 되고 심지어 사망할 수도 있다. 비록 불안이 여러분을 죽이지는 않을지라도, 강박증 역시 만성질환이다. 만성질환은 지속적인 관심을 필요로 한다. 이것은 단지 하루 두 번, 몇 시간 동안만 무엇인가를 하는 것이 아니라, 노출을 생활방식의 하나로 만들어야 한다는 것을 의미한다.

노출 위계를 따라 더 어려운 항목으로 옮겨 갈 때, 그동안 계속 훈련해 온 강박 촉발요인에 대한 직면을 멈추지 말라. 즉, 노출훈련을 계획해서 어떤 두려운 상황에 대한 직면을 하고 나면, 그 상황을 일상생활에서 맞닥뜨릴 때 후퇴해서 회피하면 안 된다. 사실, 그런 상황과 대상에 언제 어디서든 계속 직면할 수 있는 기회를 갖도록 노력해야 한다. 이렇게 함으로써 여러분은 강박사고들을 제거하고, 그것들이 여러분의 삶 속으로 되돌아오는 것을 막을 수 있다.

나는 미리 계획한 노출훈련을 성실하게 완수하고도 다른 두려워하는 상황들은 여전히 회피하는 사람들을 치료해 본 적이 있다. 이것은 한 걸음 앞으로 나아갔다가 두 걸음 뒤로 후퇴하는 것과 같다. 강욱 씨는 동성애자로부터 오염될지도 모른다는 두려움을 가지고 있었다. 노출훈련을 위해 동성애자들이 많이 사는 마을의 한 레스토랑에서 음식을 먹는 것까지는 하였지만, '동성애자 병균'에 오염될까 봐 두려워서 바로 옆 서점에는 가지 않았다. 또한 오염에 대한 두려움 때문에 노출 중에는 가장 좋아하는 셔츠를 입지 않았다. 게다가 레스토랑에서 침대로 오염이 번지는 것을 원하지 않았기 때문에, 노출 후에

전투계획 일상생활에서 두려움에 직면할 수 있는 기회를 놓치지 말라. 그것을 게임처럼 생각하라. 의례적 행동을 하지 않으면서 두려움 촉발요인에 직면할 때마다 여러분이 점수를 따게 된다. 그러나 촉발요인을 피하거나 의례적 행동을 수행할 때마다 강박증이 점수를 얻는다. 가능한 한 큰 점수 차로 이기도록 해 보라.

는 침대가 아닌 안락의자에서 잠을 잤다. 이 모든 회피행동 때문에 더할 나위 없이 훌륭한 노출훈련은 그 효과를 잃었고, 오염에 대한 두려움은 여전히 견고하게 남게 되었다.

한편, 아직 계획된 노출훈련을 하지 않은 위계 항목의 경우에는 반드시 직면하지 않아도 된다. 만약 이런 촉발요인 중 하나를 우연히 만났을 때, 너무 두려운 마음이 들어서 회피나 의례적 행동을 안 할 수 없다면 그렇게 하라. 하지만 그 위계 항목을 극복하기 위해서는 나중에 반드시 그 촉발요인으로 돌아가서 노출을 계획하고 훈련해야 한다. 의례적 행동에 저항하는 것에 대해서는 9단계에서 자세히 다룰 것이다.

> **전투계획** 미리 예정된 노출훈련과 함께 우연한 기회에 하게 되는 '노출훈련 생활방식'을 시행하면 더 큰 효과를 볼 수 있다(그러나 우연한 노출만으로는 충분하지 않을 것이다). 그러므로 강박 촉발요인을 회피하지 않고 직면하는 훈련을 위해 일상생활에서 발생하는 모든 상황을 이용해 보라. 두려워하는 상황을 찾아내고, 불안해지는 쪽을 선택하라.

가장 심한 두려움에 직면하고 높은 불안을 다루기

가장 심한 두려움에 정말 직면해야만 하는가? 여러분이 가진 두려움을 이해하지만, 대답은 '그렇다'이다. 가장 두려워하는 강박 촉발요인에 노출하는 것을 회피하면, '이 상황은 정말 위험하고 감당하기 어렵다.'는 신념만 강해질 뿐이다. 그렇게 되면 강박증과의 전투는 힘을 잃고, 지금까지 해 온 모든 작업이 무용지물이 될 수도 있다. 여러분은 초기 및 중간 수준의 노출훈련에서 거둔 성공 덕분에 틀림없이 자신감이 높아졌을 것이며, 이 도전적인 단계에 대한 준비가 되었을 것이다. 불안과 강박사고를 받아들이기로 마음을 다잡는 데 대처 진술문과 인지치료 전략을 사용하라. 천천히 해야 할 것 같으면 그렇게 하라. 중요한 것은 빨리 하는 것이 아니라 회피나 의례적 행동 없이 그 노출들을 견뎌 내는 것이다.

> 여러분의 위계에 가장 두려워하는 강박 촉발요인을 포함시켰는가?

좀 더 쉬운 노출 항목에서와 마찬가지로, 어떤 특정한 상황(예: 집)에서 가장 심한

전투계획 가장 두려워하는 것에 직면할 때 극도로 공포스럽다면, 뒤로 물러서서 인지기법 또는 대처 진술문을 사용해 보라. 그런 다음 다시 그 상황으로 돌아가 보라.

두려움에 직면하는 것을 완전히 숙달한 다음에는 다른 상황(직장, 학교, 그 밖의 공공장소)에서도 비슷한 노출을 시행해 보라. 여러분이 폭력적 강박사고를 가지고 있고, 지금 회피해 왔던 칼과 가위를 직면하고 있다고 가정해 보자. 혼자 있는 상황에서 이 물건에 직면하는 것이 비교적 편안해지고 나면, 주위에 다른 사람이 있을 때도 사용해 보라. 만약 자동차 사고에 대한 책임과 관련된 강박사고를 가지고 있다면, 음악을 크게 듣거나 같이 차를 탄 사람에게 말을 거는 것처럼 점점 더 주의가 산만한 상황에서 운전을 해 보라. 주희 씨는 매력적인 남자 사진 보는 것을 훈련한 다음, 그동안 웃통을 벗은 남자를 보는 것 때문에 회피해 왔던 동네 수영장에서 노출훈련을 하였다. 연구에 따르면, 다양한 상황에서 여러분의 두려움에 직면할 때 장기적으로 가장 좋은 결과를 얻을 수 있다.

치료친구를 위한 팁

가장 심한 불안에 직면하는 동안 문제에 부딪히거나 또는 노출하는 동안 너무 불안해서 연습을 조기에 중단해야 할 것처럼 느껴지는 경우에는 치료친구의 도움을 받겠다는 계획에 동의하라. 치료친구는 여러분이 그 상황에 계속 머물러 있으면서, 노출훈련에서 중요한 것을 배울 수 있도록 도울 것이다.

치료친구가 알아야 할 사항: 여러분이 돕고 있는 사람이 심한 불안을 경험하고 있을 때, "걱정하지 마. 좋아질 거야. 지금 말고 다른 날에 해도 돼."와 같이 안심이 되는 말을 하고 싶어질 수도 있다. 하지만 그런 말 대신, 불안이 가라앉을 때까지 친구 또는 사랑하는 사람이 불안에 직면하고 그 상황에 계속 머무를 수 있도록 지지하고 격려하라. 더 이상 도망가거나 회피해서는 안 된다. 치료친구인 여러분은 "이게 힘들다는 것을 알지만 계속해. 너는 이것을 헤쳐 나갈 거야."와 같은 말을 해 줄 수 있다. 이렇게 얘기함으로써 노출의 어려움을 인정해 주면서도 친구 또는 사랑하는 사람이 불안이 유발되는 상황에 계속 머무를 수 있도록 격려해 줄 수 있다.

불안이 더 심해질 때 치료친구들이 도움을 주기 위해 다음의 얘기들을 더 해 줄 수 있다.

- "그 상황에 머물러 있어. 그 상황을 강박증에 직면해서 어떻게 생각하고 행동해야 하는지를 훈련하고 교정할 수 있는 기회로 삼아. 강박증은 도망치려 할 때만 너를 괴롭히는 불량배와 비슷해. 물러서지 말고 대처 자기진술문을 사용해 봐."
- "현재에 집중해. 시간이 지나면 불안은 감소할 거야. 노출 회기 때 그렸던 그래프를 기억하니? 불안이 영원히 지속될 것처럼 보일 수도 있지만 그렇지 않아. 너는 그것을 헤쳐 나갈 수 있어."
- "불안과 싸우지 마. 또는 긴장하지 말고 편안해지라고 스스로에게 요구하지 마. 그것은 마치

핑크색 코끼리를 생각하지 않으려고 노력하는 것과 비슷해. 그런 시도는 문제를 더 어렵게 만들 거야. 그 대신 불안을 받아들여. 그리고 불안이 줄어들 때까지 기다려. 불안을 느끼도록 그냥 내버려 둬."

주위를 흩트리지 말라. 여러분이 돌보아야 할 사람이 매우 불안해할 때, 대화로 그들의 주의를 분산시키거나 다른 것에 집중하게 해서 마음을 돌리고 싶을 것이다. 그렇게 하면 당장은 그가 눈앞의 상황을 헤쳐 나갈 수 있을지도 모른다. 하지만 그것은 회피전략이기 때문에 결국에는 도움이 되지 않는다. 일시적으로 가볍게 주의분산을 시키는 것은 괜찮다. 그러나 강박적인 불안과 노출훈련에 초점을 맞춘 대화를 계속 하라. 왜냐하면 노출을 하는 동안, 두려움을 유발하는 상황과 생각에 반드시 머물러 있어야만 하기 때문이다. 신체적으로뿐만 아니라 정신적으로도 '그 순간에' 있어야만 한다. 그 당시에는 이것이 잔인해 보일지도 모르지만, 그가 계속 그 상황에 머무르는 것을 도와준다면 여러분은 가족 또는 친구에게 정말 도움되는 일을 하는 것이다. 이것은 마치 '엄한 사랑'과 같다. 노출을 하는 동안 주의를 분산시키지 말고, 대신 여러분이 돕고 있는 사람에게 대처 진술문을 사용해 볼 것을 상기시켜 주라.

내가 돕고 있는 사람이 너무 불안해져서 노출을 중단할 조짐을 보이면 어떻게 해야 하는가? 만약 이런 일이 발생하면, 노출을 시행하는 것이 매우 힘들다는 사실을 존중하고 받아들이라. 그러나 친구 또는 사랑하는 사람이 너무 쉽게 어려움에서 벗어나게 하지는 말라. "나는 우리가 이 연습을 반드시 마쳐야 한다고 생각해. 지금 그만두는 것은 잘못된 결정이야. 하지만 선택은 네가 하는 거야. 난 네가 어떻게 해야 하는지를 알고 있다고 생각해."와 같은 말을 해 보라. 궁극적으로, 그 사람이 결정하는 것을 여러분이 통제할 수는 없다. 노출에 참여하면서 나아지기 위해 노력할 것인가, 아니면 계속 회피하면서 강박증에 갇혀 지낼 것인가를 결정하는 것은 그 사람 몫이다. 치료친구로서 여러분이 할 수 있는 일은 그 사람이 올바른 결정을 내릴 수 있도록 지지하고 격려하는 일이다.

다양한 형태의 강박사고에 따른 실제에서의 노출

다음은 다양한 종류의 강박적 두려움에 대해 어떻게 실제에서의 노출연습을 계획하고 실행할 것인가에 대한 팁이다. 모든 종류의 강박사고에 대해 언급하지는 못할 것이다. 그러나 '대표적인' 강박사고들과 몇몇 덜 흔한 강박사고들의 예를 대부분 포함하고 있다. 여러분이 해야 할 일은 여기서 읽은 내용을 여러분의 두려움 위계에 포함되어 있는 상황에 적용하는 것이다. 필요하다면 치료친구의 조언을 얻도록 하라.

이런 사례와 제안을 읽을 때, 여러분은 노출이 단순히 '대부분의 사람' 또는 '보

전투계획   노출훈련을 계획하고 수행하는 동안 다음 쪽으로 가서 여러분에게 해당되는 강박사고의 종류에 대해 읽어 보라.

오염 강박사고: 268쪽

위해나 실수에 대한 책임감 강박사고: 271쪽

대칭, 정리, 배열 강박사고: 275쪽

폭력적 강박사고: 277쪽

성적 강박사고: 279쪽

종교적 강박사고(병적 죄책감): 282쪽

전투계획   각각의 노출을 계획하는 데 지침이 되는 원칙을 기억하라. 여러분이 직면하는 상황과 항목은 여러분의 특정 두려움과 밀접하게 연결되어 있어야 한다.

통 사람'이 하는 행동을 하는 것이 아니라는 것을 명심해야 한다. 오히려 노출은 받아들일 만한 위험을 감수할 수 있도록 그리고 누구나 일상생활에서 경험하는 정도의 불확실성을 안고 살아갈 수 있도록 가르쳐서 강박적 두려움을 극복할 수 있게 하는 것이다. 때로는 두려워하는 상황이 그리 위험하지 않고 감당할 수 있는 것임을 입증하기 위해, 합리적이거나 '정상적'으로 여겨지는 정도를 뛰어넘어야 할 필요도 있을 것이다. 이것은 대부분의 사람은 일상생활에서 하지 않는 것을 한다는 것을 의미할 수도 있다. 하지만 그런 경우일지라도 위험은 매우 낮다.

실제에서의 노출과 함께 앞으로 상상에서의 노출 및 반응방지 훈련도 할 거라는 것을 염두에 두고 다음 설명을 읽어 보라. 이 기법들에 대해서는 8, 9단계에서 설명할 것이다. 하지만 어떻게 세 가지 기법(인지치료, 실제에서의 노출, 상상에서의 노출)을 모두 합쳐서 각 종류의 강박사고에 사용할 수 있을지 미리 생각해 보면 좋다.

오염 강박사고

만약 병균, 질병 또는 다른 사람을 병들게 하는 것을 걱정하고 있다면, 여러분이 오염의 원인으로 여겨서 두려워하고 있는 항목들과 직접 접촉하는 훈련을 해야 한다. 예를 들어, 바닥, 신발, 난간, 더러운 세탁물, 문고리, 욕실, 변기, 쓰레기통, 병원, 사람들(그리고 그들의 물건) 등이다. 여러분은 변기에 앉아서, 바닥에 누워서, 또는 무릎 위에 땀에 젖은 수건을 놓은 상태에서 노출훈련을 할 수 있을 것이다. 나는 살충제를 두려워하는 사람들과 함께 원예용품점에 간 적이 있다. 거기서 그들은 살충제에 대해 배우고 적절하게 사용하는 훈련을 하였다. 만약 도저히 두려워하는 물건에 접촉한 상태로 머물러 있을 수 없는 경우에는, 여러분이 지니고 다닐 수 있는 천이나 종이타월 조각을 그 물건으로 '오염' 시키라. 만약 소변, 대변, 침 또는 다른 체액에 대한 두려움이 있다면 손에 조금 묻혀 보라. 그렇게 하기 어려우면, 우선 두려워하는 체액 소량을 종이타월에 오염시킨 다음(예: 몇 방울의 소변, 피, 정액) 가장 많이 오염된 부위를 만져 보라.

단지 손가락 끝으로만 두려워하는 오염물질을 접촉하는 것이 아니라, 스스로 '완전히 오염되었다.' 고 느끼게 만드는 것이 중요하다. 이것은 '병균' 을 손 전체, 옷, 머리카락, 팔, 얼굴, 심지어는 여러분의 다른 소유물(예: 베개, 지갑, 휴대폰, 자동차)에까지 묻히는 것을 의미한다. 집중하라. 오염물질을 주변에 더 많이 퍼뜨릴수록 더욱 효과적인 노출이 될 것이다. 병균을 퍼뜨려서 다른 사람을 병들게 할까 봐 두려워하고 있는가? 그렇다면 자신이 오염되었다는 느낌이 들 때, 다른 사람과 악수하거나 그들의 물건을 만지거나 그들을 위해 음식을 준비해 보라. 두려워하는 오염물질에 대한 노출훈련을 반복하는 것이 여러분의 위생습관을 영원히 바꾸려는 것은 아니다. 오히려 일상적인 수준의 위험과 불확실성을 감수하며 살아가는 방법을 배우게 하는 것이다. 반복해서 노출훈련을 하면, 여러분은 점차로 병균에 대한 걱정을 덜하기 시작할 것이다.

진주 씨는 헤르페스 바이러스에 걸릴까 봐 두려워했다. 그녀는 공중 화장실, 문 손잡이, 쓰레기통 등을 회피하였다. 다른 사람 또는 펜, 전화기 등 다른 사람의 물건과 접촉하는 것도 피했다. 소변, 대변, 땀과 같은 신체 배설물이나 분비물 역시 그녀의 강박적인 두려움을 유발하였다. 진주 씨의 실제에서의 노출 위계는 다음과 같았다.

위계 목록	주관적 불편감 점수
문고리, 난간	45
다른 사람과 악수하기	65
공중전화기	70
쓰레기통	75
땀	80
공중 화장실	85
소변	90
대변	95

다음은 진주 씨가 매주 시행했던 실제에서의 노출이다.

- 1주차: 매일 사무실 빌딩을 통과하면서 문고리와 난간을 만졌는데, 한 번 잡으면 수분 동안 접촉한 상태로 있었다. '출입문에 있는 병균'을 종이타월에 묻혀서 1시간 동안 무릎 위에 올려 놓는 노출을 계획하여 시행하였다. 동네 쇼핑몰에서도 비슷한 노출을 하였다. 노출훈련을 하는 동안 헤르페스와 같은 바이러스에 감염될 가능성에 대해 집중해서 생각했다.

- 2주차: 낯선 사람과 악수를 피하던 것을 멈추었다. 다른 사람의 침을 통해 감기가 옮을까 두려웠기 때문에, 온 신경을 수화기에 집중하면서 직장 내 공용 전화기를 만지고 사용하는 훈련을 하였다. 헤르페스 및 다른 질병들에 대해 염려하도록 자신을 내버려 두었다.

- 3주차: 쓰레기통을 만지는 훈련을 하였다(안쪽과 바깥쪽). 처음에는 집에 있는 쓰레기통을, 나중에는 쇼핑몰이나 레스토랑 등 공공 장소에 있는 쓰레기통을 만지는 훈련을 하였다.

- 4주차: 매일 제자리 뛰기를 한 후 겨드랑이와 신발 안쪽을 만져서 땀에 직면하였다. 또한 주머니 속에 더러워진 양말을 넣어 두고 몇 시간마다 반복해서 만졌다.

- 5주차: 욕실에 초점을 맞추고, 욕실 손잡이, 세면대 수도꼭지, 물비누 용기 등을 몇 분 동안 만지는 노출을 시작하였다. 변기 옆에 앉아서 변기의 배관과 시트를 만졌다. 동네 쇼핑몰에 설치되어 있는 변기처럼, 그동안 회피해 왔던 공중 화장실 변기에 앉는 훈련을 하였다.

- 6주차: 소변 몇 방울을 종이타월에 떨어뜨린 뒤 주머니에 넣고 다니면서 하루 종일 수시로 만지는, 소변에 대한 노출을 매일 시행하였다. 또한 오염된 종이타월을 휴대폰, 립스틱, 침대, 의자 등의 물건에 접촉시켰다.

- 7주차: 대변에 대한 노출을 추가하였다. 자신의 대변으로 화장지 조각을 살짝 더럽혔다.

진주 씨의 반응방지 계획은 9단계에서 소개할 것이다.

위해나 실수에 대한 책임감 강박사고

이런 종류의 강박사고에 대한 노출은 거의 언제나 실제에서의 훈련과 상상에서의 훈련을 모두 수행한다. 실제에서의 노출을 위해서는 여러분이 무서워하는 위해, 손상, 부상, 실수 또는 다른 부정적 사건을 자신이나 다른 사람에게 유발할 것 같은 상황에 도전해야 한다. 그런 상황에 단지 수동적으로만 임하지 말라. 두려워하는 일이 실제 발생할 것 같은 위험을 능동적으로 감수해야 한다.

전투계획 심리학자인 조나단 그레이슨(Jonathan Grayson) 박사는 책임감이 너무 지나친 것인지 그렇지 않은지를 판단하기 위해, 강박증이 없는 사람들도 우연이든 고의든 동일한 상황에 놓이거나 동일한 행동을 하는지를 스스로에게 물어보라고 제안하였다. 만약 여러분의 책임감이 너무 지나치다고 판단되면, 이와 관련된 연습을 노출 프로그램에 포함시키라.

- 만약 화재를 일으킬까 봐 두려워한다면, 가전기기(예: 다리미나 토스터)의 플러그를 꽂아 놓은 채 또는 불을 켜 놓은 채 외출을 해 볼 수 있다.

- 가전기기를 켜 놓은 채 외출하는 것을 두려워한다면, 그 기기를 실제로 사용한 후에 등을 돌리거나 눈을 감은 상태에서 재빨리 자신의 행동을 보지 않고 전원 스위치를 끔으로써 노출을 수행할 수 있다. 스위치가 꺼졌는지 느끼려고 하면 안 된다는 것을 명심하라. 확인하지 말고 그냥 집을 나서거나 잠자리에 들도록 하라. 그런 후 기기의 전원이 정말로 꺼졌는지, 또는 안전한지 걱정하는 마음이 들도록 여러분을 그냥 내버려 두라. 현관문이나 창문 또는 다른 것들이 열려 있는 채로 외출하는 것을 두려워하는 경우에도 비슷한 전략을 사용할 수 있다. 9단계에서 다루겠지만, 당연히 일단 노출을 수행한 뒤에는 되돌아가서 스위치가 꺼졌는지 또는 문이 닫혔는지를 확인해서는 안 된다. 이 노출연습의 목적은 여러분이 위험에 대한 불확실성으로 인해 유발되는 정신적 고통을 잘 다루어 나가도록 가르치기 위한 것이다.

- 만약 여러분이 보행자를 차로 치거나 사고를 내는 것에 대한 강박사고를 가지고 있다면, 혼잡한 구역(상업지구, 주차장, 이웃 동네)에서 길가나 사이드미러를 반복해서 확인하는 강박행동을 하지 않고 운전하는 연습을 할 수 있다. 쉬운 도로부

터 시작해서 점점 더 불안을 유발하는 도로에 도전해 보라. 아마 밤에 운전하거나 불빛이 희미한 곳에서 운전하는 것이 좀 더 어려운 단계일 것이다. 라디오를 듣거나 옆에 탄 사람과 이야기를 하면서 운전을 하면 누군가를 차로 칠 위험이 높아질 것 같아서 염려되는가? 그렇다면 이것을 노출에 포함시키라. 이미 운전해서 지나온 길을 다시 되돌아가선 안 된다는 것을 명심하라. 아무도 치지 않았다고 스스로를 안심시키면 안 된다. 여러분이 할 일은, 확인하기 의례적 행동을 하지 않고 불안과 강박적 의심을 다루는 것을 배우는 것이다.

- 나쁜 기대를 글로 적으면 그 기대가 이루어질까 봐 두려워하는 경우, 그 기대를 적어 보라(예: '내 친구 호석이가 오늘 출근 길에 넘어져서 다리가 삐기를 바란다.').
- 만약 특정 단어나 숫자가 불운과 관련이 있기 때문에 두려워하는 경우, 그 단어나 숫자에 의도적으로 직면하거나 종이에 적어서 지니고 다닐 수 있다(두려워하는 숫자를 피부에 문신한 환자도 있었다.).
- 만약 실수로 다른 사람에게 독극물을 먹일까 봐 두려워하는 경우, 요리하는 곳 주변에 세제나 살충제 같은 독성물질들을 둘 수 있다.
- 무책임하게 행동하거나 부주의하게 행동함으로써 다른 사람에게 해를 끼칠까 봐 두려워하는 경우, 피해를 줄 것 같아서 두려워하는 것이라면 어떤 것이든지 실제로 해 보는 계획을 세우라. 예를 들어, 슈퍼마켓 통로나 식당가 바닥에 물 엎지르기, 또는 어린아이들이 걷고 있는 계단에서 걷기 등이 있다.

만약 가능하다면, 해가 될까 봐 여러분이 두려워하는 어떤 실수나 행동을 의도적으로 하면 어떻게 되는지 시험해 보기 위해 노출훈련을 사용할 수 있다. 예를 들어, 친척의 사진 위에 숫자 13을 적은 다음, 그 사람이 여러 가지 불운을 겪는지 살펴보라. 불을 낼까 봐 두렵다면, 한동안 가전기기(전기난로와 같은)를 켜 놓은 채로 내버려 둬 보라(예: 잠시 다른 방에 가 있거나 동네를 산책해 보라). 봉투에 주소를 잘못 적을까 봐 두려워한다면, 일부러 받침을 틀리게 쓴 다음 편지가 의도한 목적지에 도착하는지 확인해 보라. 일을 완벽하게 처리하지 못할까 봐 두려워하는 경우에는 그 일을 노출훈련의 과제로 삼고, 의도적으로 사소한 '실수'를 저질러 볼 수 있다.

책임감 강박사고에 대한 실제에서의 노출 중 어떤 것은 노출을 바로 반복하면 오히려 소용이 없을 수 있으니 주의하라. 예를 들어, 다리미의 플러그를 꽂거나 전기난로를 켜는 노출은 한 번의 노출훈련 회기 동안 딱 한 번만 해야 한다. 왜냐하면 반복하는 것 자체가 화재가 일어나지 않았다는 것을 여러분에게 눈으로 확인시켜 주기 때문이다. 그러므로 어떻게 하면 안심구하기를 하지 않으면서 노출을 할 수 있는지 계획을 세울 필요가 있다. 좋은 해결책은 실제에서의 노출을 한 번 시행한 후, 확인하지 말고 재빨리 그 자리를 뜨는 것이다. 그런 다음, 두려워하는 결말에 대해 걱정하도록 스스로를 그냥 내버려 두라. 8단계에서는 이런 종류의 노출훈련을 위해 상상에서의 노출을 어떻게 이용하는지 알려 줄 것이다.

또한 여러분은 혼자서 이런 노출훈련을 해 봐야 한다. 왜냐하면 노출 상황에 치료친구나 다른 사람들이 함께 있는 경우, 여러분은 잠재적 재해에 대한 책임이나 불안을 덜 느낄 것이기 때문이다. 예를 들어, 운전하기 노출을 수행할 때 차에 누가 같이 있는 경우, 여러분이 실수로 누군가를 치면, 그가 그 사실을 여러분에게 알려 줄 거라고 확신할 수 있다. 그러나 이렇게 하는 것은 자신에게 위해에 대한 책임이 있을 거라는 진정한 두려움에 진짜로 직면하는 것이 아니기 때문에 훈련을 해도 도움이 되지 않는다.

> **전투계획** 책임과 관련된 강박사고에 대한 노출을 시행하는 데 지침이 되는 원칙은, 여러분이 두려워하는 바로 그 위해나 실수를 유발한 것(또는 충분히 예방하지 못한 것)에 대한 책임이 마치 자신에게 있는 것처럼 느껴지도록 노출연습을 해야 한다는 것이다.

남중 씨는 확인하기 의례적 행동을 가지고 있었는데, 다른 누군가를 다치게 하거나 그들의 재산에 손해를 끼치는 책임이 자신에게 있다는 강박사고에 의해 유발되었다. 소방차를 보면 어쩌면 모르는 사이에 자신이 불을 냈을지도 모른다는 강박사고가 떠올랐다. 그는 자신이 아무런 재난을 일으키지 않았다고 안심하기 위해 TV 뉴스를 보고, 신문을 샅샅이 뒤졌으며, 경찰에게 확인을 하였다. 남중 씨는 매일 밤 아내와 아이들이 잠들고 나면, 집에 있는 가전기기, 자물쇠, 창문, 수도꼭지와 자동차의 주차 브레이크를 확인하였다. 그의 두려움 위계는 다음과 같았다.

위계 목록	주관적 불편감 점수
전구 스위치를 켜기/끄기	45
소방서/소방차	50
창문을 열기/닫기	55
차 문을 열기/닫기	60
주차 브레이크 풀기/잠그기	70
가전기기(다리미) 켜기/끄기	75
수도꼭지 열기/잠그기	80

다음은 남중 씨가 시행한 실제에서의 노출이다.

- 1주차: 우선 집 안의 모든 불을 켜는 것으로 전등 스위치에 대한 노출을 시작하였다. 그 후 아무도 없는 집 안을 돌아다니면서 최대한 빨리 모든 전등을 껐다. 그다음, 집에서 나와서 의도적으로 동네 소방서 앞을 거쳐 직장으로 차를 몰았다. 또한 아마 자신이 깜박 잊고 전등 1~2개를 끄지 않아서 아파트 전체가 불에 탔고, 그 책임이 자신에게 있을 것이라는 걱정을 억지로 하려고 하였다.
- 2주차: 집의 1층 창문을 열고 닫았다. 그 후 억지로 도둑맞는 생각을 하는 상상에서의 노출을 시행하였다(상상에서의 노출에 대해서는 8단계에서 다룰 것이다).
- 3주차: 차를 주차할 때마다 창문을 열어 놓았으며, 자동차 문도 전부 잠그지 않았다. 그런 뒤 재빨리 창문을 올리고, 자동차 문을 잠그고, 엔진을 끄고, 주차 브레이크를 올렸다. 그다음 차를 확인하지 않고 재빨리 건물 안으로 들어갔다. 남중 씨는 주차 브레이크를 제대로 안 올렸거나, 창문을 안 닫았거나, 문을 잠그지 않았다면 어떤 일이 벌어질지에 대해 억지로 생각해 보려고 하였다.
- 5~6주차: 집에서 노출을 시행하였다. 다리미, 전기난로, 토스터, 오븐 등 가전기기를 켰다가 껐으며, 수도꼭지를 틀었다가 잠근 뒤, 확인하지 않고 집 밖으로 나갔다. 마찬가지로 화재와 물난리를 일으킨 책임에 대해 일부러 걱정하였다. 이런 생각과 장면을 더욱 강렬하게 느끼기 위해 운전하면서 일부러 소방서 앞을 지나갔다.

남중 씨는 큰 불안 없이 외출을 할 수 있게 된 후에 직장이나 자녀의 집 등 다른 조건에서 노출을 시행하였다. 또한 밤에 잠자기 전에도 가전기기, 창문, 수도꼭지, 자동차, 전등 스위치에 대한 노출을 시행하였다.

대칭, 정리, 배열 강박사고

이런 종류의 강박사고에 대한 노출은 여러분에게 마치 물건이 '딱 맞지 않은' 것 같은 느낌을 주어야 한다. 또한 되돌아가서 물건을 올바른 위치에 올바른 순서로, 또는 '완벽하게' 배열해서 '바르게 놓고' 싶은 느낌이 들도록 만들어야 한다. 물건을 잘못된 순서로 놓거나, 평소에는 순서대로 정리해 놓는 물품들을 헝클어 놓거나, 옷을 아무렇게나 치워 놓거나, 오른쪽 신발을 왼쪽 신발보다 더 꽉 조이거나, 글씨를 의도적으로 엉성하게 쓰거나 하는 것 등을 통해 비대칭, 부정확 그리고 무질서에 직면하는 훈련을 할 수 있다. 이런 상황을 '바로잡지' 말고, 거기에 점점 익숙해지도록 불편감을 그대로 내버려 두라. 여러분은 시간이 지나면서 불편감이 줄어든다는(습관화된다는) 것을 배우게 될 것이다.

부정확, 무질서, 불완전함, 비대칭으로 인해 불운 또는 끔찍한 일이 발생할 거라는 강박사고를 가지고 있다면(예: '만약 내가 옷을 '정확한' 방식으로 입지 않으면 어머니가 다치게 될 것이다.'), 끔찍한 결과를 유발할 거라고 생각하는 그 일을 오히려 해야만 한다. 그런 다음 그 일을 했기 때문에 그와 같은 끔찍한 결과가 일어날지도 모른다고 걱정을 하도록 자신을 그냥 내버려 두라(책임과 관련된 강박사고에 대한 노출과 거의 유사하게). 다음 단계에서 소개하겠지만, 상상에서의 노출은 여러분이 두려워하는 결말을 마음속에 그리는 데에 익숙해지도록 도울 것이다.

예지 씨는 '불완전함'과 '불균형'에 대한 강박사고를 가지고 있었다. 글자가 정확하고 '완벽하게' 쓰여 있는지 확인해야 했기 때문에 서류작업과 같은 일을 하는 데 보통 수 시간이 걸렸다. 집 안에 있는 물건도 특정한 방식에 따라 배열해야 했고, 반드시 그 순서를 유지해야 했다. 일상생활에서 가장 만연되어 있는 증상은 좌우 균형에 집중되었다. 예를 들어, 문을 열거나 냉장고 속 물건을 꺼낼 때 오른손을 사용했다면, 왼손으로 그 행동을 반복함으로써 균형을 맞춰야 할 것 같은(그 반대도 동일한) 충동을 느꼈다.

예지 씨의 두려움 위계는 다음과 같았다.

위계 목록	주관적 불편감 점수
완벽하지 않게 글씨 쓰기	40
카드 결제를 할 때 서명을 완벽하지 않게 하기	55
집 안 물건을 뒤죽박죽으로 놓기(예: 사진)	67
'왼쪽' 없이, '오른쪽'에 직면하기	75
가능한 모든 곳에서 좌우 불균형에 주목하기	75
왼쪽(또는 오른쪽)에 있는 물건만 만지기	85

다음은 예지 씨가 수행한 실제에서의 노출훈련이다.

- 1주차: 처음에는 빈 종이에, 다음에는 다른 사람에게 보내는 메모에, 마지막으로는 회계 보고서와 같은 문서에 글씨를 쓸 때 완벽하지 않게(즉, 엉성하게) 쓰는 연습을 하였다.

- 2주차: 카드 결제를 할 때 의도적으로 서명을 다르게 하였다.

- 3~4주차: 집 안에 있는 여러 물건을 순서가 맞지 않게 또는 '균형이 맞지 않게' 다시 배치하는 훈련을 하였다. 예를 들어, 액자를 약간 기울이고 선반 위 책을 흩어 놓았다. 우선 거실에 있는 물품부터 시작하였고, 마지막에는 침실까지 범위를 넓혔다. 예지 씨는 상상에서의 노출을 위해 그 물품들이 '제대로 배열되어 있지 않다'는 것을 계속 상기하였다. 그리고 그 물건들을 '제대로 된' 방식으로 재배치하는 것을 참는 반응방지를 하였다.

- 4주차: '왼쪽'이라고 말하거나 심지어 양쪽 손등에 왼쪽이라고 적어서, '오른쪽'이라는 단어 없이 '왼쪽'이라는 단어에만 직면하였다. 또한 이 단어를 적은 종이를 항상 주머니에 넣고 다녔다.

- 5주차: 일상적으로 주위에 널리 존재하는 '좌우 불균형'을 알아차리는 훈련을 하였다. 일상을 추적해 보니, 하루 동안 운전할 때 좌회전은 여섯 번 하는 반면 우회전은 두 번만 한다는 것을 알게 되었다. 또한 이런 불균형이 여러 가지 다른 방식으로 곳곳에 존재하고 있다는 것도 깨달았다. 예를 들어, 회사 엘리베이터 버튼은 오른쪽에만 있으며, 병원 대기실에는 사람들이 오른쪽에 더 많이 앉아

있었다.

- 6주차: 자신의 왼쪽 또는 오른쪽을 일부러 '균형을 맞추지' 않고 벽이나 책상 등 사물에 스치는 노출을 하였다. 심지어 벨트를 맬 때 버클이 중앙에서 왼쪽으로 약간 치우치게 맸고, 신발을 신을 때도 오른쪽 신발보다 왼쪽 신발을 훨씬 더 꽉 조여 맸다.

폭력적 강박사고

폭력적 강박사고를 극복하기 위한 주된 전략은 상상에서의 노출이지만, 실제에서의 노출도 폭력적 강박사고를 촉발하는 상황과 사물을 회피하는 것을 줄이는 데 도움이 된다. 예를 들어, 죽음에 대한 강박사고와 강박적 장면을 가지고 있다면, 잔혹한 영화를 보거나(예: 〈쉰들러 리스트〉), 폭력을 묘사한 웹 사이트나 책(예: 『아메리칸 사이코』)을 읽어 볼 수 있다. 또한 총, 칼, 야구배트, 가위, 로프, 잔디 깎는 기계, 도끼, 또는 기타 잠재적으로 무기가 될 수 있는 것들의 사진에 직면할 수 있다. 폭력의 희생자가 될 가능성이 있는 사람들이 근처에 있을 때 폭력적 강박사고가 촉발된다면, 여러분 혼자서 그 사람들(예: 아이 또는 노인)과 시간을 보내는 계획을 세워 볼 수도 있다. 또한 살인하다, 죽이다, 찌르다, 희생자, 죽음, 참수하다, 총알 등 폭력과 연관되어 있는 단어에 직면하는 훈련을 할 수도 있다.

폭력적 강박사고에 대한 노출을 하는 목적이 여러분을 폭력에 대해 둔감한 사람으로 만들거나, 연쇄살인범이 나오는 공포영화나 소설을 즐기는 사람으로(이런 것들이 반드시 나쁜 것만은 아니지만) 만들려는 게 아님을 명심하라. 오히려 노출은 정상적으로도 떠오를 수 있는 폭력적 생각에 대한 여러분의 반응 방식을 바꾸기 위한 것이다. 비록 불편한 생각이라 하더라도, 그런 생각이 악하거나 끔찍한 것은 아니라는 것을, 그리고 그런 생각을 통제하기 위해 그렇게 애를 쓸 필요가 없다는 것을 배울 것이다. 또한 그런 생각을 가지고 있다고 해서 여러분이 무시무시한 사람은 아니라는 것도 알게 될 것이다. 마지막으로, 아무리 그것이 강렬하고 생생하며 가학적이라 할지라도, 단지 폭력적인 생각을 떠올린다고 해서 그 생각대로 행동하는 것은 아니라는 것을 배울 것이다.

철원 씨의 부인은 최근에 첫아이(아들)를 낳았다. 하지만 아기를 집으로 데려온 후부터, 철원 씨는 머릿속에서 지울 수 없는 원치 않는 폭력적 생각이 들기 시작했다. 그 생각은 아무것도 할 수 없고, 아무 잘못도 없는 어린 아들에게 자신이 저지를지도 모르는 끔찍한 사건에 관한 것이었다. 잔디를 깎을 때마다 잔디 깎는 기계로 아들을 잘라 버리는 장면이 떠올랐다. 칼을 볼 때마다 아들을 찌르는 장면이 떠올랐다. 지금까지 폭력적 행동을 한 적이 전혀 없는 철원 씨는, 이런 생각을 하는 스스로에게 소스라치게 놀랐다. 그는 아기를 멀리하기 시작했다. 특히 유모차에 태워 산책하거나, 단둘이 있는 것을 피했다. 심지어 소프트볼 팀에 나가는 것도 그만두었는데, 배트를 사용하다 보면 아기 머리를 후려치는 장면이 떠올랐기 때문이다. 철원 씨의 실제에서의 노출 위계는 다음과 같았다.

위계 목록	주관적 불편감 점수
아기를 안고 트림시키기	45
계단 근처에서 아기를 안고 있기	50
달리는 차 근처에서 아기를 데리고 산책하기	60
혼잡한 길 모퉁이에서 아기를 안고 있기	75
아기 목욕시키기	75
아기가 가까이 있을 때 칼을 사용하기	80
아기가 가까이 있을 때 야구 배트를 들고 있기	80
아기가 밖에 있을 때 잔디 깎는 기계를 사용하기	85
아기의 피부에 칼의 뭉뚝한 끝을 갖다 대기	90

철원 씨는 다음과 같은 실제에서의 노출을 시행하였다.

- 1주차: 아기를 안고 트림시키는 것을 훈련하였는데, 트림을 하도록 아기의 등을 가볍게 두드리는 것이었다. 이 훈련은 아기를 때리는 장면에 직면하게 해 주었다.
- 2주차: 계단 위에 서서 아기를 안고 있는 훈련을 하였다.
- 3주차: 유모차에 아기를 태우고 (처음에는 아내와 동반하였으나 나중에는 혼자서) 혼잡한 거리에 나가는 것을 훈련하였다. 이 훈련은 통제력을 잃고 유모차를 차도로 밀어 버릴 것 같은 두려움에 직면하게 해 주었다.

- 4주차: 혼잡한 길 모퉁이에서 유모차에 있는 아기를 꺼내 안고, 길로 던져 버리는 생각을 하는 훈련을 하였다. 이 훈련은 끔찍한 생각을 한다고 해서 원치 않는 행동을 실제로 하게 되지는 않는다는 것을 깨닫게 해 주었다.
- 5주차: 목욕통에서 아기를 목욕시키는 것을 훈련하였는데, 이것은 그에게 아들을 익사시키는 생각을 유발하였다. 처음에는 아내가 옆에 있었지만, 나중에는 혼자 훈련하였다.
- 6~9주차: 잠재적 위험 때문에 고통스러운 강박사고가 유발되는 여러 상황에서 아이와 함께 훈련을 하였다. 아기가 근처에 있을 때 어느 정도 안전한 거리에서 야구배트를 들고 휘둘러 보았다. 또한 아들이 집 밖에 있는 놀이 울타리 안에 있을 때 잔디를 깎았다(이건 그가 전적으로 회피하던 일이었다.). 마지막으로, 아기가 옆에 있을 때 칼을 사용하는 것을 훈련하였다. 단지 폭력적인 내용을 생각하는 것과 폭력적으로 행동하는 것은 다르다는 걸 증명하기 위해, 심지어 아기의 피부에 칼의 무딘 끝을 대 보기도 하였다.

성적 강박사고

이미 알고 있는 것처럼, 성적 강박사고에 대한 실제에서의 노출을 위해서는 여러분이 피하는 자극들과, 침투적이고 고통스러운 성적인 생각, 장면 및 의심을 불러일으키는 자극들에 직면해야 한다. 여러분의 강박사고가 원치 않는 '금지된' 성적 행동이나 생각과 관련된 것(예: 근친상간, 동물과의 성행위, 그 밖의 불편한 다른 주제)이라면, 나체 사진(또는 이를 보는 것을 좋아하지 않는다면 노출이 심한 옷을 입은 사진)을 보거나 성교, 발기, 윤활제, 오르가슴, 성적 신체기관 및 그 기능 등과 같이 성적 강박사고를 유발하는 단어에 노출하는 훈련을 할 수 있다. 남성의 가랑이나 여성의 가슴을 볼 수도 있다. 근친상간, 수간(동물과의 성행위), 또는 어떤 것이든 받아들일 수 없는 성적 강박사고에 대한 여러분 자신의 섹스 스토리를 읽거나 쓸 수도 있다. 심지어 여러분이 가진 성적 강박사고의 대상이 되는 사람에게(예: 동성의 인물), "나는 네가 멋지다고 생각해."라고 이야기할 수도 있다.

여러분의 강박사고가 성적 선호('내가 동성애자인가?')에 초점이 맞추어져 있다면,

노출훈련 계획에 동성의 나체 사진(또는 거의 옷을 입지 않은 사진) 보기를 포함시킬 수 있다. 또한 운동장, 수영장, 탈의실, 샤워실에 있는 동성의 사람을 보기, 동성애자들이 자주 가는 음식점, 술집, 서점에 방문하기를 노출훈련에 포함시킬 수도 있다. 표지 모델 사진을 보거나, 동성애 포르노를 보거나, 동성애 소설을 읽거나, 또는 동성애, 항문 성교, 레즈비언과 같은 단어에 직면할 수도 있다. 만약 여러분이 포르노를 사용하는 것에 반대한다 해도 별 문제가 되지 않는다. 포르노 대신 성 관련 교과서나 해부학적 그림이 있는 교육용 웹 사이트를 활용하면 된다.

만약 여러분의 강박사고가 아동과 관련되어 있거나 근친상간과 관련된 성적 내용에 초점이 맞춰져 있다면, 놀이터나 학교에 가 보거나, 아동(또는 친척)의 사진을 보거나, 또는 성추행, 소아성애, 강간과 같은 단어에 직면해 볼 수 있다. 아동이나 친척에게 그들이 얼마나 멋지게 보이는지 칭찬하는 이야기를 할 수도 있을 것이다.

여러분의 어린 자녀와 관련된 강박사고를 가지고 있을 경우, 필요하다면 자녀의 벗은 몸을 볼 수도 있고 자녀를 목욕시킬 수도 있다. 소아 포르노는 불법이므로 노출훈련을 할 때 그런 종류의 자료를 사용하지는 말라. 또한 노출훈련에서 사용할 노골적 음란물은 자녀가 발견하지 못하도록 안전한 곳에 보관해야 한다는 것을 명심하라.

폭력적 강박사고와 마찬가지로 성적 강박사고에 대한 노출도 지금의 여러분을 변하게 하지는 않는다. 그런 강박사고 때문에 성도착자가 되거나, 성적 취향이 변하거나, 성 문제에 대해서 원치 않게 더 개방적인 사람이 되는 것은 아니다. 그런 결과를 두려워하는 것은 이해할 만하지만, 성적 강박사고에서 노출훈련을 하는 목적은 심지어 가장 타락하고 저속한 성적 생각도 사실은 대부분의 사람이 때때로 경험하는 단순한 '정신적 소음'에 불과하다는 걸 알게 하려는 것이다. 그런 원치 않는 생각 때문에 회피하거나 억압하거나 또는 의례적 행동을 하려고 애쓸 필요가 없다. 그런 행동들은 단지 문제를 더욱 악화시킬 뿐이다.

대형 씨는 신앙심이 매우 깊은 기혼자였지만, 동성애 강박사고를 가지고 있었다. 특정 단어들(예: 음경)과 특정 남성, 특히 친구인 수원 씨를 보면 그런 강박사고들이 유발되었다. 대형 씨는 동성 친구들과 시간 보내는 것을 회피하였고, 탈의실에서 벗은 남자들을 볼까 봐 헬스장에 가는 것을 그만두었다. 한번은 성행위 중 동성애 생각이 머릿속에 떠올랐는데, 그 후로는 아내와 성관계를 갖는 것을 회피하였다. 그는 이런 강박사고를 가지고 있다는 사실이 종교적으로 엄격하게 금지되어 있는 '동성애자로 변하는 것'을 의미하는 것은 아닌지 두려워하였다.

대형 씨의 두려움 위계는 다음과 같았다.

위계 목록	주관적 불편감 점수
단어(게이, 음경, 동성애자)	55
잘생긴 남자(모델) 사진	65
친구 수원 씨의 사진	70
다른 남자에게 아첨하는 말을 하기	75
헬스장과 탈의실	75
남자 나체 사진 보기	80
동성애 이야기	83
아내와 성관계하기	85

대형 씨는 다음과 같은 실제에서의 노출을 수행하였다.

- 1주차: 음경, 게이, 동성애자, 항문 성교, 구강 성교 같은 단어를 말하는 훈련을 하였다. 또한 그 단어들을 종이에 적어서 주머니에 넣고 다녔다.
- 2주차: 피트니스 또는 패션 잡지에서 매력적인 외모를 가진 남자 사진들을 보았다. 그 남자 모델들이 얼마나 잘생겼는지에 대해 생각하도록 스스로를 그냥 내버려 두었다. 또한 상상에서의 노출을 통해 성관계에 대한 강박사고에 직면하였다.
- 3주차: 친구인 수원 씨가 정장을 입은 사진을 보는 노출훈련을 하였다. 수원 씨의 나체가 어떻게 보일지, 음경까지 포함한 장면을 머릿속에 떠올리도록 자신을 그냥 내버려 두었다.
- 4주차: 가장 붐비는 낮 시간에 헬스장을 방문하였고, 의도적으로 남자들의 몸매에 주목하였다. 몇몇 남자에게는 그들이 얼마나 '단단한 근육질로' 보이는지, 그리고 옷이 얼마나 멋져 보이는지 칭찬하는 것을 훈련하였다. 또한 탈의실에 가서, 옷을 벗고 샤워할 준비를 하고 있는 한 남자와 대화를 하였다.
- 5주차: 남자 나체 사진을 보는 노출을 계획할 때, 자신의 종교적·도덕적 가치관에 대해 되돌아보았다. 심지어는 성직자에게 자문을 구하기도 하였다. 결국 실

제 사진(즉, 포르노그래피) 대신 남자의 몸과 성기가 그려진 교과서 삽화를 보기로 결정하였다. 대형 씨는 자세한 해부학적 그림이 나와 있는, 남자의 성과 관련된 책 몇 권을 도서관에서 대출하였다.

- 6주차: 자신이 친구 수원 씨를 포함한 다른 남자들과 성관계 하는 내용을 담은 이야기를 글로 썼다. 처음 이야기는 수위가 다소 낮았지만, 점점 더 편안해졌기 때문에 시간이 갈수록 생생하게 성행위를 묘사하였다.
- 7주차: 아내와 다시 성관계를 하기 시작하였다. 또한 성행위 중 자신이 게이일지도 모른다는 침투적 의심과 장면이 머릿속에 떠오르도록 그냥 내버려 두었다.

종교적 강박사고(병적 죄책감)

종교적 강박사고에 대한 노출을 시행하는 것은 매우 까다로운 문제일 수 있다. 예를 들어, 종교는 다른 강박사고와는 달리 보고 만지고 시험해 볼 수 없는 초자연적인 것에 대한 믿음과 신념을 다루는 것이다. 그것은 불확실성이 커다란 역할을 한다는 것을 의미한다. 하느님이 내게 노하셨을까? 죽으면 천당이나 지옥에 갈까? 충분히 회개했는가? 우리는 이런 질문에 대해 분명한 답을 가지고 있지 않다(답을 가지고 있을 수도 없다). 이런 질문은 믿음을 요구한다. 두려워하는 결말들 중 일부는 죽기 전에는 알 수 없는 것들도 있다. 종교적 두려움에 대한 노출의 목적은 이런 정도의 불확실성에 대해 더 편안해지도록 하는 것이다. 다시 말하면, 노출훈련은 인간이 분명하게 알 수 없는 것을 확실하게 알기 위해 하는 것이 아니라, 자신의 믿음에 대해 편안해지기 위한 것이다.

종교적 두려움을 극복하기 위해서는 역시 약간의 위험을 감수해야 할 필요가 있다. 노출을 성공적으로 수행하려면 노골적으로 죄를 짓거나 종교적 계명을 어겨야 할까? 절대로 그렇지 않다! 나는 지금까지 결코 환자들에게 의도적으로 죄를 짓거나 계명을 어기라고 요구한 적이 없다. 그렇게 하는 것은 너무나 무례한 일이다. 노출 상황이 여러분에게 신성모독적인 것처럼 느껴져야 하지만, 실제로는 심각한 모독은 아니다. 그 예는 다음과 같다.

- 예배시간에 집중하기 않기(또는 '음란한' 생각하기)

- 동의하지 않는 내용이 쓰여 있는 문학작품 읽기

- 회피해 온 말을 하거나 행동을 하기

- '불완전하게' 또는 집중하지 않고 기도하기

- 진짜로는 안 믿는 사실들을 이야기하기

- 믿고 있는 종교의 관점과 반대가 되는 교리를 읽거나 배우기

이러한 일을 하는 것이 여러분에게는 도덕적 · 종교적 위반과 비슷할 것이다. 하지만 직면해 보자. 여러분이 가지고 있는 종교적 강박사고는 참된 신앙에 대한 것이기보다는 불확실성과 두려움에 관한 것이다. 강박증을 가지고 있지 않은 사람은 종교적 믿음 안에 불확실성과 의심이 어느 정도 포함되어 있다는 것을 당연하게 받아들이는 반면, 아마도 여러분은 그렇게 하는 데 어려움이 있을 것이다. 그러나 강박증을 규정짓는 두려움과는 달리, 종교는 믿음과 평화 그리고 사랑에 관한 것이다. 그러므로 종교적 강박사고에 대한 노출을 시행할 때에는 다음 사항을 기억하는 것이 좋다.

병적 죄책감, 종교적 강박사고 및 강박행동에 대하여

- 병적 죄책감은 건강하지 않은 종교적 행동이다. 그것은 일반적 범주를 벗어난 것이다.

- 종교는 두려움이 아닌, 사랑과 믿음을 바탕으로 실천해야 한다.

노출치료에 대하여

- 종교적 두려움에 직면하는 것은 여러분으로 하여금 본래 종교가 추구하는 방식대로 자신의 종교를 따르고 더욱 믿음 있는 사람이 되도록 도와준다.

- 비록 노출치료가 영혼을 위태롭게 하는 것처럼 보일 수도 있지만, 강박증과의 전투에서 승리하기 위해서 그냥 한번 믿어 볼 필요가 있다.

- 노출훈련은 종교적 신념을 바꾸거나 배반하도록 하는 것이 아니다. 오히려 여러분이 더 건강하고 신앙적인 방식으로 믿음을 실천해서 하느님과 더욱 가까워지도록 돕기 위해 고안된 것이다.

신에 대하여

- 때때로 모든 일을 하느님에게 맡기고, 그분이 여러분을 올바른 길로 인도해 주실 것임을 믿을 필요가 있다. 그것이 믿음의 가장 중요한 본질이다.

- 만약 하느님이 모든 것을 보시고 또 아신다면, 여러분 마음속에 있는 것도 이해하실 것이다. 그리고 강박사고는 여러분이 진정으로 믿고 있는 것이 아니라, 원치 않는 생각이라는 것을 이해하실 것이다.

- 이미 하느님이 이해하고 계시므로 용납되지 않는 강박사고에 대해 고백하거나 기도할 필요가 없다. 또한 의례적 행동을 하거나 용서를 구할 필요도 없다.

- 노출치료와 반응방지를 함으로써, 여러분은 하느님이 이해하고 계시다는 것에 대해 더욱 강한 믿음을 갖게 될 것이다.

- 하느님이 노출치료의 핵심을 이해하고 계신다는 믿음을 가져도 된다. 그러므로 여러분은 하느님께 노출치료에 대한 허락을 받을 필요가 없다. 또한 하느님께 재차 확인시켜 드리지 않아도 된다.

> 여러분은 하느님이 화가 나 있고 복수심에 불타며 여러분이 벌 받을 이유만을 찾으시는 분이라고 생각하는가?

- 만약 여러분이 '하느님이 노하셔서 복수심에 불타고 계시며, 여러분이 실수해서 벌 받게 되기만을 기다리고 있다.' 라고 생각한다면, 여러분은 인지행동치료를 통해 사랑과 용서의 하느님에 대한 믿음이 새로워질 것이다.

신앙심이 깊은 기독교인인 진선 씨는 종교음악을 듣거나, 종교와 관련된 자료를 읽거나, 또는 교회나 성경공부 모임에 가면, 매우 고통스럽고 원치 않는 성과 악마에 대한 강박사고가 떠올랐다. 결국 그녀는 이런 활동들을 피하였다. 또한 기독교와 관련된 어떤 것도 무릎 위에 올려 놓기를 꺼렸는데, 하느님과 성행위를 하는 것 같은 괴로운 생각이 떠오르기 때문이었다. 진선 씨는 자신의 부도덕한 생각 때문에(즉, 그녀가 '모범적 기독교인'이 아니기 때문에) 하느님이 노하지 않으셨을까 걱정하였다. 그 전에도 식사하기 전과 잠자기 전, 그리고 하루에도 수차례씩 기도를 해 왔지만, 그녀는 결국 중간에 침투적인 성적 생각들의 방해를 받지 않고 기도를 마칠 수 있을 때까지 반복해서 기도를 해야 하기에 이르렀다. 진선 씨는 다음과 같은 실제에서의 노출 위

위계 목록	주관적 불편감 점수
찬송가 듣기	50
종교 관련 잡지/영감을 주는 잡지 기사 읽기	65
악마에 대해 생각하기	70
영적 문학(종교문학) 읽기	75
성경 낭독하기	80
성경공부 모임에 참석하기	80
교회 가기	90
무릎 위에 종교와 관련된 물품들을 올려 놓기	95

계를 계획하였다.

진선 씨의 실제에서의 노출작업은 다음과 같이 진행되었다.

- 1주차: 교회음악을 들었다. 이것이 원치 않는 강박사고를 유발했지만, 그것과 싸우려고 하지 않는 훈련을 하였다(심지어 상상에서의 노출도 활용해서 직면하였다. 8단계를 참조하라).

- 2주차: 종교 관련 잡지의 기사를 읽었으며, 상상에서의 노출을 계속 하였다.

- 3주차: 도서관에 있는 책, 악마 숭배 웹사이트 등 악마에 대한 생각을 불러일으키는 것들에 직면하였다.

- 4주차: 영적인 종교문학을 읽으면서, 신성모독적 생각을 하도록 자신을 그냥 내버려 두었다.

- 5주차: 성경을 읽으면서, 원치 않는 생각과 의심이 마음에서 '서성이도록' 그냥 내버려 두었다.

- 6주차: 성경공부 모임에 참석하였다.

- 7주차: 교회에 나가기 시작했고, 거기서 원치 않는 강박적 사고가 떠오르도록 그냥 내버려 두었다.

- 8주차: 무릎에 종교적 물품을 올려놓고, 괴로운 성적인 생각(예: 예수와 성관계 하는 것)이 마음속에 떠오르도록 내버려 두었다. 처음에는 비교적 덜 괴로운 교회음악 CD와 종교 잡지로 시작하였다. 그다음에는 십자가, 목사님 사진, 마지막으로는 가장 괴로운 성경책으로 넘어가며 훈련을 하였다.

새로운 위계 항목에 직면할 때마다 처음엔 마치 죄를 짓는 느낌이 들었다. 하지만 진선 씨는 치료를 계속하였고, 하느님이나 목사님에게 용서나 허락을 구하지 않았다. 오히려 이런 상황에 직면했을 때 하느님께서 노출훈련에 대해 모두 이해하실 거라고 믿고 계속 앞으로 나아갔다. 즉, 그녀는 믿음을 갖는 훈련을 한 것이다. 이윽고 진선 씨는 노출 위계에 포함된 상황들에 직면할 수 있었고, 성과 악마에 대한 원치 않는 생각을 큰 고통 없이 떠올릴 수 있게 되었다. 또한 그녀는 자신과 하느님이 서로 존중하고 사랑하며 이해하고 있다는 믿음을 굳게 하였다.

8단계로 넘어가기

이번 단계에서는 실제에서의 노출훈련을 준비하고, 수행하는 데 있어 기본적인 사항들을 배웠다. 여러분 자신의 치료 프로그램에 이것을 실제로 어떻게 적용할지에 대해 좋은 아이디어를 얻었기를 바란다. 이제 실제에서의 노출에 익숙해졌으므로 상상에서의 노출로 넘어갈 차례다. 여러분은 상상에서의 노출을 이용해서, 오직 상상으로만 직면할 수 있는 강박적 사고, 의심, 장면 및 두려움과 맞설 것이다. 이제 분명해졌겠지만, 강박증은 다면적 치료가 필요한 복잡한 문제다.

9단계를 마치고 나서, 여러분이 실제에서의 노출과 상상에서의 노출 그리고 반응방지를 수행할 준비가 되면, 이런 전략들을 결합하는 방법을 가르쳐 줄 것이다. 이를 통해 여러분은 강박증을 물리칠 수 있을 것이다.

8단계

강박적 생각·의심·장면 물리치기

> • 8단계를 시작하기 전에 7단계를 먼저 읽으라.
> • 노출훈련을 시작하기 전에 7~9단계를 먼저 읽으라.
> • 노출 및 반응방지에 대해 배우는 동안, 6단계에서 배운 인지치료 기법을 1~2주 동안 매일 45분씩 훈련하는 것이 좋다.
> • 노출과 관련된 문제에 대한 해결 팁은 317쪽에 나와 있다.

아마 알고 있겠지만, 강박증은 여러분의 상상을 최악의 적으로 바꾸어 버릴 수 있다. 일어날 가능성이 거의 없는 재앙이 마치 기정사실처럼 보이기 시작한다. 여러분의 마음은 비현실적인 생각을 받아들여서 매우 현실적인 것처럼 보이게 만든다. 받아들일 수 없고, 섬뜩하고, 비도덕적이고, 황당해 보이며, 골치 아픈, 원치 않는 생각과 장면으로 여러분의 머리는 꼼짝 못하게 된다. 때로는 두려워하고 회피하는 실제에서의 상황들을 다루는 것보다 이런 강박사고들을 다루는 것이 더 어려워 보이기도 한다. 그러나 믿기 힘들겠지만, 여러분은 상상을 강박증에 맞서는 강력한 무기로 바꿀 수 있다. 8단계에서는 여러분이 7단계에서 배운 실제에서의 노출 기법과 더불어, 상상에서의 노출을 어떻게 사용하는지 알려 줄 것이다. 상상에서의 노출에서는 여러분의 상상을 역으로 활용해서 강박증을 물리칠 것이다.

실제에서의 노출과 상상에서의 노출이 어떻게 함께 작용하는가

강박증과의 전투에서 실제에서의 노출이 강력한 무기이긴 하지만, 경우에 따라서는 실제 생활에서 직면할 수 없는 두려움들도 있다. 질병이나 화재, 자동차 사고, 폭력, 받아들여질 수 없는 성적 행동, 하느님의 처벌 등이나 또는 암에 걸리거나 지옥에 가는 것처럼 먼 미래의 재앙이 그 예다. 이런 두려움들은 고통스러운 강박사고, 장면 및 의심의 형태로 나타난다. 즉, 상상 속에서 일어나는 것이다. 따라서 이에 맞서는 가장 좋은 방법 또한 여러분의 상상 속에 있다.

상상에서의 노출과 실제에서의 노출을 함께 사용하면 강박사고, 장면 그리고 두려워하는 재앙을 극복하는 데 매우 효과적이다. 만약 운전할 때 보행자를 칠까 봐 두려워하는 경우, 여러분은 노출연습을 하기 위해 실제 누군가를 치려고 하지는 않을 것이다. 하지만 실제로 밤늦게 어두운 시골길에서 운전하는 훈련을 하고 나서(실제에서의 노출), 자신도 모르는 사이에 미처 보지 못한 보행자를 치었다는 상상을 할 수 있다(상상에서의 노출). 종교적 죄책감을 가지고 있는 경우에도 마찬가지로 여러분은 실제에서의 노출을 위해 정말로 죄를 짓거나 하느님을 모독하려고 하지는 않을 것이다. 하지만 하느님을 모독하거나 죄가 될까 봐 두려워하는 행동들을 실제로 훈련하면서(실제에서의 노출), 하느님이 여러분에게 화가 나 있다고 상상할 수는 있다(상상에서의 노출). 8단계에서는 여러분이 가진 특정한 강박적 두려움에 가장 효과적인 실제 및 상상에서의 노출 조합을 마련할 것이다.

또한 여러분은 갑자기 불현듯 떠오르거나 매우 다양한 상황에서 촉발되는 반복적인 강박사고들에 직면하기 위해서 상상에서의 노출을 사용할 것이다. 예를 들어, 어떤 특정 사람을 볼 때마다 근친상간이나 소아 성추행과 관련된 용납할 수 없는 성적 장면이 떠오를 수 있다. 잠재적으로 무기가 될 수 있는 물건이 눈에 띌 때마다 다른 사람에게 해를 입히거나 폭력을 가하는 끔찍한 장면이 떠오르는 강박증상을 가지고 있을 수 있다. 고통스러운 신성모독적 생각이 아무 때나 떠오르는 경험을

> 강박사고가 불현듯 머릿속에 떠오르는가?

할 수도 있다. 이런 강박사고들이 주변 환경에 있는 단서들에 의해 촉발되는 경우, 여러분은 그 촉발요인에 대해서 실제에서의 노출을 훈련할 수 있고, 강박적 장면에 대해서는 상상에서의 노출을 훈련할 수 있다. 만약 특정한 촉발요인 없이 그냥 아무 때나 강박사고가 '불현듯 떠오른다면' 여러분은 상상에서의 노출 하나만 사용하게 될 것이다.

상상에서의 노출이 어떻게 강박사고를 감소시키는가

강박사고는 해롭지 않은 침투사고를 매우 중요하고 위험한 것으로 또는 위협적인 것으로 잘못 해석하는 데서 비롯된 것이다. 앞서 언급하였듯이, 생각을 이런 방식으로 해석하면 강박적 불안이 유발되고, 이는 여러분으로 하여금 의례적 행동이나 안심구하기, 생각 억제 등을 사용하여 강박사고에 맞서거나 대응하기를 원하게 만든다. 하지만 이런 전략들은 원치 않는 생각을 더 많이 떠오르게 하기 때문에 오히려 역효과를 낳

> 피하거나 강박사고와 싸우려는 시도는 무의미한 것이다. 이런 전략은 오히려 강박사고를 강화시키고, 실제보다 더 해롭고, 위험하며, 중요한 것으로 확신하게 만들 뿐이다. 그 악순환에 빠지지 않기 위해서는 강박사고를 다루는 새로운 전략이 필요하다.

는다. 강박사고는 시간이 지날수록 점점 더 강해지고, 점점 더 두려워진다. 또한 이 생각이 실제로는 아무런 해가 없는 '정신적 소음'에 불과하다는 것을 알 수 있는 기회를 놓치게 된다. 그러므로 290쪽의 그림에서 볼 수 있듯이, 강박사고와 싸우려고 하면 할수록 실제로는 악순환에 빠지게 된다.

그러나 상상을 역으로 이용해서 강박증과 맞설 때, 여러분은 강박사고의 악순환을 끊을 수 있다. 여러분을 가장 두렵게 하는 생각, 의심 및 장면에 반복적으로 직면하고, 주의를 딴 데로 돌리거나 저항하거나 강박사고를 한쪽으로 밀어내지 않고 계속 그 생각을 떠올리면, 여러분이 강박사고의 허를 찔러서 우위를 점하게 될 것이다. 그리고 여러분은 강박사고를 중단하게 될 것이다. 다시 말해 고통스러운 강박사고를 해롭지 않은, '마음속에 떠다니는 나뭇가지' 쯤으로 취급하기 시작하면(실제로 그렇다), 여러분이 주도권을 잡게 될 것이다.

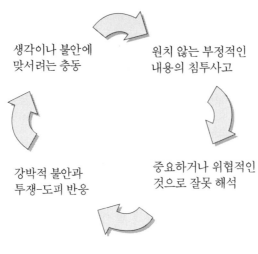

강박사고의 악순환

철민 씨는 연로한 어머니를 공격하는, 원치 않는 강박사고를 가지고 있었다. 그는 이런 생각이 떠오르는 것은 자신이 위험하고 통제되지 않는 사람이라는 걸 의미한다고 믿었다. 그는 항상 이 생각을 머릿속에서 밀어내려고 애썼다. 하지만 그가 오히려 어머니를 공격하는 상상을 일부러 반복하였을 때, 강박사고에 대한 태도가 바뀌었고, 그 생각들이 의미 없는 것임을 깨닫게 되었다. 자신이 그 강박사고에 따라 행동할 것이라는 생각은 점점 더 비현실적인 것처럼 보이기 시작했다. 이와 같이 상상에서의 노출은 침투사고에 대한 잘못된 인식을 교정함으로써 강박사고를 줄여 준다(인지치료에서와 마찬가지로). 괴로운 생각에 반복적으로 직면하면, 그 생각은 별로 중요한 것이 아니며, 그 생각을 정신적 또는 강박적인 의례적 행동으로 통제하거나 억누를 필요가 없다는 것을 깨닫게 된다. 여러분이 재앙이나 다른 끔찍한 생각을 상상하도록 자신을 그냥 내버려 두면, 오히려 끔찍한 일에 대해 단지 생각한다고 해서 그 일이 실현되는 것은 아니라는 걸 알게 된다. 실제로 상상에서의 노출을 훈련해 본 환자들은 극도로 무서웠던 강박적 생각, 상상 및 장면이 힘을 잃고 두려워하던 부정적 결말이 터무니 없는 것처럼 보이기 시작한다고 말한다.

원치 않는 고통스러운 생각을 덜 무서워하기 위해 왜 일부러 그 생각을 떠올려야 하는가? 상상에서의 노출은 여러분이 7단계에서 읽은 것과 같은 습관화 원리로 작동하기 때문이다. 즉, 실제로는 위험하지 않지만 여러분이 무서워하는 어떤 것(여기서는 강박사고)에 반복해서 직면하면, 여러분의 신체적 불안반응은 감소한다. 공포영화를 반복해서 100번 본다고 생각해 보라. 처음에는 매우 무섭겠지만, 반복해서 보고 또 보면 결국에는 무섭지 않게 될 것이다. 왜 그럴까? 실제가 아닌, 단지 스크린에 맺힌 장면에 불과하다는 걸 알기 때문이다. 같은 방식으로, 상상에서의 노출은 여러분이 강박사고에 대한 두려움을 극복하는 데 도움이 될 것이다.

실제에서의 노출과 마찬가지로, 상상에서의 노출 또한 불안에 대한 인내력을 길러준다. 고통스러운 강박사고를 떠올리면서 의례적 행동을 하지 말고 계속 그 강박사고에 집중해 보라. 불안이 영원히 지속되지는 않는다는 것을 배우게 될 것이다. 또한 비록 그 불안이 불편하기는 하지만, 안전하고 감당할 만하다는 것을 알게 될 것이다. 기억하라. 강박증을 물리친다는 것은, '불안은 우리에게 유용한 감정이며, 삶에서 정상적인 부분'이라는 걸 받아들이는 것이다. 그러기 위해서는 회피하거나 밀어내지 말고 불안에 직면하는 훈련을 해야만 한다.

또한 상상에서의 노출은 불확실성에 대한 인내력을 높임으로써 여러분이 강박사고를 물리칠 수 있도록 도와준다. 상상에서의 노출을 훈련할 때 여러분은 확인하거나 안심을 구하려는 충동에 저항할 것인데, 그렇게 함으로써 두려워하는 재앙이 일어날지 여부를 명확히 알 수 없다는 불확실한 느낌에 습관화될 것이다. 이런 습관화는 강박증에게 큰 타격을 준다. 왜냐하면 강박증은 모르는 것에 대한 여러분의 두려움을 먹고 살기 때문이다.

상상에서의 노출은 다음과 같은 방식으로 강박사고를 줄여 준다.

- 침투사고에 대한 잘못된 신념을 수정해 줌으로써
- 반복을 통해 신체적 불안반응을 약화시킴으로써
- 근육을 키워 가는 것처럼, 불안을 인내하는 능력을 강화시켜 줌으로써
- 불확실성에 대한 인내력을 증가시켜 줌으로써

상상에서의 노출 실행하기

아직까지 상상에서의 노출을 해 본 적이 없다면, 이제 치료 프로그램에서 이것을 어떻게 사용할 수 있을지 생각해 보자. 이해를 돕기 위해, 강박증 치료에서 상상에서의 노출기법을 사용하였던 사례 세 가지를 소개한다.

민철 씨의 주차 브레이크 강박사고

민철 씨는 주차 브레이크를 거는 것을 깜빡 잊은 것 같은 강박적 의심으로 괴로워하였다. 자신의 차가 언덕을 굴러서 파손되거나, 심지어는 다른 누군가의 소유물에 손상을 입혀서 그 책임을 져야 할지도 모른다고 생각했다. 이런 두려움은 그에게 '차 확인하기' 의례적 행동을 끊임없이 유발하였고, 그의 가정생활과 직장생활은 엉망이 되었다. 민철 씨는 치료 프로그램의 일환으로, 확인하기 의례적 행동을 할 수 없도록 주차 브레이크에 종이봉지를 덮어 놓았다. 또한 비탈길처럼 평소 회피하였던 장소에 주차하는 훈련을 하였다. 주차를 할 때는 재빠르게 종이봉지 밑으로 손을 뻗어 주차 브레이크를 걸었고, 아무것도 확인하지 않은 채 차에서 내렸다(주차 브레이크를 거는 걸 일부러 잊어버린 것은 아니라는 점에 주목하라. 왜냐하면 그건 진짜로 위험할 수도 있기 때문이다). 하지만 이렇게 하는 노출은 시간이 너무 짧아서 습관화가 되지 못했다.

습관화가 일어날 만큼 노출이 충분히 길게 유지되기 위해서는, 주차 브레이크를 확인하지 않고 내리면서 두려워하는 재앙이 발생할지도 모른다는 생각과 의심에 스스로를 노출시켜야 했다. 그래서 나는 민철 씨에게 주차 브레이크를 걸지 못해서 생길 수 있는 사고에 대한 이야기를 몇 가지 적어 보라고 했다. 세세한 것들까지 모두 자세히 기록해서 최대한 실제와 비슷한 장면을 구성하도록 요구하였다. 민철 씨는 다음 회기 때 세 개의 이야기를 적어 왔다. 각각의 이야기는 한 쪽 정도의 분량이었는데 그중 하나를 소개하려고 한다. 상상에서의 노출을 위한 대본이 어떤 것인지 참고해 보라.

내가 주차 브레이크를 걸었는지 그렇지 않았는지 확신할 수가 없다. 주차 브레이크를 거는 것을 잊었다면 어떤 일이 벌어질까? 충분히 당기지 않아서 브레이크가 제대로 걸리지 않았다면 어떤 일이 벌어질까? 브레이크가 풀리면 어떤 일이 벌어질까? 내 차가 굴러 내려가면? 정말 차에 가서 확인해 보고 싶지만, 그건 좋은 생각이 아니다. 내가 차에 대한 걱정을 하고 있을 때, 두 명의 경찰이 나에게 오는 것이 보인다. 심장이 쿵쾅거리기 시작한다. 어떤 것에도 집중을 할 수가 없다. 경찰 한 명이 내 차가 흰색 아반떼냐고 묻는다. "네, 제 차입니다." 속이 완전히 뒤집히는 기분으로 대답한다. 주차되어 있던 내 차가 미끄러져 굴러서 다른 차로 돌진했다는 경찰의 이야기를 들으면서 난 공황발작을 일으킨다. 그 경찰은 다른 차가 심하게 파손되었기 때문에 내가 한 번 봐야 한다고 이야기한다. 그리고 내게 주차 브레이크를 거는 것을 잊은 것은 아니냐고 묻는다. 나는 밖으로 나가 무슨 일이 벌어졌는지 본다. 상황은 상상했던 것보다 더 나쁘다. 다른 차의 앞부분이 못쓰게 망가졌다. 엄청난 수리비를 내야 하고 내 보험 등급은 올라갈 것이다. 어떻게 해야 하지? 그렇게 많은 돈을 낼 능력은 없는데. 내가 주차 브레이크만 주의했어도.

이 대본의 초본에는 몇몇 안심구하기와 의례적 행동들이 포함되어 있었다. 예를 들어, '지금까지 난 한 번도 브레이크를 걸지 않은 적이 없다고 스스로를 안심시켰다.' '하느님은 이런 일이 실제 일어나도록 내버려 두지 않으실 거야.' 등의 문장이었다. 나는 민철 씨에게 이런 문장을 포함시키면 두려움에 실제로 직면할 수 없으니 그 문장들을 삭제하라고 요청하였다.

그다음에는 민철 씨에게 큰 소리로 대본을 읽게 하고 보이스레코더로 녹음하였다. 보이스레코더에는 연속재생 기능이 있어서 앞으로 되감지 않아도 자신의 강박사고를 반복해서 들을 수 있었다. 그는 이렇게 함으로써 괴로운 장면에 집중한 채로 머물러 있을 수 있었다. 나는 민철 씨에게 생각하는 것이 그대로 느껴질 수 있도록 심각한 목소리로 대본을 녹음하라고 하였다. 그리고 다음과 같이 설명해 주었다. "그 생각을 듣고 있으면 처음에는 불안해질 거예요. 하지만 실제에서의 노출에서와 마찬가지로, 주의를 다른 곳으로 분산시키거나 의례적 행동을 하지 않은 채 그 생각을 마음에 그저 '놔두고' 있다 보면 서서히 마음이 진정될 겁니다." 또한 반복해서 훈련을 하다

보면, 주차 브레이크 걸기, 자동차 사고, 확인하기 등에 집착하는 것을 멈출 수 있을 거라고 얘기해 주었다. 그런 다음 일주일 동안 매일 한 번씩 다음과 같은 노출훈련을 하도록 지시하였다.

- 차를 비탈진 거리에 주차하기
- 종이봉지 밑으로 손을 뻗어 주차 브레이크를 단번에 채우고 확인하지 않기
- 재빨리 차에서 내려서 차가 보이지 않는 곳으로 걸어가기(건물 안으로 들어가기 또는 길모퉁이를 돌아가기)
- 녹음한 내용을 적어도 45분 동안 또는 불편감이 가라앉을 때까지 반복해서 듣기
- 주의를 분산시키지 않기, 스스로를 안심시키지 않기, 차를 확인하지 않기
- 주관적 불편감 점수가 어떻게 변하는지 살펴보기

이 노출을 처음 시도했을 때 민철 씨는 매우 불안해하였다. 그러나 그는 계속 노출 상황에 머물렀고, 15분 내에 주관적 불편감 점수가 감소한다는 것을 알게 되었다. 일주일이 지난 후, 민철 씨는 매번 훈련을 할 때마다 노출이 점점 더 쉬워졌으며, 마침내 차를 확인하고 싶은 충동과 두려움이 거의 사라졌다고 말했다. 주관적 불편감 점수를 살펴보았을 때, 민철 씨는 녹음한 내용을 들을 때마다 매번 빠른 속도로 불안이 가라앉았다는 것을 알 수 있었다(7단계에서 소개한 엘리베이터와 관련된 주현 씨의 경험과 비슷하다). 기분이 어떤지 묻자, 그는 브레이크가 풀린 채로 차를 놔두는 생각을 하는 것이 여전히 조금 불안하기는 하지만 예전에 느꼈던 만큼의 두려움은 전혀 아니라고 이야기했다.

민철 씨는 상상에서의 노출을 시행함으로써 자신의 강박사고를 현실로부터 분리할 수 있었다. 이를 통해 그는 자신의 두려움이 실제로는 얼마나 말이 안 되고 비현실적인지를 깨닫게 되었다. 부정적 사건에 대해 생각한다고 해서 그 일이 실제로 벌어진다는 뜻은 아니라는 것도 배웠다. 또한 불확실성을 견디는 방법을 배웠다. 노출훈련을 하는 동안 민철 씨는 차를 안전하게 주차했다는 완벽한 확신은 없었지만, '아마도 괜찮을 거야.'라고 추정하는 법을 배웠다. 그는 "이젠 강박사고를 있는 그대로 흘러가게 내버려 두려고 해요."라고 말하면서, "노출이 이렇게 도움이 될 줄은 생각지

도 못했어요." 라고 말하였다.

연진 씨의 미래지향적 강박사고

여러분의 강박사고가 한동안 일어나지 않을, 즉 앞으로 수년 내에는 또는 심지어 죽은 뒤에도 일어나지 않을 재앙에 대한 두려움이나 의심과 관련된 것인가? 어쩌면 여러분은 나이가 훨씬 더 든 후에 암에 걸릴 것이라든지, 몇 년 후에 아동 성학대자가 될 거라든지, 영원한 저주를 받아 죽은 후에 지옥에 가게 될 거라든지 등의 두려움을 극복하는 데 노출훈련이 얼마나 도움이 될지 미심쩍어 할 수도 있다. 어쨌든 이런 일 들은 실제로 발생할 수도 있기 때문이다. 그렇지 않은가?

연진 씨는 접착제를 두려워했다. 지금 당장 병에 걸릴 거라는 생각 때문이 아니라, 접착제에서 나오는 해로운 증기가 앞으로 수년 동안 서서히 신경병증(근육에 대한 조절능력을 상실하게 되 는)을 일으킬 거라는 두려움 때문이었다. 그녀는 노출 치료에 대해 읽어 보긴 했지만, 그것이 도움이 되리라 고는 생각하지 않았다. 먼 미래에 일어날 수도 있는 일에 대한 자신의 두려움이 틀렸다는 것을 결코 완전 하게 입증할 수는 없었기 때문이었다. 어느 정도의 불 확실성은 늘 존재하기 마련이니까.

> 강박사고가 먼 미래의 사건 에 대한 두려움과 관련이 있 다면, 언젠가 그 두려워하는 결말이 발생할지도 모른다고 의심하는 것은, 그 사건이 정 말 일어날 것을 아는 것만큼 이나 고통스러울 수 있다. 이 런 경우, 상상에서의 노출은 반드시 여러분의 불확실성에 초점을 맞추어야 한다.

나는 연진 씨에게 노출치료의 목적은 자신의 두려 움이 틀렸다는 것을 증명하는 것이 아니라고 설명했다. 연진 씨가 말했듯이, 그걸 증 명하는 것은 불가능한 일이다. 대신, 노출치료의 목적은 이런 가능성이 낮은 재앙이 언젠가 그녀에게 닥칠지 안 닥칠지 확실하게 알 수 없다는 불확실성을 잘 다루도록 돕는 것이다. 그녀는 실제에서의 노출을 위해 피부에 접착제를 소량 묻히거나, 직장 에서 하루 종일 접착제 뚜껑을 열어 놓는 등, 실생활에서 두려움을 불러일으키는 촉 발요인들에 직면하였다(이것은 일상적으로 흔히 발생하는 상황들이다. 그렇지만 절대 직 접 접착제 냄새를 맡는 노출은 하지 않았다). 그런 다음, 그녀는 다음에 나오는 상상에서 의 노출 대본을 통해 신경병증을 앓는 두려움과 장면에 직면하였다. 나는 그녀가 불확실성에 초점을 맞추어 대본을 작성하도록 조언했다. 이를 통해 연진 씨는 언젠가 병에 걸릴지 확실히 알 수 없다는 생각에 습관화될 수 있었다. 사실 강박증을 가지고 있든 그렇지 않든, 모든 사람은 똑같은 불확실성에 직면하고 있다.

나는 접착제와 접촉한 적이 있고 심지어는 냄새를 맡은 적도 있다. 접착제 냄새를 너무 많이 맡으면 신경독성과 신경병증이 초래될 수 있기 때문에 나는 항상 접착제를 피해 왔다. 지금 나는 전에 접착제에 노출되었던 것 때문에 나이 든 후에 나에게 이런 병들이 생길까 봐 두렵다. 내가 그동안 접착제 냄새를 너무 많이 맡은 것은 아닌지 확실히 알 수 있으면 좋겠지만 결코 그럴 수는 없을 것이다. 어쩌면 너무 많이 맡았을 수도 있고 어쩌면 그렇지 않았을 수도 있다. 나는 확실히 모르는 채로 계속 지내야만 한다. 나이가 들면서 근육조절 능력을 점점 잃어 가는 내 모습이 그려진다. 우선 손가락과 발가락을 움직이지 못할 것이다. 그다음에는 팔과 다리를 움직이지 못하게 될 것이다. 나는 휠체어에만 있어야 할 것이다. 밥도 다른 사람이 먹여 줘야 할 것이다. 곧이어 입을 움직이지 못할 것이고, 심장과 폐가 활동을 멈추고, 산소 부족으로 나는 죽게 될 것이다. 가족에게 짐이 되고 인생에서 어떤 것도 누리지 못할 것이다. 누구도 내 주변에 있으려 하지 않을 것이다. 나에게 어쩌면 이런 일들이 일어날 수도 있다. 난 확실히 알 수 없다.

두려워하는 재앙에 대한 상상에서의 노출을 이용해서 실제에서의 노출의 효과를 강화시키면 강박사고와 불안 간의 연결고리를 약하게 만들 수 있다. 상상에서의 노출은 '강박적 불안은 저절로 가라앉는다.'는 것과 단지 '재앙에 대해 생각한다고 해서 그것이 반드시 발생하는 것은 아니다.' 라는 것을 알게 해 준다. 또한 정상적으로 존재하는 일상적인 불확실성을 감수하며 살아갈 수 있다는 것도 배우게 될 것이다.

연진 씨는 자신이 쓴 대본을 녹음해서, 실제에서의 노출훈련을 하거나 강박적 의심이 떠오를 때마다 반복해서 들었다. 처음에는 접착제 때문에 언젠가 병에 걸리게 될지 그렇지 않을지 확실하게 알 수 없다는 의심에 일부러 직면하는 것이 매우 고통스러웠다. 하지만 그녀는 상상을 동원해서 강박증을 물리치는 데 최선을 다하기로 결심하였고, 자신이 가장 두려워하는 것에 생생하게 직면하는 것에 도전하였다. 연진 씨는 일주일 동안 하루에 두 번씩 노출훈련을 하고 난 뒤, 의사에게 어느 정도의 접착제가 과도하게 많은 양인지 물어보는 안심구하기를 하지 않아도 강박사고에 점점 덜 집착하게 되었다. 그녀는 상상에서의 노출을 통해 비록 그 병에 절대 걸리지 않을 거라는 확실한 보장은 없지만, 자신의 위험이 아마도 일반적인 위험보다(꽤 낮은 수준의) 더 높지는 않을 거라는 추정을 할 수 있게 되었다. 신경병증에 대한 연진 씨의 '공포영화'는 더 이상 무섭지 않았다.

정렬 씨의 악마와 관련된 강박사고

상상에서 노출을 이용하면, 뇌리에서 떠나지 않으면서 불안과 의례적 행동을 촉발하는 혐오스럽고 끔찍하며 용납할 수 없는 강박사고, 단어, 문장 및 장면을 직접 직면하는 데 도움이 된다. 실제에서의 노출을 통해 그런 강박사고들을 촉발시킬 수도 있지만, 상상에서의 노출을 이용하면 강박사고에 더욱 생생하게 직면할 수 있고 덜 괴로운 주제로 마음이 옮겨 가지 않게 하는 데 도움이 된다.

정렬 씨의 강박사고는 악마, 사탄, 루시퍼, 디아블로(스페인어로 '악마') 등과 같은 단어나 머릿속에서 지워지지 않는 별 모양 같은 장면의 형태로 떠올랐다. 성찬식 같은 종교의식이 강박사고를 자주 촉발하였기 때문에 그는 이런 활동을 피해야 한다고 생각하였다. 악마에 대한 생각이 떠오를 때는 좀 더 위안이 되는 다른 생각을 대신 떠올리려고 하였다(중화를 목적으로 한 정신적인 의례적 행동). 또한 자신이 무슨 일을 하고 있었든지 간에(신발 끈을 매는 것 같은), 악마에 대한 생각이 사라질 때까지 그 행동을 반복해야 했다(강박적인 의례적 행동). 정렬 씨가 나를 찾아왔을 때는 상태가 너무 나빠져서 문을 들락거리거나 전기 스위치를 켜거나 옷을 입는 등의 단순한 동작들을 거의 하루 종일 하고 있었다.

실제에서의 노출을 위해 나는 정렬 씨에게 그동안 회피하던 종교 활동을 하라고 요구하였다. 하지만 그는 여전히 악마에 대한 강박사고 때문에 괴로워했다. 그래서 나는 상상에서의 노출을 통해 그 생각에 직접 직면할 것을 제안했다. 처음에 정렬 씨는 내 제안을 거부하였다. 그는 일부러 악마에 대한 생각을 떠올려서 '마음을 사악한 생각으로 오염시키는' 것에 대해 극심한 죄책감을 가졌다. 나는 그를 이해한다고 말하면서, 고통 없이 강박증을 없앨 수 있는 방법이 있으면 좋겠지만 강박증에서 벗어나는 가장 좋은 방법은 주의를 분산시키거나, 의례적 행동 및 중화시키기를 하지 않

> 여러분은 다른 사람들이 아무렇지도 않게 떠올리는 것들에 대해 생각하는 것이 두려운가?

으면서 일부러 그 단어들을 말하고 듣는 것을 반복하는 것이라고 얘기해 주었다. 결과적으로 어차피 그 생각을 떠올릴 수밖에 없다면, 강박증을 극복할 수 있도록 치료적 방법으로 떠올리는 게 나을 것이다. 그는 비록 어려운 도전이 되리라는 걸 알고 있었지만, 치료를 계속 해 나가겠다는 용감한 결정을 내렸다!

정렬 씨는 강박적 불안을 촉발하는 바로 그 단어들을 적어서 큰 소리로 읽었다. "악마, 루시퍼, 사탄, 디아블로……." 그는 큰 소리로 보

> 노출을 하는 중에 지루해진다면, 여러분은 강박증을 물리치고 있는 것이다. 지루함과 불안감은 공존할 수 없으니까.

이스레코더에 녹음을 한 다음 반복해서 들었다. 처음에는 무서워서, 악마에 대한 생각을 분산시키고 저항하고 중화하려는 충동이 매우 강하였다. 그러나 의례적 행동을 하려는 충동에 굴복하지 않고 일주일 동안 매일 한 시간씩 하루 두 번 녹음을 들은 후에는, 자신의 불편감이 상당히 줄어들었다는 사실을 깨달았다. 실제로 그는 슬슬 지루해지기 시작했는데, 그것은 확실한 호전의 신호였다! 왜냐하면 불안과 지루함을 동시에 느낄 수는 없기 때문이다. 정렬 씨는 습관화된

> 상상에서의 노출을 이용해서 받아들일 수 없는 침투사고에 직면하면, 비록 그 생각이 침투적이고 원치 않는 것이라 해도 그걸 잘 견디는 법을 배우게 될 것이다. 여러분은 강박사고와 어느 정도 거리를 두게 되고 강박사고는 단지 정신적 소음에 불과하다는 것을 알게 될 것이다.

것이다. 악마에 대한 생각은 더 이상 그를 불안하게 하지 못했다. 그는 "이 단어들을 내 목소리로 녹음해서 반복해서 들었던 게 강박사고를 무력화했어요."라고 말하였다. 정렬 씨는 이제 두려움 없이 종교 활동을 할 수 있었다. 악마에 대한 생각을 가끔 하는 것이 오히려 정상이라는 것도 알게 되었다. 맞붙어 싸우는 것을 포기하자 강박사고는 곧 사라졌다.

여러분을 방해하는 생각을 일부러 떠올리는 것은 분명 쉽지 않은 일이다. 그러나 내가 치료했던 환자들은 강박사고와 싸우는 것을 멈추고 그 생각을 기꺼이 마음속에서 받아들일 때 오히려 그 생각이 덜 현실적이고 덜 괴롭게 느껴진다는 것을 깨닫고 놀라곤 하였다. 어떤 생각, 상상 또는 장면이 마음속에 떠오르는지 간에 별 문제가 되지 않았기 때문에, 그들은 자신의 생각을 통제하기 위한 소모적 투쟁을 멈출 수 있었다.

어떤 생각을 떠올린다고 해서 실제로 그렇게 되는 것은 아니다

수철 씨에게서 상상에서의 노출은 생각만 해도 무서운 일이었다. 그는 동성애와 관련된 원치 않는 강박사고에 일부러 직면함으로써 정말 자신이 게이가 될까 봐 걱정했다. 경희 씨는 예수에 대한 신성모독적 장면에 직면하는 것을 걱정했다. 그녀는 '그 생각을 너무 많이 하다가 진짜로 무신론자가 되면 어떡하지? 내가 하느님을 등지면 어떡하지?' 라고 생각했다. 병국 씨는 폭력적 강박사고에 직면하다 보면, 그 생각을 실제로 행동으로 옮겨서 가족 중 누군가를 살해할 거라는 두려움 때문에 치료받는 것을 수년간 회피하였다.

한 가지 생각을 반복적으로 떠올리는 것만으로 이성애자를 동성애자로 만들고,

치료친구를 위한 팁

'생각은 곧 그 사람을 나타낸다.' 라는 두려움 때문에 상상에서의 노출을 피하고 있다면, 치료친구에게 도움을 청해 보라. 상상에서의 노출을 해도 괜찮을 거라는 안심을 구하는 대신에, 상상에서의 노출에 대한 여러분의 생각과 감정을 나누어 보라. 상상에서의 노출이 스트레스가 될 거라는 걱정을 치료친구에게 이야기하라. 불안하고 불확실한 느낌이 심해질 때 그것을 어떻게 다룰 것인지에 대해 이야기하라.

치료친구가 알아야 할 사항: 안심시키기는 아무런 도움이 되지 않는다는 것을 기억하라! 친구나 친척의 불편감을 즉각적으로 줄여 주기 위해 상상에서의 노출이 아무런 해가 되지 않는다고 안심시키지 말고, 다음의 내용을 떠올릴 수 있도록 해서 도움을 주라.

• 대부분의 사람(강박증을 갖고 있든 아니든)은 강박사고와 유사한 형태의 이상하고, 이치에 맞지 않으며, 원치 않는 생각을 가지고 있다. 자신의 성격이나 신념 체계에 반하는 지속하고, 당황스럽고, 걱정되며, 충격적·폭력적·비도덕적이고, 부적절하며, 개인적으로 용납할 수 없는 생각이나 장면은 그저 우리 삶의 일부분일 뿐이다. 아직까지 이런 생각을 나눠 본 적이 없다면, 그중 일부를 치료친구에게 이야기해 볼 수 있을 것이다.
• 이런 생각에 대한 잘못된 해석은 불안과 강박증의 악순환을 초래한다. 상상에서의 노출은 이런 잘못된 해석을 바꾸는 데 도움이 될 것이다.
• 상상에서의 노출로 강박사고가 완전히 없어지는 것은 아니다. 뿐만 아니라 강박사고는 여전히 받아들일 수 없는 것으로 느껴질 것이다. 하지만 반복적으로 강박사고에 직면하다 보면, 그 생각은 덜 중요하고 덜 무섭게 느껴질 것이다.

> 상상에서의 노출을 하면서, 강박사고를 반복해서 떠올려 보는 것은 위험을 감수할 만한 가치가 있다! 이렇게 한다고 해서 여러분이 이런 생각을 즐기는 사람으로 바뀌는 것은 아니다. 또한 여러분이 강박사고를 그대로 받아들이거나 그 내용에 동의하게 만들지도 않는다. 하지만 강박사고를 덜 무서워하게 되기 때문에 여러분은 강박사고와 싸우거나 이를 억제하지 않고도 잘 극복할 수 있게 된다.

신앙심이 깊은 사람으로 하여금 하느님을 등지게 하며, 다정하고 점잖은 사람이 악랄한 행동을 하도록 만들 수 있는가? 대부분의 사람은 '아니요' 라고 답할 것이다. 이런 내용의 강박증상에 대해 6단계에서 소개한 '평생 모은 돈 걸기 기법' 을 적용하는 사람들도 역시 '아니요' 라고 답할 것이다(지금까지 내 경험상, 상상에서의 노출 때문에 이런 일들이 일어난 것을 본 적이 없다). 하지만 여러분에게 강박적인 생각을 떠올린다 해도 아무런 나쁜 일이 일어나지 않을 것이라고, 또는 그런 생각이 어딘가 모르게 여러분의 사악한 면을 뜻하는 것은 아니라고 절대적으로 안심시켜 줄 수는 없

다. 강박증이 여러분의 상상을 장악하고 있을 때, 여러분은 그 생각, 의심, 장면, 상상들이 중요하고 위험하며 현실적이라는 것을 뒷받침하는 이유를 끊임없이 생각하게 된다. 그러므로 나는 더 이상 여러분에게 강박사고는 '그저 생각에 불과하다' 는 것을 확신시키려고 노력하지 않을 것이다. 확신을 주는 것이 불가능할 뿐만 아니라, 그렇게 하는 것은 그저 단기적으로 여러분을 안심시켜 줄 뿐, 결국은 강박증의 계략에 휘말리기 때문이다. 그 대신에 나는 여러분이 불확실성을 직시하고 두려움에 직면하면서 앞으로 나아가도록 격려할 것이다.

상상에서의 노출훈련을 위한 팁

상상에서의 노출을 제대로 훈련하면 실제에서의 노출과 마찬가지로 많은 것을 얻을 수 있다. 7단계에서 제시하였던 노출을 위한 팁과 함께, 다음 상상에서의 노출을 위한 팁을 명심하라.

장면을 현재(또는 미래) 시점으로 적어 보라 여러분이 상상하는 장면은 두려워하는 사건을 시시각각 현재 시제로 기록한 것이어야 한다. 또한 마음속에 떠오르는 단어나

장면과 정확하게 일치하는 내용을 기술해야 한다. 그러나 그 상황에 대한 분석은 포함시키지 말라. 그저 그 일들이 바로 지금 벌어지고 있는 것처럼 기술하라. 해를 끼치는 것을 두려워한다면, 바로 그 일에 대해 상상하라(예: '지금 정신이 나가서 도로를 벗어나 엉뚱한 데로 가고 있어.'). 누군가를 다치게 하지 않았는지 확신할 수 없어서 두렵다면, 불확실성을 느끼고 있는 여러분을 상상하라(예: '내가 실제로 외설적이고 인종차별적인 말들을 큰 소리로 떠들었는지, 아니면 그저 마음속으로 생각만 했는지 기억이 안 나.').

그 장면을 더욱 생생하게 만들 수 있도록 세세한 내용을 포함시키라　최대한 사실적으로 보일 수 있도록 그 상황에 대한 자세한 내용을 덧붙이라. 예를 들어, 자녀의 장례식과 관련된 강박사고를 가지고 있다면 그 배경을 자세히 기술하라. 어디에 있는가? 다른 사람들은 누가 있는가? 사람들은 어떤 이야기를 하고 어떤 행동을 하고 있으며, 어떤 옷을 입고 있는가? 그들의 기분은 어때 보이는가? 장례식을 주관하는 사람은 누구인가? 관은 어떻게 생겼는가? 몇 시쯤 되었으며 날씨는 어떠한가? 그 상황에 대한 여러분의 반응도 포함시키라. 어떤 기분인가? 불안한가? 가슴이 쿵쾅거리는가? 속이 많이 상해 있는가? 울고 있는가?

> 포함시키고자 하는 세부 사항이 장면을 구체화하기보다는 오히려 주의를 분산시키고 있는가?

영구차의 제조사나 모델, 장례식장에 온 모든 사람의 나이, 다음 일주일 동안의 일기예보 등 관계가 별로 없거나 중요하지 않은 세부 사항에 너무 치우치지 않도록 주의하라. 이런 것들에 너무 치우치면 여러분이 직면하는 작업을 하고 있는 강박사고에 집중할 수 없다. 이것은 결국 회피하는 것과 마찬가지다. 같은 맥락에서, 바로 '본론으로 들어가라.' 그 장면을 구성하거나 소개하는 데 너무 많은 시간을 보내지 말라. 최대한 갑작스럽게 시작하라. 예를 들면, 다음과 같다. '내가 상희 침대를 확인하는 것을 깜빡해서 그 애가 자다가 죽었다. 지금 나는 상희의 장례식장에 있다…….'

불확실성에 초점을 맞추라　여러분의 강박사고가 먼 미래에 있을지도 모르는 재앙이나 입증할 수 없는 부정적 상황들에 대한 의심에 관한 것이라면, 여러분의 상상 속에서 이런 일들이 일어날지 또는 일어나지 않을지 알 수 없다는 사실에 집중하라. 미래에 대해 아무것도 알 수 없는 상태에 의도적으로 머무르라. 지금부터 한참 후에 병에 걸리는 것과 관련된 연진 씨의 강박사고가 좋은 예다. 하느님이 여러분에게 화가 나 있다고 생각하는 것도 강박적 두려움의 흔한 예다. 실제로 하느님의 생각을 인간이 확실하게 알 수 있을까? 그런 강박사고를 가지고 있다면, 하느님이 여러분에게 화가 났는지 또는 아닌지 확실하게 알 수 없다는 사실에 초점을 맞추어 대본을 기술해 보라. 뒤에서 특별히 종교적 강박사고에 대해 다룰 때 이 내용을 살펴볼 것이다.

최악의 두려움이나 장면을 포함시키라 상상에서의 노출 대본은 불확실성에 직면하는 것뿐만 아니라, 최악의 두려움이 실제로 벌어지는 장면이 생생하게 그려지는, 가장 괴로운 강박적 장면을 담고 있어야 한다. 매우 고통스러운 작업이 되겠지만 괴로운 일에 대해 생각하는 것은 단지 마음속에서만 일어나는 일이라는 걸 기억하라. 그것은 부정적 경험을 실제로 하는 것과는 다르다. 강박사고를 극복하기 위해서는 가장 고통스러운 생각과 마주해야만 한다. 주차 브레이크를 채우지 못한 상황에 대한 민철 씨의 장면과 악마에 대한 정렬 씨의 생각을 다시 떠올려 보라. 하느님이 여러분에게 노하셨다는 강박사고를 가지고 있다면, 그 일이 실제 일어났다고 생각해 보라. 화재, 도난, 사고, 성적 경험, 폭력, 부상, 죽음 등에 대해 걱정하고 있다면, 그 상황이나 사건에 대한 생생한 설명을 대본에 포함시키라.

여러분의 대본에 강박적 두려움은 근거가 없는 것이라고 스스로나 다른 사람이 안심시켜 주는 내용이 있는가?

의례적 행동이나 안심구하기는 어떤 것도 포함시키지 말라 도연 씨는 처음에 부모님을 폭력적으로 공격하는 강박사고와 직면하지 못했다. 그녀는 매우 불안해하였고, 자신은 부모님을 사랑하며 자신의 강박사고는 '단지 거짓말일 뿐'이라고 대본의 내용을 순화시키고 싶어 했다. 그러나 나는 그녀에게 상상에서의 노출의 목적은 안심구하기나 의례적 행동을 하지 않고 두려운 생각에 직면한 뒤, 불안이 저절로 가라앉도록 내버려 두는 것임을 상기시켜 주었다. 도연 씨는 용기를 내서 안심구하기를 하지 않으면서 다시 상상에서의 노출을 시도하였고, 몇 번의 훈련 회기 후에는 불안해하거나 자신이 자제력을 잃고 강박사고에 따라 행동하지는 않을 거라고 스스로를 지속적으로 안심시키지 않고(또는 다른 사람에게 안심을 구하지 않고) 자신의 폭력적 강박사고에 직면할 수 있었다.

도연 씨의 이야기는 상상에서의 노출 대본 안에 안심구하기를 포함시키지 않는 것이 얼마나 중요한지를 보여 준다. 강박사고가 이치에 맞지 않고 사실이 아니며 거짓이라고 스스로에게 이야기하려고 하지 말라. 노출 장면 안에 의례적 행동을 하는 자신을 그려 넣지 말라. 여러분의 두려움이 이치에 맞지 않는 것에 대해 다른 사람이 이야기했던 내용들을 포함시키지 말라. 강박사고에 직접 직면해서 극복하는 것을 방해하기 때문이다. 그 대신 이 장에서 소개한 사례들과 마찬가지로, 고통스러운 부정적 내용과, 부정적 사건이 일어날지 또는 일어나지 않을지 모르겠다는 불확실성만 장면에 포함시키라. 그 장면들에 반복적으로 직면하다 보면, 여러분은 더 이상 불안을 줄이거나 안전하다고 느끼기 위해 안심을 구하고, 주의를 분산시키며, 중화시키는 의례적 행동을 하지 않아도 될 것이다.

상상에서의 노출훈련 준비하기

직면할 강박사고 선택하기

상상에서 노출을 시작하기 위해 여러분이 4단계(148쪽)에서 작성하였던 상상에서의 노출 위계로 돌아가 보라. 거기에는 여러분의 강박사고 및 회피행동이나 의례적 행동을 하지 않으면 일어날 것 같은 두려워하는 결말들의 목록이 있을 것이다. 여러분이 상상에서의 노출에서 훈련할 항목을 하나 선택하라. 여러분이 두려워하는 재앙에 대한 실제에서의 노출을 훈련하는 중이라면, 그 재앙과 관련된 상상에서의 노출 위계 항목 하나를 골라야 한다. 예를 들어, 7단계에서 소개했던 주희 씨는 매력적인 남성의 사진을 보는 노출을 수행하는 동안 자신이 간음을 저지르고 있다는 강박적 의심에도 직면하였다. 구체적으로는, 자신은 간음한 여자이고 하느님이 자신에게 매우 화가 나 있는 장면을 상상했다.

상상에서의 노출 위계 항목들 중 어떤 것은 실제에서의 노출을 적용하기 어려울

전투계획 상상에서의 노출 위계에 있는 항목 중 실제에서의 노출에 적용하기 어려운 것은 어떻게 해야 하는가? 한 가지 방법은, 여러분이 그 항목에 직면할 수 있는 시점에(즉, 그 항목의 난이도에 따라) 노출을 수행하는 것이다. 예를 들어, 주관적 불편감 점수가 50점 정도인 항목에 대해 상상에서의 노출과 실제에서의 노출을 모두 적용한 다음, 상상에서의 노출만 적용할 수 있는 주관적 불편감 점수 60점의 항목에 직면하고, 다시 실제에서의 노출을 통해 주관적 불편감 점수 70점의 항목으로 넘어가는 식이다. 두 번째 방법은, 상상에서의 노출만 할 수 있는 새로운 강박사고 위계로 넘어가기 전에 실제에서의 노출과 상상에서의 노출이 둘 다 필요한 모든 항목을 끝마치는 것이다. 가장 중요한 것은 직면하는 순서가 아니라, 상상에서의 노출이 필요하든 실제에서의 노출이 필요하든 또는 둘 다 필요하든 간에, 여러분의 위계에 따라 모든 항목을 직면하는 것이다.

수도 있다. 예를 들어, 용납할 수 없는 성적 · 폭력적 생각이나 장면은 아무런 촉발요인 없이도 마음속에 떠오를 수 있다. 이런 종류의 강박사고들에 대해서도 실제에서의 노출을 할 때와 마찬가지로 상대적으로 덜 괴로운 생각이나 장면부터 시작해서 점점 더 괴로운 것들로 진행해 나가는 것이 좋다. 예를 들어, 성민 씨는 여러 가지 괴로운 성적 강박사고(근친상간을 내용으로 한)를 가지고 있었다. 그는 자신의 부모가 성교하는 장면(주관적 불편감 점수 50점)에 직면하는 것부터 시작하였다. 그다음으로는 할머니의 음모를 상상하는 장면(주관적 불편감 점수 60점)에 직면하였다. 그다음에는 7세 된 조카를 성추행하는 원치 않는 생각(주관적 불편감 점수 70점)에 직면하였다. 마지막으로, 가장 괴로운 강박사고인 여동생과 성관계하는 것(주관적 불편감 점수 90점)을 상상했다.

대본 작성하기

305~306쪽에 제시한 상상에서의 노출 계획 작업지는 여러분이 대본을 작성할 때 길잡이가 될 것이다. 하나의 위계 항목을 마음속에 정했다면 작업지를 채워 보라. 노출 장면에 대한 전체적인 윤곽을 제공해 줄 것이다.

이 작업지를 바탕으로, 앞서 읽은 팁에 유념해서 여러분을 불편하게 하는 강박사고, 상상, 장면 또는 두려워하는 결말에 대한 대본을 만들어 보라. 큰 소리로 읽을 때 1~3분 정도의 분량이 적당하지만, 길이보다는 얼마나 내용을 잘 적었는지가 더 중요하다. 불안을 유발하는 중요한 세부 사항들이 대본에 잘 담겨 있는지 자세히 검토하라. 고통스러운 내용을 빼면 안 된다. 오히려 생생하게 강박사고를 표현하는 대본을 만들어야 한다. 또한 대본의 결말은 비극적이거나 불확실하게 만들라. 이 장의 뒷부분에서는 다양한 종류의 강박적 두려움에 대한 상상에서의 노출훈련에 도움이 되는 제안과 사례들을 소개할 것이다.

전투계획 상상에서의 노출 계획 작업지를 여러 장 복사하라. 그리고 상상에서의 노출훈련을 시작할 준비가 되었을 때, 들고 다니기 좋은 형태로 만들어서 가지고 다니라.

상상에서의 노출 계획 작업지

1. 직면해야 할 강박사고(장면, 두려워하는 결말)에 대해 간단히 적어 보라.

_____

_____

_____

2. 만약 실제로 이런 상황에 놓이게 될 때, 마음속에 떠오를 것 같은 주된 생각, 상상, 의심 및 장면에 대해 적어 보라.

_____

_____

_____

3. 두려워하는 상황에 처해 있는 여러분의 모습을 그려 보고, 다음의 내용을 적어 보라.

• 어떤 끔찍한 결말이 일어나고 있는가(또는 일어날 것 같은가)? (누군가 또는 무언가가 해를 입었는데 그게 여러분 책임이라거나, 매우 놀랐다거나, 기타 등등)

_____

• 왜 그런 일들이 일어나는가? 그리고 여러분이 어떻게 했다면 그 일이 일어나지 않았을까?

_____

계속

- 여러분이 확신하지 못하고 있는 것은 무엇인가?

———————————————————————————————

- 여러분은 무엇을 하고 있는가?

———————————————————————————————

- 다른 사람들은 무엇을 하고 있는가?

———————————————————————————————

- 어떤 생각이 마음속에서 지나가는가?

———————————————————————————————

- 어떤 신체적 반응들이 일어나고 있는가(예: 심장이 뛰거나, 성기에 어떤 느낌이 있거나, 혼동이 되거나)?

———————————————————————————————

- 어떤 기분이 드는가?

———————————————————————————————

강박사고에 직면하기

장면 녹음하기

앞서 설명하였듯이, 상상에서의 노출이 성공적이기 위해서는 불편한 장면을 계속 떠올려야 하며, 주의를 분산시키거나 의례적 행동을 하지 않고 불안이 감소할 때까지 그 장면에 집중한 채 머물러야 한다. 별로 괴로워하지 않고 강박사고를 떠올릴 수 있거나 또는 그 장면이 지루하다고 느껴지기 시작하면, 여러분의 훈련 회기가 성공적이었다는 것을 의미한다. 하지만 고통스러운 생각에 수분 이상 집중한 채 머무르는 것이 어려울 수도 있다. 아마도 조금 덜 불편한 주제들로 생각이 옮겨 가 산만해지려는 경향을 보여서 연습에 방해가 될 것이다. 그러므로 강박사고를 단지 마음속으로만 상상하지 말고 녹음할 것을 권장한다. 그렇게 하면 두려워하는 상황의 상세한 내용에 오랫동안 몰두할 수 있을 것이다.

매우 효과적인 기법 중 하나는 대본을 디지털 보이스레코더에 녹음하는 것이다. 디지털 보이스레코더는 몇 가지 장점이 있다. 휴대가 가능하기 때문에 언제 어디서나 여러분의 강박적 장면들을 들을 수 있다. 또한 헤드폰을 사용할 수 있어서 사생활 보호를 할 수도 있다. 디지털 보이스레코더를 사용하면 테이프를 되돌릴 필요가 없고, 버튼만 누르면 녹음을 들을 수 있다. 또한 많은 디지털 보이스레코더는 자동 구간반복 기능을 가지고 있어서 강박적 장면에 오랫동안 노출하기 쉽고, 그 장면에 전적으로 주의를 집중하기 용이하다. 뿐만 아니라 다양한 대본을 저장해 놓고 원하는 것을 골라 들을 수 있고, 더 이상 필요 없는 것들은 쉽게 지울 수도 있다.

어떤 방법으로 대본을 녹음하든 또는 종이에 적은 대본을 단순히 읽든 간에 완벽하게 하지 못할까 봐 걱정하지 말라. 단어를 잘못 읽거나 더듬거나 작은 실수를 하거나 대본에 없는 내용을 조금 지어내서 읽는다 해도 노출에는 별다른 영향을 주지 않는다. 그렇지만 지나치게 감정에 빠지는 것은 영향을 줄 것이다! 진아 씨의 강박사고는 자신의 증상이 정말 강박증인지, 아니면 강박증보다 더 심한 병은 아닌지에 초점이 맞춰져 있었다. 그녀는 자신이 사실은 조현병(정신분열병)과 같은 정신병을 가지고 있고 결국 미쳐서 입원하게 될 거라는 의심에 대한 상상에서의 노출을 훈련하였다. 하지만 괴로운 내용이 적혀 있는 대본을 녹음하는 동안 내내 울었기 때문에, 막상 그것을 들었을 때 강박적 의심 때문에 얼마나 괴로운지에 대해 집중하기 어려웠다. 반면에, 마음을 진정시킨 다음 심각하고 암울한 목소리로 녹음했을 때에는(그렇지만 너무 우울하지 않게) 대본의 내용에 집중할 수 있었고 결과도 성공적이었다. 또한 농담을 하는 것은 인위적으로 긴장을 감소시키고 정신을 강박사고에서 다른 것으로 돌리게 하기 때문에 상상에서의 노출에서 피해야 한다. 가장 좋은 상상에서의 노출 대본은 괴로운 생각을 생생하게 마음속에 담아 두게 하면서도 집중이 흐트러질 만큼 지나치게 감정적이지는 않은 대본이다.

녹음한 내용이 여러분의 귀에는 어떻게 들리는가?

상상 대본에 직면하기

실제에서의 노출과 병행하든 아니면 단독으로 사용하든 상상에서의 노출을 할 준비가 되면, 7단계에서 소개한 그래프를 이용하여 주관적 불편감 점수를 관찰할 것이다(9단계를 마치고 모든 것을 다 합칠 때 이 작업을 할 수 있는 서식을 제공할 것이다). 여러분은 또한 7단계에서 소개되었던 전략들을 사용해서 불안을 경험하는 것에 대한 준비를 해야 한다.

그다음에는 대본을 반복해서 듣기 시작하라. 눈을 감고 그 장면이 실제로 일어나는 것을 상상하라. 용납할 수 없는 생각이나 장면에 직면한다면, 마음속에 떠오르도록 그냥 내버려 두고 그대로 거기에 머무르라. 아마 처음에는 불편감을 느끼겠지만 꿋꿋하게 버티면서 강박사고에 집중하는 것이 여러분의 목표다. 불안을 잘 견뎌 내기 위해 필요하다면, 258쪽에 있는 대처 진술문을 사용하라. 그러나 무슨 일이 있어도 강박사고나 불안과 싸우려고 해서는 안 된다. 강박사고가 옳은 생각인지 그른 생각인지 분석하려고 하지 말라(그것은 정신적인 의례적 행동이다). 의례적 행동이나 다른 회피행동 또는 중화시키기 전략을 사용하면, 노출훈련은 엉망이 되고 아무런 도움이 되지 않는다. 불쾌한 생각이 그저 마음속에 머물러 있도록 내버려 두라. 불확실성이나('그럴지도 모르고 아닐지도 몰라.' '그랬을 수도 있고 그러지 않았을 수도 있어.' 등) 또는 강박사고의 다른 괴로운 측면에 초점을 맞추라. 오히려 그런 생각이나 의심을 기꺼이 받아들일 때, 불안과 괴로움 그리고 강박사고는 가라앉을 것이다.

적어도 한 시간 이상 강박사고나 장면에 직면하는 계획을 세우고 불안이나 괴로움이 습관화(경한 또는 중간 정도의 괴로움을 경험하는 것)될 때까지 각 노출훈련을 계속 하라. 주관적 불편감 점수가 여전히 높은 상태에서 노출연습을 중단하면, 여러분의 두려움은 계속되거나 오히려 심해질 것이다. 상응하는 실제에서의 노출을 연습할 때마다 매번(또는 일주일 동안 매일) 상상에서의 노출연습을 반복하라. 특정한 강박증상 대본에 대한 불안이 계속 낮은 수준으로 유지될 때까지 반복해서 훈련하라. 그런 다음에는 조금 더 어려운 위계 항목 및 실제에서의 노출훈련으로 넘어가서, 그에 상응하는 다른 대본을 작성하고 녹음하라. 상상에서의 노출 위계에 있는 모든 항목에 성공적으로 직면하고 원치 않는 생각에 따른 불편감이 현저히 줄어들 때까지 상상에서의 노출을 계속하라.

전투계획 상상에서의 노출 위계의 각 항목에 대해 일주일 동안 하루에 두 번 한 시간씩 연습하라.

다양한 유형의 강박사고에 대한 상상에서의 노출

서로 다른 유형의 강박사고에 대해 상상에서의 노출을 적용할 때 유용한 몇 가지 팁이 있다. 각각의 강박사고를 전부 다룰 수는 없지만, 여러 '대표적인' 강박사고와 덜 흔한 강박사고에 대한 예들을 읽으면 여러분이 어떤 강박사고를 가지고 있든 상상에서의 노출을 적용하는 데 도움이 될 것이다.

이 사례들과 제안들을 읽어 나갈 때, 강

전투계획 상상에서의 노출을 계획하거나 상상에서의 노출 작업을 하는 동안, 다음 쪽을 찾아서 어떤 종류의 강박사고가 여러분에게 적용되는지 살펴보라.

오염 강박사고: 309쪽
위해나 실수에 대한 책임감 강박사고: 311쪽
대칭, 정리, 배열 강박사고: 312쪽
폭력적 강박사고: 313쪽
성적 강박사고: 314쪽
종교적 강박사고(병적 죄책감): 315쪽

박사고를 다루는 것을 배우기 위해서는 괴롭고 당황스러우며 저속한 생각이나 장면에 직면해야 할 수도 있다는 것을 명심하라. 그것은 일부러 매우 개인적이고 괴로운 내용을 글로 쓰고 생각해야 한다는 것을 뜻한다. 상상에서의 노출의 원칙은 여러분에게 불안을 촉발하는 바로 그 강박사고에 직면하는 것이라는 걸 기억하라.

오염 강박사고

오염 강박사고를 가지고 있다면, 여러분이 걱정하는 대로 세균에 감염이 되었거나 병에 걸린 것을 상상하는 훈련을 하라. 다른 사람을 오염시키는 것과 관련된 강박사고를 가지고 있다면, 다른 사람을 병들게 했는지 아닌지를 확신할 수 없는 장면을 만들어 보라. 또는 특정한 강박적 두려움에 따라 여러분의 부주의로(즉, 여러분 잘못으로) 다른 사람이 매우 심각한 병에 걸리는 장면을 만들 수도 있다. 다음과 같이 실제

전투계획   상상에서의 노출을 훈련할 때에, 여러분이 강박사고를 떠올릴 때 하는 생각보다 더 나쁜 생각을 할 필요는 없다. 상상에서의 노출기법은 그 생각을 좀 더 치료적인 방식으로 경험하는 훈련의 기회를 제공하는 것이다.

에서의 노출과 상상에서의 노출을 병행할 수 있다.

여러분이 소량의 독성 화학물질을 가족에게 퍼뜨릴까 봐 두려워한다고 가정해 보자. 여러분은 세제에 접촉한 다음, 가족 중 누군가의 물건(지갑이나 칫솔 등)을 만지는 훈련을 할 수 있다. 그런 다음 사랑하는 사람이 오염된 물건을 만져서 심한 병에 걸리거나 심지어 죽는 것을 상상해 보라(여러분의 강박적 두려움에 따라). 그러나 만약 가만히 있어도 세균에 대한 강박적 장면이 저절로 떠오른다면 그 세균들이 몸 전체를 기어 다니는 생각에 대한 상상에서의 노출을 시행하고자 할 때 실제에서의 노출은 필요치 않을 수도 있다. 물론 여러분은 불안을 감소시키기 위해 하는 일체의 씻기, 닦기, 확인하기 의례적 행동에도 저항하는 훈련을 해야 한다(9단계를 보라).

7단계에서 언급하였던 진주 씨를 기억하는가? 그녀는 문 손잡이, 사람, 신체 노폐물과 같은 '오염된' 항목에 대한 실제에서의 노출을 훈련할 때마다 헤르페스에 걸리는 상상에서의 노출을 병행하였다. 그녀는 구체적으로 자신이 병에 걸려서 염증이 생기고 의사의 진단을 받고 몹쓸 병에 걸렸다는 사회적 모멸감을 가진 채로 여생을 살아가는 모습을 상상했다. 반응방지를 하기 위해, 그녀는 씻거나 의사를 찾아가 안심을 구하는 행동을 삼갔다. 다음은 진주 씨의 상상에서의 노출 대본 중 하나다.

나는 몸이 안 좋다는 것을 느끼기 시작했고 두통과 열이 있다는 것을 알게 되었다. 사타구니에 있는 림프선이 부어오르고 허리에 통증이 있다. 피부가 빨갛게 변하고 굉장히 예민하며 발진이 생기고 있다. 성기에 염증이 있고 분비물이 나올까 봐 두려워서 쳐다보는 것도 겁이 난다. 지금 나는 병원에 있고 의사가 나를 진찰하고 있다. 증상을 이야기했을 때 의사는 뭔가 문제가 있다고 걱정하는 것처럼 보인다. 의사는 헤르페스 같긴 한데 확실히 알기 위해 피검사와 소변검사를 해야 한다고 말한다. 의사는 질 검사를 한다. 결과를 바로 알려 주지는 않는데 뭔가 낙심한 듯 보인다. 의사는 피검사와 소변검사 결과를 보고 나서 내가 헤르페스에 걸린 게 맞다고 이야기한다. 고칠 수 있는 방법은 없다. 이제 여생을 헤르페스를 가지고 살아야만 한다. 어느 누구도 이런 병을 가진 사람과는 함께하고 싶어 하지 않을 것이기 때문에 나는 앞으로 데이트도 성관계도 하지 못할 것이다. 수치스럽기 짝이 없다. 어떻게 해야 할까?

위해나 실수에 대한 책임감 강박사고

위해나 실수에 대한 책임감 강박사고를 극복하는 데에는 상상에서의 노출이 중요한 역할을 한다. 이런 종류의 강박사고는 실제에서의 노출을 통해 직면하는 것이 불가능한 재앙적 결말에 초점을 맞추는 경향이 있기 때문이다. 앞서 소개했던 주차 브레이크와 관련된 민철 씨의 강박사고가 좋은 예다. 여러분이 이런 강박사고를 갖고 있다면, 두려워하는 각 재앙에 대한 생각, 장면 및 의심(불확실감)에 직면하는 훈련을 하라. 민철 씨의 사례에서처럼, 여러분이 이미 시행한 실제에서의 노출에 상응하는 상상에서의 노출 대본을 만들 수도 있다. 이런 경우에는 여러분이 회피행동이나 의례적 행동을 하지 않은 것 때문에 어떻게 재앙이 일어나는지에 대한 구체적인 내용을 대본에 포함시켜야 한다. 다시 말하면, 그 재앙을 유발한(또는 예방하지 못한) 책임이 여러분에게 있다는 것을 강조하라. 예를 들어, 여러분이 확인하기 의례적 행동을 하지 않고 한국전력에 전기료를 냈다. 이제 여러분은 틀린 금액을 납부했기 때문에 또는 잘못된 계좌에 이체를 했기 때문에 전기가 끊겨 버린 상황에 대한 상상에서의 노출을 할 수 있을 것이다. 한편, 실제에서의 노출은 하지 않고, 두려워하는 재앙에 상상으로만 직면할 수도 있다. 예를 들어, 누군가를 차로 친 후 그것을 알아차리지 못한 채 사고현장을 떠나서 경찰이 쫓아오는 상황을 상상할 수 있다.

7단계에서 화재, 홍수 또는 사고 등의 재앙을 초래하는 것에 대한 강박사고를 가지고 있었던 남중 씨의 사례를 회상해 보라. 그는 상상에서의 노출을 사용해서 실제에서의 노출훈련에 의해 촉발되는 의심과 불확실성에 직면하였다. 예를 들어, 가전제품을 켰다가 끄고 나서 확인하지 않고 외출하는 훈련을 할 때, 15km 정도 떨어져 있는 직장에 가서 자리에 앉아 다음 장면을 상상하는 노출을 시도하였다.

내가 외출을 하기 전에 전등을 모두 껐는지 확신이 서지 않는다. 전등을 켜놓고 왔다면 어떤 일이 벌어질까? 누전이 되어 불똥이 튀고 불이 붙으면 어쩌지? 그런 일이 생길 수 있다는 얘기를 들은 적이 있다. 소방관들이 도착하기 전에 집 전체가 모조리 타 버릴 것이다. 돌아가서 확인해 보고 싶지만, 그럴 수 없다는 걸 알고 있다. 하지만 지금 당장 집이 화염에 휩싸여 있을 수도 있는데……. 옷, 가구, 각종 재산 관련 문서, 소장품, 사진 등 모든 걸 다 잃게 될 거야. 완전히 처음부터 다시 시작해야 하면 어떡하지? 생각만 해도 끔찍하다. 이 모든 게 전등을 켜 놓은 채 충분히 확인하지 않고 외출한 내 잘못 때문이야.

남중 씨는 집에 되돌아가서 확인하지 않는 반응방지를 시행하였다. 그는 자신의 의심을 분석하거나 그것들이 타당한지 그렇지 않은지 알아내려고 하는 대신에(정신적인 의례적 행동), 강박적 의심을 녹음한 뒤 반복해 들으면서 더 이상 힘들지 않을 때까지 그 불확실성을 받아들이는 훈련을 하였다. 그다음에는 정말로 불이 나는 것을 상상했다.

대칭, 정리, 배열 강박사고

대칭, 정리, 배열 강박사고가 불행이나 기타 재앙에 대한 두려움과 관련된 것이 아니라면, 여러분은 어쩌면 상상에서의 노출이 필요하지 않을 수도 있다. 실제에서의 노출만으로도 충분히 불안을 유발할 수 있을 것이다. 그러나 만약 의례적 행동을 하지 않을 경우 부정확, 불완전, 비대칭 또는 홀수에 의해 끔찍한 일이 발생할 거라는 강박사고를 가지고 있다면, 실제에서의 노출을 훈련할 때에 반드시 이런 두려운 결말에 직면해야 한다. 예를 들어, 정확한 순서대로 옷을 입지 않으면 어머니가 죽을 거라는 두려움을 가지고 있다면, 일부러 순서를 아무렇게나 해서 옷을 입은 다음(실제에서의 노출), 적절한 방식으로 옷을 입지 않았거나 의례적 행동을 하지 않았기 때문에 어머니가 죽는 생각에 직면해야 한다(상상에서의 노출). 불안감을 덜기 위한 어떠한 확인행동, 안심구하기, 반복행동도 해서는 안 된다.

폭력적 강박사고

상상에서의 노출은 폭력적 강박사고에 맞서는 중요한 무기다. 살인, 찌르다, 죽음, 목을 자르다, 총알 등과 같은 단어가 불편하다면, 자신의 목소리로 이 단어들을 녹음한 다음 불안이 가라앉을 때까지 반복해서 들어 보라. 여러분의 폭력적 강박사고가 괴로운 장면이나 생각의 형태라면(예: 사랑하는 사람에게 잔인하게 대하는), 강박사고에 사로잡혀 있을 때 마음속에 떠오르는 그대로 그 생각들에 직면해야 한다. 앞서 이야기한 것처럼, 이런 종류의 노출은 사랑하는 사람에게 끔찍한 일이 발생하는 생각을 해야 하기 때문에 특히 더 괴로울 수 있다. 그러나 장기적으로는 이런 장면에 자신을 노출하다 보면, 오히려 강박사고의 기선을 제압할 것이다. 또한 강박사고와 싸우거나 회피할 필요가 없다는 것을 배우게 될 것이다.

7단계에서 소개한 철원 씨는 갓 태어난 자녀를 해치고 죽이는 폭력적 강박사고를 가지고 있었다. 그는 상상에서의 노출훈련을 통해 자신의 원치 않는 생각을 그대로 행동에 옮기는 끔찍한 장면에 직면하였다. 여기 철원 씨의 대본 중 하나를 소개한다. 강박사고가 마음속에 생생하고 섬뜩하게 떠오른다면, 대본 역시 생생하고 섬뜩해야 한다. 대본을 만들 때 스스로에게 솔직해지는 것이 매우 중요하다. 강박사고의 내용 중에 특히 괴로운 부분을 회피하지 말라. 또한 강박사고에 직면할 때, '잘못된 것을 바로잡으려고' 어떠한 강박적·정신적 또는 간단한 의례적 행동도 해서는 안 된다.

> 나는 아기를 데리고 산책을 하고 있고 차가 붐비는 길을 건너가야 한다. 길을 건너려고 신호가 바뀌기를 기다리고 있을 때 내가 유모차를 찻길로 밀어 버리는 생각이 떠오른다. 그 생각을 내버려 두기로 결심하고, 이번에는 그 생각을 밀어내지 않는다. 그렇지만 정신이 나갈까 봐 두렵다. 그러고 나서 갑자기 난 내 자신을 멈출 수가 없다. 차가 붐비는 도로로 유모차를 밀어 넣고 찢어지는 듯한 브레이크 소리를 듣는다. 나는 두려움에 떨면서 유모차가 이 차 저 차에 받히는 것을 본다. 아기의 작은 몸뚱아리가 거리에 내팽개쳐진다. 사방에 피가 튀어 있고 짓이겨진 작은 몸이 도로 위로 튀어 오르고 있다. 나는 쇼크 상태다. 얼마나 끔찍한 광경인가? 나는 내가 아기를 죽였다는 것을 아내가

알게 되면 얼마나 무서워할지에 대해 상상하고 있다.

성적 강박사고

상상에서의 노출은 성적 내용의 강박사고를 다루는 데에도 효과적이다. 원치 않거나 '금지된' 성적 단어들(성추행, 성기, 레즈비언 등과 같은)과 관련된 강박사고를 가지고 있다면, 그 단어들을 녹음한 후 더 이상 괴롭지 않을 때까지 반복해서 들어 보라. 강박사고의 초점이 자신의 성적 선호에 대한 의심에 맞춰져 있다면, 여러분은 자신이 동성애자인지 혹은 이성애자인지 확신할 수 없다고 상상하는 것을 훈련할 수 있다. 심지어는 동성의 상대와 성적으로 가까워지는 장면처럼 원치 않는 성적인 행동을 하는 장면에 직면할 수도 있다. 아동 성추행에 대한 강박사고를 가지고 있다면, 자신이 아마도 아동 성추행자일 것이라는 상상을 해야만 한다. 근친상간과 관련된 강박사고를 가지고 있다면, 친척과의 성관계와 관련된 성적 생각이나 장면에 직면해야 한다. 다시 말하지만 상상을 재활용해서 강박증을 물리치려면, 성적 강박사고의 가장 괴롭고 상스럽고 밥맛 떨어지는 측면에 반드시 직면해야만 한다. 마음속에 강박적으로 떠오르는 모든 받아들일 수 없는 생각에 다가가서 직면하는 것을 두려워하지 말라. 그리고 반응방지를 기억하라. 정신적인 의례적 행동(예: 기도하기, 검토하기)이나 안심구하기, 확인하기 등을 해서는 안 된다.

이해를 돕기 위해, 7단계(280쪽)에서 소개한, 동성애 강박사고를 가진 대형 씨를 생각해 보자. 그가 시행한 상상에서의 노출 중 하나는, 친구인 수원 씨와 성관계를 갖는 장면에 대한 것이었다. 노출을 위한 대본은 다음과 같았다.

수원이와 나는 서로 포옹한 채 웃고 있었다. 우리의 사랑을 더 이상 부인할 수는 없다. 그의 마음도 나와 같은지 전혀 몰랐다. 죄의식이 느껴지긴 하지만 신경 쓰지 않는다. 나는 너무 흥분되어서 심장이 두근거리고 숨이 가빠지는 것을 느낀다. 우리는 서로의 눈을 바라보고 있고, 나는 그의 생각과 내 생각이 같다는 것을 안다. 서로의 입술이 맞닿았고 우리는 키스를 한다. 그의 냄새를 맡고 그의 침을 맛본다. 우리는 서로에게 너무 빠져 있어서 숨을 쉬기도 힘들다. 나는 정말 이걸 즐기고 있다. 나는 마침내 내가 동성애자라는 것 그리고 수원이를 사랑하고 있다는 것을 깨달았다. 어떻게 그렇게 오랫동안 이것을 부인해 왔을까?

　여러분은 이렇게까지 생생한(또는 이보다 더 생생한) 상상을 해야 하는지 의아해할 수도 있다. 앞서 언급했듯이, 상상에서의 노출 대본이 여러분이 가진 강박사고의 실제 내용보다 더 노골적이어야 할 필요는 없다. 대형 씨의 강박사고에는 이미 자신이 저속하고 상스럽게 여겨 왔던 장면이 포함되어 있었기 때문에 상상에서의 노출을 한다고 해서 그가 지금까지 전혀 해 본 적이 없는 생각을 하는 것은 아니었다. 상상에서의 노출은 단지 그 강박사고들을 다른 방식, 즉 결과적으로 강박사고를 감소시키고 강박사고가 삶의 정상적인 한 부분임을 받아들일 수 있도록 도와주는 방식으로 경험할 기회를 제공하였을 뿐이다. 믿기 어렵겠지만, 이 노출훈련을 계속할 때 여러분은 강박사고가 점점 사라지는 것을 알게 될 것이다.

종교적 강박사고

　종교적 강박사고에 대한 상상에서의 노출 대본은 대개 두 개의 범주로 나뉜다. 첫 번째 범주는 불경스럽거나 신성모독적인 단어, 문장, 장면, 의심 등과 관련된 것이다. 예를 들어, 하느님에 대항하는 구절들, 십자가에 매달려 소변을 보는 예수에 대한 장면, 성모 마리아 또는 성직자와 성관계를 하는 생각이다. 이 단계의 앞부분에서 언급되었던, 악마라는 단어에 대한 정렬 씨의 노출은 이런 형태의 연습에 대한 예다. 두 번째 범주의 상상 대본은 여러분이 죄를 지어서 하느님이 노했을 가능성에 직면하는 것이다. 어느 쪽이든 괴로움을 감소시키기 위한 어떤 의례적 행동도 해서는 안 된다.

　7단계에서 소개한, 예수님과 성관계를 하는 강박사고를 경험한 진선 씨의 사례를 회상해 보라. 진선 씨는 앞서 기술한 대형 씨의 대본과 어느 정도 유사한 점도 있지만 자신의 고유한 강박적 장면에 맞게 작성한 상상에서의 노출 대본을 사용해서 그 생각들에 직면하였다. 정확하게 이야기하면, 진선 씨는 예수님과 성관계를 하는 고통스러운 강박적 장면에 반복해서 직면하도록 자신을 그냥 내버려 두었다. 하지만 또한 그녀는 자신이 좋은 기독교인이 아니기 때문에 하느님이 노하셨을지도 모른다는 강박적 의심도 가지고 있었다. 그래서 그녀는 연속된 대본을 사용해서 그 강박사고 들에도 직면하였다. 다음은 그 대본의 한 예다.

> 내가 좋은 기독교인이 아닌 이유를 늘 잘 알고 있다. 내가 항상 떠올리는 온갖 끔찍 한 생각을 보면, 난 하느님에 대한 사랑과 믿음이 부족한 것 같다. 하느님이 나를 어떻 게 생각하는지 알고 싶다. 내가 온 마음을 다해 하느님을 믿고 사랑하는지 알고 싶지만, 정말 확신할 수가 없다. 친구, 남편, 심지어 목사님까지도 나를 안심시키려 하지만 그들 도 모두 나와 같은 사람일 뿐이다. 그들이 어떻게 하느님의 마음을 알 수 있단 말인가? 하느님이 나를 사랑한다는 것을 확실히 알 수는 없을까? 언젠가는 내가 착하고 충성된 하느님의 종이라는 것을 확신할 수 있을까? 심지어 하느님이 나를 사랑하는지 걱정하고 있는 사실조차내가 믿음이 없는 사람이라는 뜻일지도 모르고, 또 그로 인해 하느님을 화나게 할지도 모른다.

진선 씨는 성적·신성모독적 강박사고에 직면하는 데 많은 용기가 필요했고, 큰 불안을 느껴야 했다. 하지만 자신을 그 생각과 의심들에 똑바로 직면하도록 내버려 두었을 때 그것들이 점점 약해지는 것을 발견했다. 또한 원치 않는 생각이 삶의 한 부 분이라는 사실을 받아들이는 것을 배웠다. 진선 씨는 더 이상 끊임없이 안심을 구할 필요가 없었고, 한층 더 깊고 강한 믿음을 갖게 되었다.

문제 해결

전투계획 여기에서 기술한 문제를 중 하나라도 예상되는 게 있다면, 문제 해결을 위해서 치료친구나 경험이 많은 전문가의 도움을 받아 보라.

여기서는 실제에서의 노출훈련과 상상에서의 노출훈련을 시작할 때 흔히 만나게 되는 문제들과 함께 그 해결책을 소개한다.

노출연습이 불안을 촉발하지 않으면 어떻게 해야 하는가

선예 씨는 검정색을 직면할 때 의례적인 기도문을 말하지 않으면 사랑하는 사람에게 불운이 닥칠 것이라는 강박사고를 가지고 있었다. 그녀는 실제에서의 노출을 위해 검정색 옷을 입은 뒤, '기도하기' 의례적 행동을 하지 않았다. 또한 자신이 기도를 하지 않은 것으로 인해 가족이 사고를 당하는 장면에 대한 상상에서의 노출을 훈련하였다. 하지만 주관적 불편감 점수를 추적 관찰해 본 결과, 강한 불안이 유발되지 않는다는 것을 알게 되었다. 그녀의 주관적 불편감 점수는 20~30점 정도에 머물렀다.

강박 위계에 있는 어떤 상황이나 강박사고에 직면했을 때 불안이 별로 유발되지 않는다면, 다음 두 가지 이유 중 하나일 수 있다. 첫 번째는 그 상황이나 강박사고가 사실상 여러분이 두려움 위계를 작성할 때 예상했던 것만큼 괴롭지 않을 가능성이 있다. 어쩌면 막상 노출을 시도하려고 할 때에는 이미 어느 정도 두려움을 극복했을 수 있다. 아마도 강박증에 대해 배우거나 인지치료 기법을 사용한 게 도움이 되었을 것이다. 만약 이런 경우라면 조금 더 어려운 다음 두려움 위계 항목으로 넘어가서 직면을 해야 한다.

하지만 안타깝게도, 두 번째 이유, 즉 노출을 시행하는 방법과 관련된 문제일 가능성이 더 높다. 예를 들어, 노출을 하는 동안 불안해지지 않는 것은 두려움에 전적으로 직면하지 않는다는 신호일 수 있다. 어쩌면 노출 상황이 정작 여러분에게 두려움을 촉발하는 요인과 잘 맞지 않기 때문일 수도 있다. 또는 상상에서의 노출 대본이 강박사고나 장면 중 가장 괴롭고 고통스러운 측면을 포함하고 있지 않기 때문일 수도 있다. 여러분이 노출의 강도를 약하게 하고 인위적으로 안전감을 느끼거나 노출로부터 자신을 보호하기 위해, 간단한(또는 그렇게 간단하지는 않은) 의례적 행동이나 다른 전략을 사용하고 있을 수도 있다. 만약 노출을 시작할 때는 주관적 불편감 수준이 증가하지만 두려운 상황에서 2~3분 내에 그 정도가 급격히 낮아진다면, 여러분은 노출에서 비롯되는 괴로움을 해결하기 위해 그와 같은 안전표시들을 사용하고 있을지도 모른다.

이런 장애물을 극복하기 위해 좀 더 자세한 분석을 해 보자. 여러분은 의도치 않

불안을 억제하기 위해 예방 조치를 취하거나 뭔가 하는 게 있는가?

게 노출을 방해하는 행동들을 하고 있을지도 모른다. 다음에 제시한 작업지는 여러분이 그런 경우에 해당되는지 알아보기 위한 것이다. 잠시 질문에 답해 보라.

노출을 할 때 두려움에 전적으로 직면하고 있는가? 선예 씨는 작업지 문항에 답하면서, 자신이 그 특정 일주일 동안 검정색 옷을 입을 거라고 가족이나 친구에게 '미리 경고했다는' 사실을 깨달았다. 그 주 동안에 안 좋은 일이 있을 수도 있으니 조심해야 한다고 얘기함으로써 자신이 검정색 옷을 입어서 발생할지도 모르는 두려운 결말에 대한 책임의 일부를 가족과 친구에게 돌렸던 것이다. 심지어 선예 씨는 그것이 잘못된 것인지도 인식하지 못했지만, 노출 과정에서 미묘한 안전행동이 두려움을 경감시켰고 결국 그녀는 노출연습의 효과를 별로 얻지 못하였다. 다시 몇 주 후에 그녀는 친구와 친척에게 알리지 않은 채 검정색 옷을 입고 재앙에 대해 상상하는 시도를 하였다. 이번에는 불안이 유발되었고, 그녀는 결국 검정색이 불운을 야기하지는 않을 거라는 사실을 배웠다.

1. 어떤 위계 항목을 훈련하고 있는가?

_____

_____

_____

2. 이 상황이나 강박사고를 직면하는 데 두려운 것은 무엇인가? 이 상황이나 생각에서 위협적으로 느껴지는 것은 무엇인가?

_____

_____

_____

계속

3. 노출훈련을 시작하기 전에, 여러분의 두려움이 실현되지 않도록 보장하거나 좀 더

   안전하다는 느낌을 갖기 위해 하고 있는 예방 조치는 무엇인가?

   _____

   _____

   _____

4. 끔찍한 일이 일어나는 것을 막기 위해 노출훈련 중에 하는 예방 조치는 무엇인가?

   (이런 예방 조치는 행동이나 정신적인 형태의 전략으로 나타날 수 있음을 고려하라)

   _____

   _____

   _____

5. 노출을 하는 동안 불안을 억제하기 위해 어떤 행동을 하는가?

   _____

   _____

   _____

6. 어떻게 하면(또는 어떤 행동을 그만두면) 노출이 더욱 생생하고 더욱 괴롭게 느껴질

   수 있을까?

   _____

   _____

   _____

노출연습이 불안을 너무 많이 유발하면 어떻게 해야 하는가

기훈 씨는 두려움에 압도되는 느낌이 들었다. 치료 계획에 따라 화장실 바닥에 앉아 있는 노출을 시작했을 때 주관적 불편감 점수가 하늘로 치솟았고, 마치 100점을 넘어 101점이 된 것 같았다! 평소에 사용하던 대처 진술문도 이 시점에서는 소용이 없었다. 이제 포기하기 직전이었다.

노출훈련을 시작할 때 어느 정도는 무서운 느낌을 경험하겠지만, 공포에 질릴 정도로 할 필요는 없다. 만약 너무 불안해서 압도될 지경이라면, 아직 직면할 준비가 되지 않은 너무 어려운 위계 항목을 선택했다는 신호일 수 있다. 이런 때에는 다음 세 가지를 시도해 볼 수 있다.

지금 힘들어하고 있는 항목보다는 쉽고, 이미 노출을 마친 항목보다는 조금 더 어려운 정도의 난이도에 해당하는 상황이나 생각들 중 직면할 만한 것이 있는지 찾아보라   중간 수준의 노출을 시도하는 목적은 너무 어려워서 잠시 미루어 둔 원래의 훈련으로 되돌아가기 위한 것임을 기억하라. 예를 들어, 기훈 씨는 화장실 손잡이를 만지는 것(그가 이미 직면을 끝낸 항목이었다)과 화장실 바닥에 앉는 것의 중간 수준의 노출로 화장실 벽을 만지는 것을 시도하였다.

두려움을 유발했던 바로 그 위계 항목을 조금 수정해서, 조금 덜 두렵고 조금 더 직면하기 쉽게 만들 수 있다   그렇게 수정된 노출이 편안해지면, 원래의 계획으로 다시 노출을 시도하라. 기훈 씨의 경우 화장실 맨바닥에 수건을 한 장 깔고 앉는 것부터 시작하였다. 주관적 불편감 점수가 낮아졌을 때 그는 수건을 치우고 맨바닥에 앉았다. 그렇게 하니 화장실 바닥에 앉는 것이 한층 수월해 보였다.

끝까지 참으면서 계속 그 노출에 머물러 있는 시도를 해 볼 수 있다   아무리 높은 수준의 불안이라도 여러분을 해치지 않으며, 시간이 어느 정도 지나면 가라앉는다는 사실을 명심하라. 불안은 여러분이 감지한 위협에 대처하기 위해 나타나는 투쟁-도피 반응이라는 사실을 기억하라. 불안으로부터 도망가려고 하는 대신 불안한 느낌을 끌어안으면, 결국 불안은 통제할 수 있을 정도로 가라앉을 것이다.

노출훈련이 너무 심한 불안을 유발해서 어려움을 겪고 있다면, 다음에 제시한 작업지를 이용해 보라. 문제 해결을 위한 전략을 선택하는 데 도움이 될 것이다.

노출이 너무 무서울 때는……

1. 극도의 불안감을 유발하는 노출훈련에 대해 적어 보라.

   _____

   _____

   _____

2. 중간 수준의 노출을 찾아보라. 1번 문항에 언급한 것보다 좀 더 다루기 쉽지만 여전히 도전이 되는 다른 상황이나 강박사고는 무엇인가? 이런 중간 수준의 노출은 1번 문항으로 되돌아가서 작업할 수 있도록 발판을 제공해 줄 것이다.

   _____

   _____

   _____

3. 노출을 수정해 보라. 일시적으로 어떻게 수정하거나 조정하면 불안을 덜 유발해서 훈련을 계속할 수 있겠는가?

   _____

   _____

   _____

4. 심한 불안을 끌어안으라. 불안이 가라앉을 때까지 높은 수준의 불안을 버티면서 노출 상황에 머물러 있는 데 도움이 되는 인지기법이나 대처 진술문, 그 외의 전략에는 어떤 것들이 있는가?

계속

_____

_____

_____

5. 이제 2~4번 질문에 대한 여러분의 답을 검토해 보라. 첫 번째, 두 번째, 세 번째로 어떤 전략을 시도할지 다음 빈칸에 적어 보라.

• _____

• _____

• _____

9단계로 넘어가기

지금까지 강박증을 물리치기 위해 두 가지 종류의 노출을 사용하는 방법을 배웠다. 그러나 앞서 읽었듯이, 강박증 치료에는 반응방지라는 또 다른 결정적 요소가 있다. 아무리 세심하게 계획을 세워서 노출훈련을 잘 수행했다 하더라도, 계속 의례적 행동을 한다면 다 소용없는 일이다. 다음 단계에서는 반응방지가 왜 그렇게 중요한지에 대해 배울 것이다. 그리고 의례적 행동을 줄이기 위한 계획을 세워 나가기 시작할 것이다.

강박행동 물리치기

> • 노출훈련을 시작하기 전에 7~9단계를 먼저 읽으라.
> • 노출 및 반응방지에 대해 배울 동안, 6단계에서 배운 인지
>   치료 기법을 매일 45분씩 1~2주 동안 연습하라.

제3부에서는 강박증과의 전투에 두 가지 전략이 필요하다는 것을 누누이 강조해 왔다. ① 두려워하는 상황에 직면하라. ② 강박적인 의례적 행동을 멈추라. 이 치료를 '노출 및 반응방지'라고 부르는 이유가 여기에 있다. 또한 여러분이 두 가지 전략을 모두 읽고, 두 가지 모두를 통합해서 훈련해야 하는 이유도 이것 때문이다. 여러분은 7~8단계에서 강박적 두려움에 대한 실제에서의 노출과 상상에서의 노출을 훈련하는 방법을 배웠다. 이제 9단계에서는 반응방지 구성요소에 대해 배울 것이다. 반응방지는 명백한 강박적인 의례적 행동과 안심구하기 의례적 행동뿐만 아니라, 덜 분명한 간단한 의례적 행동이나 정신적인 의례적 행동까지도 멈추는 것을 의미한다.

강박증을 치료하는 데 노출만으로는 충분치 않은 이유는 무엇인가? 만약 강박적 두려움을 유발하는 상황에 계속 직면해서 이제 더 이상 크게 두렵지 않게 되었다면, 그럼 다 된 것이 아닐까? 여러분도 잘 알다시피, 강박증은 그렇지 않다. 강박증은 여러분을 계속 통제하기 위해 여러분 머릿속에 잘못된 두려움을 심어 놓고 두려워하는 결말을 피할 수 있는 유일한 길은 강박증이 요구하는 대로 다 하는 것, 즉 의례적 행동을 하는 것이라고 확신하게 만든다. 강박증은 어떤 특정 강박사고와 연결되어 있

는 강박행동에 순종하는 것만이 불안을 없애고 안정감을 가질 수 있는 유일한 길이라고 이야기한다. 반면, 노출은 여러분에게 두려워하는 상황과 생각을 회피할 필요가 없다는 것을 가르쳐 준다. 문제는 여러분이 아직도 의례적 행동을 만약을 대비한 안전장치라고 생각하고 있다면 강박증을 정말로 물리친 것이 아니라는 것이다. 정말 효과적인 인지행동치료로 무장해서, 의례적 행동을 중단하고 두려워하는 각 상황에 직면하는 것이 그렇게 중요한 이유가 여기에 있다.

의례적 행동이 어떻게 삶에서 즐거움을 빼앗았는가?

치료 프로그램이 성공하기 위해서는 노출훈련과 반응방지를 결합하는 것이 절대적으로 중요하다. 강박적 불안을 유발하기 위해 노출훈련을 하긴 하지만, 불안을 줄이고 안전감을 느끼기 위해 반응방지를 하지 않고 즉각적으로 의례적 행동을 해서 강박증에 굴복하는 상황을 상상해 보라. 어떤 일이 벌어질까? 한 가지 분명한 것은 이렇게 하면, 의례적 행동을 하지 않아도 불안은 저절로 습관화가 된다는 사실을 절대로 배우지 못한다는 것이다. 또한 안전하다는 느낌을 얻기 위해 반드시 의례적 행동을 해야 할 필요는 없다는 것도 배우지 못할 것이다. 반응방지를 하지 않는 노출은 오히려 강박사고에 직면할 때 단지 의례적 행동에 대한 충동만 강화시켜 줄 뿐이다. 사람의 뇌는 매우 빠른 학습능력을 가지고 있다. 그래서 어떤 것이 한 번 효과적이면 다음에도 또 효과적일 거라고 믿게 된다(의례적 행동이 그렇게 강한 행동 패턴으로 발전하는 이유가 바로 이것 때문이다). 또한 여러분은 의례적 행동만이 위험과 불확실성을 다루는 유일한 방법이라는 잘못된 신념을 강화시키게 될 것이다. 그러나 바로 이것이 우리가 없애려고 하는 패턴이다! 따라서 의례적 행동을 중단하고 그것을 여러분의 대처방법 목록에서 빼 버리지 않는 한, 노출훈련은 별로 도움이 되지 않는다.

가끔은 의례적 행동이 불안을 줄여 주고 일시적인 안정감을 주기도 하는데, 이것이 바로 강박증이 가지고 있는 가장 큰 속임수다. 왜냐하면 결국 그것은 강박적 두려움을 더욱 커지게 할 뿐이기 때문이다. 또한 의례적 행동은 시간이 가면 갈수록 그 행동에 점점 더 의지하게 만든다. 마치 의례적 행동이 불안에서 벗어날 수 있는 유일한 방법인 것처럼 보이게 하기 때문이다. 그러나 의례적 행동은 일상적으로 존재하는 위험과 불확실성을 건강한 방식으로 다루지 못하게 만든다. 또한 일을 하거나 친구 및 가족과 시간을 보내는 것처럼 생산적인 활동을 할 시간을 빼앗아 간다. 다시 말해, 의례적 행동은 삶에서 즐거움을 빼앗아 간다.

반응방지는 어떻게 효과를 나타내는가

의례적 행동을 줄이거나 중단하면, 아마 처음에는 불안하고 고통스러울 것이다. 그러나 이런 감정이 저절로 가라앉을 때까지 충분한 시간 동안 노출훈련을 지속하면, 의례적 행동에 대한 충동은 약해질 것이다. 노출훈련을 반복하면 의례적 행동을 하지 않고도 이런 상황들을 다루는 데 익숙해질 것이다. 의례적 행동과 편안하고 안전하다는 일시적인 느낌 간의 연결고리는 점점 더 약해질 것이다. 의례적 행동에 의존하지 않기 위해서는 충분한 시간과 인내심 그리고 결단이 필요하다.

> 반응방지 훈련은 의례적 행동만이 강박증에 따른 괴로움을 줄일 수 있는 유일한 방법이 아니라는 것을 알게 해 준다. 심지어 계속 두려움에 노출된 채로 머무른다 할지라도, 불안하고 확실치 않으며 안전하지 않은 것 같은 느낌은 저절로 사라질 것이다.

불확실성과 함께 살아가는 것을 배우기: 반응방지의 주요 목표

여러분이 반응방지를 사용해서 의례적 행동을 중단하는 것은 집착하고 있는 두려워하는 결말이 절대로 일어나지 않을 거라는 보장을 얻는 것을 포기하는 것이다. 그러나 절대적 확신이라는 것은 환상에 불과하

> 100% 확실한 것에 대한 추구를 포기하고 의심, 애매모호, 불확실성을 받아들일 준비가 되어 있는가?

다. 두려워하는 것에 대해 100% 안다는 것은 어려운 일이다. 병균이나 실수, 불운을 피하기 위한 내 행동은 충분했는가? 누군가를 차로 친 뒤 설마 모르고 있는 건 아니겠지? 내 증상이 정말 강박증인가? 건강에 심각한 문제가 있는 건 아닌가? 이성을 잃고, 내 아이를 살해하지는 않을까? 내가 아동 성추행자는 아닐까? 죽어서 지옥에 가는 건 아닐까? 이와 같은 물음에 대한 절대적인 답을 알기는 어렵다. 의례적 행동을 하면 일부 이런 두려움에 대해 일시적으로 편안해질 수도 있지만, 강박증은 결국 많

은 증거와 보장에도 불구하고 언제나 불확실하다는 느낌을 점점 더 크게 불러일으킨다. 그러므로 마음이 편안해지기 위해서는 모든 재앙의 위험을 제거하려고 하거나 의례적 행동을 하면서 강박증에 끌려 다니는 대신에 기꺼이 적정한 수준의 불확실성과 함께 살아가려고 해야 한다. 강박증이 여러분에게 스스로를 안심시키는 것이 좋다고 얘기할 때 이런 잘못된 메시지를 무시하고 그 위험의 가능성이 실제로 얼마나 되는지 최선을 다해 추측해 보는 훈련을 해야 한다(평생 모은 돈 걸기 기법을 사용해 보라). 그것이 옳은 방법이다.

의례적 행동을 중단할 준비하기

> 일부러 불확실성을 찾아내기 위해 반응방지 기법을 사용하다 보면, 결국 여러분은 불확실성에 익숙해지고, 강박사고나 의례적 행동과 같은 문제를 잊어버리게 될 것이다.

의례적 행동을 멈추는 게 중요하다는 걸 이해하는 것과 불안을 심하게 느끼고 있는 상황에서 실제로 의례적 행동에 대한 충동에 저항하는 것은 전혀 다른 문제다. 따라서 반응방지를 위해서는 철저한 준비가 필요하다. 신희 씨는 책임과 관련된 강박사고를 가지고 있었다. 자신의 실수로 화재와 같은 재앙을 가족에게 일으키지는 않을까 또는 그런 재앙을 막지 못하는 것은 아닐까 늘 걱정하였다. 그녀는 전구나 가전제품의 전원을 켜 놓지 않았다는 것을 확실히 하기 위해 반복해서 확인하고, 문이나 창문이 잘 잠겼는지를 반복해서 점검하는 등의 다양한 의례적 행동을 하는 데 매일 여러 시간을 소비했다. 또한 그녀는 자신의 실수로 가족이 독성물질에 중독되는 것에 대한 강박사고도 가지고 있어서 하루에 스무 번 넘게 손을 씻었다. 그래야 창문 세정제와 같은 독성물질이 손에 남아 있지 않다는 것을 확신할 수 있었기 때문이었다. 그녀의 손 씻기 의례적 행동은 자신이 만들어 놓은 특정한 규칙을 따라야 했다. 만약 규칙을 따르지 못하거나 방해를 받으면 처음부터 다시 손을 씻어야 했다. 결과적으로 한 번 손을 씻는 데 20분 가까이 걸릴 때도 있었다. 신희 씨는 불행을 막아 준다고 믿고 있는 반복하기 의례적 행동도 하였는데, 옷을 입거나 출입구를 지나거나 변기 물을 내리거나 전등 스위치를 켜는 등 일상적인 행동

을 하는 동안 강박사고가 마음속에 떠오르면 그 생각이 사라질 때까지 행동을 반복
하는 것이었다.

　신희 씨는 다음과 같은 실제 및 상상에서의 노출훈련을 계획하였다. 육아 도우미
에게 아이를 맡기고 집을 비우는 동안 전등을 켜 놓거나 토스터기 플러그를 꽂아 놓
고, 해로울까 봐 회피했던 살충제를 뿌리고 자외선 차단제를 바르며, 또한 자신이
'부주의' 해서 가족이 다치거나 병에 걸리는 고통스러운 강박사고와 강박적 장면에
직면하는 계획을 세웠다.

관찰하기: 자신의 의례적 행동을 계속 지켜보기

　신희 씨처럼 여러분도 강박사고와 불안에 대한 반응으로 여러 가지 의례적 행동을 하
고 있을 수 있다. 가장 문제가 되는 의례적 행동들을 자세히 적어 놓았던 4단계(155쪽)로
돌아가 보라. 여러분 치료 프로그램의 반응방지 부분에서는 그 목록에 적은 의례적
행동들을 중지하는 작업을 할 것이다. 성공적인 치료를 위해서는 내가 '언제 의례적
행동을 하게 되는지' 에 대해 충분히 인식해야 할 필요가 있다. 의례적 행동을 관찰한
다는 것은 관찰 기록이나 일기를 써서 내가 언제 어떻게 의례적 행동을 하는지를 알
아본다는 것을 의미한다.

　여러분은 치료를 시작할 때부터 치료를 마칠 때까지 의례적 행동을 관찰해야 한
다. 만약 의례적 행동이 하루 또는 한 주 내에도 여러 번 나타나는 경우, 또한 반드시
그것들도 관찰해야 한다. 자기관찰은 여러분이 가진 의례적 행동에 대해 더 많이 알
게 해 줄 뿐만 아니라 치료에 도움이 되고, 그 자체로 흔히 의례적 행동의 횟수를 줄
여 준다. 그렇다, 어떤 환자는 스스로를 관찰하고 있다는 것을 인식하는 것만으로도
의례적 행동에 저항하는 데 힘이 된다고 말한다. 또한 자기관찰은 자신의 경과를 파
악하게 해 주는 이점도 있다.

　만약 지금까지 한 번도 시도해 보지 않았다면, 의례적 행동을 관찰하는 것이 그리
쉽지 않을 수 있다. 329쪽에 제시한 의례적 행동 관찰 서식을 활용하면 좀 더 쉽게 관
찰할 수 있을 것이다. 의례적 행동을 할 때마다 날짜, 시작 시간 그리고 의례적 행동
을 촉발시킨 상황이나 생각을 간단히 기록하라. 그다음 주관적 불편감 척도를 사용

해서 강박적 두려움의 정도를 적어 보라. 마지막으로, 여러분이 한 의례적 행동을 간단히 적고 그 행동을 몇 분 동안 했는지 적어 보라. 의례적 행동 관찰 서식을 기록할 때 도움이 되는 몇 가지 팁이 있다.

전투계획 노출 및 반응방지 훈련을 하는 기간에는 의례적 행동 관찰 서식을 복사해서 가지고 다니라. 여러분의 의례적 행동에 따라 여러 장이 필요할 수도 있다.

전투계획 노출 및 반응방지 훈련을 시작하기에 앞서 1~2일에 걸쳐 의례적 행동에 대한 정보를 얻을 수 있도록, 지금 즉시 의례적 행동에 대한 관찰을 시작하라. 이를 통해 노출 및 반응방지 훈련을 시행하기 전 시점에서 의례적 행동이 어느 정도 심한지 알 수 있을 것이다. 이 프로그램을 모두 마치고 나면, 노출 및 반응방지 훈련을 시행하기 전과 후를 비교해 볼 수 있을 것이다. 또한 의례적 행동에 소비하는 시간이 얼마나 줄었는지 알아볼 수 있을 것이다.

- 의례적 행동을 얼마 동안 했는지 대충 추측하지 말고, 시계를 사용해서 최대한 정확히 기록하라.
- 의례적 행동을 하자마자 최대한 빨리 의례적 행동 관찰 서식에 기록하라. 저녁에 한꺼번에 몰아 적으면 중요한 세부 사항을 잊어버릴 수 있다.
- 관찰 서식지를 가지고 다니라. 만약 가지고 다니는 것이 불가능할 때에는 최대한 빨리 작성하라.
- 매일 저녁에 의례적 행동을 하루 종일 얼마나 많이 했는지 파악할 수 있도록, 작성한 의례적 행동 관찰 서식을 검토하라.

신희 씨가 6월 11일 오전부터 작성한 의례적 행동 관찰 서식이 330쪽에 나와 있다. 그녀가 오염, 화재, 위해에 대한 두려움과 관련된 다양한 의례적 행동을 어떻게 기록했는지 알 수 있을 것이다. 그녀는 자기관찰을 시작하자마자 자신이 생각했던 것보다 더 자주 의례적 행동을 한다는 사실을 깨달았다. 신희 씨는 자기관찰을 통해 재앙에 대한 생각처럼 자신에게 의례적 행동을 유발하는 구체적 상황이나 생각에 대해 더 잘 알게 되었다.

의례적 행동 관찰 서식

날짜	시작 시간	의례적 행동을 촉발하는 상황이나 생각	주관적 불편감 점수	의례적 행동의 내용	지속시간 (분 : 초)

신희 씨의 의례적 행동 관찰 서식

날짜	시작 시간	의례적 행동을 촉발하는 상황이나 생각	주관적 불편감 점수	의례적 행동의 내용	지속시간 (분 : 초)
6/11	오전 8:30	화장실 사용, 병균에 대한 생각	66	씻기	4:30
6/11	8:55	쓰레기통 접촉	75	씻기	5:05
6/11	10:25	자녀에게 버스사고가 일어나는 생각	75	문을 드나드는 행동 반복하기	2:00
6/11	11:00	외출하기, 화재에 대한 생각	60	전자제품 확인	10:00
6/11	11:30	집에 불이 나서 모두 타 버리는 생각	70	이웃집에 전화해서 확인하기	3:15

목표 설정하기

다음 단계는 목표로 삼을 의례적 행동을 정확히 어떻게 결정할지에 대해 생각해 보는 것이다. 신희 씨는 확인하기 의례적 행동을 첫 번째 목표로 결정했다. 치료 프로그램의 첫째 주에 계획되어 있는 노출훈련을 시행한다면 틀림없이 확인하기 의례적 행동이 촉발될 것이기 때문이었다. 그녀의 노출훈련은 집을 비우는 동안 전등이나 토스터기, 컴퓨터와 같은 가전제품의 전원을 켜 놓는 것이었다. 그다음으로는 세제나 살충제와 같은 두려워하는 오염물질에 직면하는 노출계획을 세웠다. 그 노출들이 손을 씻고 싶은 충동을 유발할 것이었으므로, 그녀는 다음 반응방지 목표를 손 씻기 의례적 행동으로 정하였다. 그녀는 반복하기 의례적 행동을 가장 마지막 반응방지 목표로 삼았는데, 가장 멈추기 어렵다는 것을 알고 있었기 때문이다. 또한 신희 씨는 반복하기 의례적 행동을 불러일으키는 고통스러운 강박사고에 직면하는 것도 프로그램 후반부로 미루었다.

자, 이제 여러분 차례다. 처음 몇 차례의 노출훈련이 촉발시킬 의례적 행동에 대해 생각해 보라. 그 의례적 행동들을 먼저 작업하는 것이 좋다. 그다음으로는 노출훈련에서 직면하는 여러 촉발요인에 따라 다양한 의례적 행동을 목표로 삼을 것이다. 331쪽에 제시한 반응방지 계획 작업지에는 현재 수행 중인 노출훈련을 바탕으로 해서 앞으로 여러분이 반응방지의 목표로 삼을 의례적 행동을 순서대로 기록하는 칸이 있다. 신희 씨의 반응방지 계획 작업지(332쪽)를 살펴보면, 여러분이 하려는 것이 무엇인지

반응방지 계획 작업지

목표로 하는 의례적 행동 (반응방지 계획을 적으라)	주관적 불편감 점수	해당 의례적 행동에 상응하는 노출훈련

신희 씨의 반응방지 계획 작업지

목표로 하는 의례적 행동 (반응방지 계획을 적으라)	주관적 불편감 점수	해당 의례적 행동에 상응하는 노출훈련
전기 콘센트, 전원 스위치, 출입문, 창문 및 자물쇠 확인하지 않기, 집에 아무 일이 없는지 확인하기 위해 이웃집에 전화 걸지 않기, 한밤중에 남편에게 아래층 문이 잘 잠겼는지 확인하라고 요구하지 않기	60	가전제품 플러그를 꽂아 놓거나 전원을 켜 놓은 채 외출하기, 집에 불이 나는 것을 상상하기, 집에 도둑이 든 것을 상상하기
손씻기 의례적 행동 중단하기	80	살충제나 휘발유 등과 같은 두려워하는 화학물질과 접촉하기
나쁜 생각이 떠오를 때, 하고 있던 일상 행동을 반복하는 것을 중단하기	70	가족이 화재나 사고로 다치는 생각에 대한 상상에서의 노출 수행하기, 죽음이나 불운 등에 대한 생각

좀 더 명확하게 알 수 있을 것이다. 그녀는 중지하려고 계획 중인 의례적 행동, 주관적 불편감 정도(의례적 행동에 저항할 때 예상되는 괴로움의 정도), 그리고 해당 의례적 행동에 상응하는 노출훈련들을 적어 넣었다. 반응방지 계획 작업지는 신희 씨가 여러 의례적 행동에 반응방지를 적용할 때 지침이 되었다.

의례적 행동을 중단하는 방법: 반응방지 전략

의례적 행동을 멈추는 것을 엄격히 하면 할수록 여러분은 더 좋은 결과를 얻을 것이다. 물론 그렇다고 해서 프로그램을 시작하자마자 반드시 모든 의례적 행동을 완전히 중단하는 것이 여러분에게 맞는 방법이라는 뜻은 아니다. 여기서는 반응방지를 하는 데 유용한 전략들을 소개하고, 여러분에게 가장 알맞은 진행 방법을 결정하는 것을 도울 것이다.

의례적 행동을 '단번에 중단하기'

가장 이상적인 것은 노출훈련에서 목표로 삼고 있는 특정 강박사고와 관련된 모든 의례적 행동을 단번에 중단하는 것이다. 이렇게 할 경우 가장 나쁜 점은, 비록 그 불안이 위험하지 않고 결국 괴로움은 저절로 가라앉는다는 것을 알고 있다 하더라도, 처음부터 꽤 심한 불안을 느끼게 된다는 점이다. 물론 여러분에게는 대처 진술문(7단계, 258쪽)도 있고, 도망치지 않고 불안을 극복하도

치료 프로그램을 시작할 때 의례적 행동을 중단할 수 있는 가장 좋은 방법은 무엇일까? 모든 것을 단번에 끝내야 할까? 점진적으로 중단해도 될까? 의례적 행동을 지연시키는 것은 어떨까?

록 도와주는 치료친구도 있다. 반응방지에서 치료친구의 역할은 이 단계의 후반부에서 설명할 것이다. 그럼에도 불구하고 여전히 의례적 행동을 단번에 멈추는 것은 쉽지 않다. 여러분은 도망가서는 안 되고 불안 및 불확실성을 향해 다가가는 선택을 해야 할 필요가 있을 것이다.

　인지행동치료 프로그램을 처음 시작할 때, 혹시 모든 의례적 행동을 단번에 끝낼 수 있을 것 같은 생각이 든다면, 한번 그렇게 해 보라. 하지만 대부분 의례적 행동에 저항하는 것은 실제 행동하는 것이 말보다 더 어렵다는 것을 명심하라. 그렇기 때문에 일반적으로는 그리 엄격하지 않게, 수정된 '단번에 중단하기' 방법을 사용한다. 이 방법에서는 환자에게 의례적 행동을 멈추기 위해 최선을 다해 볼 것을 요구한다. 하지만 의례적 행동을 완전히 중단하는 것은 목표일 뿐이지 반드시 해야만 하는 필수 사항은 아니다. 만약 이 불안에 대처하기 위한 전략도 사용하고 치료친구와 의논을 했음에도 불구하고 의례적 행동에 완전히 저항할 수 없을 때, 우리는 환자들에게 의례적 행동을 유발했던 두려워하는 상황에 즉시 다시 노출을 해 보라고 요구한다. 또는 이전 노출훈련 때 이미 직면하였던 다른 항목에 즉시 노출하도록 요구한다. 여러분도 이 전략을 사용해 보기 바란다. 여러분이 인지행동치료 도중에 실패하더라도 또다시 치료를 시도함으로써 최선을 다할 수 있도록 해 줄 것이다.

　어느 날 신희 씨는 의례적 행동을 하지 않으려고 아무리 노력해도 주방으로 되돌아가서 토스터기에 불이 나지 않았는지 확인해야 할 것 같은 충동을 도저히 참을 수 없었다. 하지만 확인을 한다면 노출훈련을 망치는 것이었다. 그녀는 침착하게 토스터기의 플러그를 꽂아 놓은 채로 부엌을 나온 후에, 곧바로 토스터기에 불이 나는 장면을 생각하는 상상에서의 노출을 짧게 시행하였다. 이렇게 함으로써 불안은 증가되었지만, 의례적 행동에 대한 충동에 저항할 수 있는 기회를 한 번 더 가질 수 있었다.

다른 상황에서 그녀는 화학물질에 대한 두려움 때문에 실수로 손 씻기 의례적 행동을 하게 되었다. 신희 씨는 인지행동치료를 계속해야 하고, 여기서 주저앉으면 안 된다는 것을 인식하였다. 곧바로 그녀는 다시 스프레이 살충제를 다루는 노출을 시도하였고, 이번에는 손을 씻지 않고 저항할 수 있었다. 시도해 보았지만 의례적 행동을 단번에 중단하는 것이 어렵다면, 여기 좀 더 점진적으로 반응방지에 접근하는 다른 방법들이 있다.

의례적 행동 수정하기

의례적 행동에 저항하려고 시도했거나, 시도했지만 성공하지 못할 것 같거나, 또는 현 시점에서 완전히 중단하는 것을 밀어붙일 준비가 되지 않았다면, 차선책은 '틀린 방법'으로 의례적 행동을 하는 것이다. 즉, 여러분이 의례적 행동을 '틀린 방법'으로 하도록 그 행동의 일부분을 바꾸는 것이다. 예를 들어, 자물쇠나 현관문, 가전제품을 강박적으로 확인할 때, 그 순서를 바꿀 수 있다. 만약 정해진 순서대로 샤워를 하는 의례적 행동을 가지고 있다면, 순서를 바꾸거나 역순으로 몸을 씻는 훈련을 할 수 있다. 숫자를 세는 의례적 행동을 가지고 있다면, 헤아리는 숫자를 바꿀 수도 있고 1, 4, 2, 8, 5와 같이 엉터리로 헤아려서 얼마까지 셌는지 아예 모르게 할 수도 있다. 여러분이 만약 반복하는 의례적 행동을 가지고 있다면 그 행동 중 일부를 바꿔서 반복할 수 있다. 여러분 마음대로 바꿔도 되는데, 가령 반대편 손을 사용해서, 다른 방에 가서, 또는 한 발로 선 상태에서나 눈을 감은 채로 의례적 행동을 하는 것이다. 이렇게 하는 목적은 의례적 행동을 제대로 하지 않은 것처럼 느끼게 하기 위해서다. 마치 일을 다 끝마치지 못해, 되돌아가서 다시 처음부터 해야 할 것처럼 느끼게 하는 것이다. 습관화가 일어날 때처럼, 여러분은 이런 방식으로 느끼는 것에 익숙해지고 싶을 것이다.

> 단번에 중단하기 불가능한 의례적 행동을 어떻게 바꾸면, 강박증에서 벗어나는 것이 가능한가?

여러분은 통제가 불가능한 것처럼 보이는 의례적 행동을 의식적으로 조작함으로써 그 행동을 어느 정도 조절할 수 있는 능력을 갖게 될 것이다. 또한 여러분은 불안을 줄이거나 재앙을 예방하기 위해 반드시 특정한 규칙대로 의례적 행동을 해야 할 필요가 없다는 것도 알게 될 것이다. 따라서 의례적 행동을 수정하는 것은 의례적 행동을 무찌르기 위한 첫걸음이다. 만약 여러분이 의례적 행동을 '불완전하게' 하는 것에 편안해질 수 있다면, 의례적 행동이 전혀 필요하지 않은 상태를 향해 큰 걸음을 내디딘 것이다.

특히 이 전략은 의례적 행동을 '완벽하게' 또는 특정한 규칙에 따라 해야만 한다고 느끼는 경우에 도움이 된다. 예를 들어, 신희 씨는 손을 씻을 때 '완벽하게 깨끗해지기' 위해 반드시 특정한 규칙들을 따라야 했다. 처음에는 양쪽 손등과 손바닥을 1분씩 닦고, 그 후에는 손가락 사이를 30초 동안, 그다음에는 손목의 특정 지점까지 씻어야 했다. 또한 반드시 특수 비누를 사용해야 했다. 그녀는 이런 의례적 행동을 중단하기로 결심하고, 우선 '틀린 방법'으로 손을 씻기 시작했다. 일반 비누를 사용하였고 손바닥은 한 번만 씻었으며 손가락 사이는 닦지 않았다. 그렇게 함으로써 그녀는 자신의 의례적 행동이 '충분하지 않은' 것처럼 느끼게 되었는데, 이것이 바로 의례적 행동 수정하기의 목적이었다.

> **전투계획**   의례적 행동을 수정하는 핵심은 의례적 행동을 제대로 못해서 마치 다시 해야 할 것처럼 느끼게 만드는 것이다. 일단 얼마간 자신이 세워 놓은 규칙에 위배되게, 즉 의례적 행동을 '틀리게' 하는 훈련을 하면, 의례적 행동을 한층 더 수정하거나 완전히 중단하는 것이 더 쉬워질 것이다.

신희 씨는 며칠 동안 씻기 행동을 수정하고 난 뒤, 가족의 병을 예방하는 것은 자신이 특정한 규칙에 따라 의례적 행동을 하는 데 달린 게 아니라는 사실을 깨달았다. 애초부터 가족이 병에 걸릴 가능성은 거의 없었다. 또한 안전하고 편안한 느낌을 갖기 위해 '올바른 방식'으로 손을 씻어야 할 필요가 없다는 것도 알게 되었다. 이런 경험을 통해 그녀는 손을 씻는 의례적 행동을 점차적으로 줄이는 것이 쉬워졌다.

정해 놓은 일련의 규칙을 따라야 하는 대부분의 강박적인 의례적 행동은 수정이 가능하다. 또한 미묘한 의례적 행동과 간단한 의례적 행동도 수정할 수 있다. 만약 운전 중에 누군가를 차로 치지 않았다는 확신을 갖기 위해 재빨리 백미러를 확인한다면, 완전하게 깨끗한 시야를 확보할 수 없도록 백미러에 테이프를 붙일 수 있다. 의례적 행동을 할 때 특정 숫자까지 꼭 헤아리려야 한다면, 제대로 헤아렸는지 확신할 수 없도록 숫자를 틀리게 셀 수 있다. 만약 문이나 전등 스위치를 만지거나 쳐다봐서 확인하고 있다면, 손가락을 사용하지 않거나 눈을 감고 확인하는 방법을 사용할 수 있

의례적 행동 수정 작업지

의례적 행동 분석하기 (현재 하고 있는 것)	의례적 행동 수정하기 (앞으로 다르게 할 것)
실제로 하고 있는 의례적 행동을 적어 보라.	
각 행동들의 순서:	
그 행동들을 반복하는 횟수:	
소요되는 시간(예: 최소 3분):	
사용하는 특별한 물품(예: 특수 비누):	
그 의례적 행동을 하는 장소:	
그 의례적 행동을 할 때 다른 사람들이 하는 역할 (예: 안심시켜 주기, 의례적 행동 지켜보기):	
기타 특별한 규칙들(예: 반복할 때 특정한 숫자는 피하기, 반드시 오른손만 사용하기, 의례적 행동 을 할 때 꼭 다른 사람이 지켜보게 하기):	

다. 배열하기 의례적 행동을 가지고 있다면, '딱 맞지 않은' 느낌을 갖게 하기 위해 어떻게든 뒤죽박죽으로 만들어 놓을 수 있다.

　이 전략은 단번에 끊기 어려운 정신적인 의례적 행동에도 매우 효과적이다. 예를 들어, 기도하는 의례적 행동을 가지고 있는 경우, 기도문을 틀리게 외우거나 다른 신에게 기도를 하거나 또는 매우 중요해 보이는 내용을 빠뜨리고 기도할 수 있다. 만약 '안전'이나 '행운'과 같은 특정 단어나 문구를 반복해야 하는 정신적인 의례적 행동을 가지고 있다면, 다른 언어를 사

> 의례적 행동을 틀린 방식으로 하는 이유는 의례적 행동에 어떤 마술적 힘도 없다는 것을 알게 하기 위해서다. 만약 의례적 행동을 틀린 방식으로 할 수 있다면, 여러분은 의례적 행동을 완전히 중단하는 것에 더 가까워진 것이다.

용하거나 틀린 받침을 머릿속에 떠올리는 방식으로 틀리게 반복할 수 있다. 즉, 의례적 행동이 뭔가 뒤틀어진 것처럼 느끼게 만들 수 있다면 어떤 것이든 괜찮다. 만약 검토하기 의례적 행동을 가지고 있다면, 발생한 사건을 일부러 틀리게 떠올려 볼 수 있다. 종석 씨는 아버지가 숨겨 놓은 포르노 잡지를 발견했던 화장실에 대한 강박사고가 떠오를 때마다, 화장실 장면을 거기에서 가장 멀리 떨어져 있는 부엌 장면으로 바꾸는 정신적인 의례적 행동을 하였다. 그는 이것을 거실과 같이 화장실에서 좀 더 가까운 공간을 상상하는 것으로 수정했다. 종석 씨는 의례적 행동을 하지 않고도 화장실에 대한 생각이 마음속에 머무르는 것을 그냥 내버려 둘 수 있을 때까지, 정신적인 의례적 행동 속의 장소를 화장실에서 점점 가까운 다른 곳으로 서서히 바꾸었다.

　이 전략을 효과적으로 사용하기 위해서는 의례적 행동을 어떻게 수정해 나갈지에 대해 구체적인 계획을 세워야 한다. 앞서 제시한 의례적 행동 수정 작업지를 활용하면 바꾸려고 하는 의례적 행동의 세부 사

전투계획　다양한 의례적 행동에 사용할 수 있도록 작업지를 여러 장 준비하라.

항을 구체적으로 분석하는 데, 그리고 그것을 변형하거나 저지하는 방법을 알아내는 데 도움이 될 것이다. 먼저, 작업지의 왼쪽에는 여러분이 의례적 행동을 어떻게 하고 있는지 그 다양한 측면을 적으라. 그다음에는 의례적 행동을 망치거나 소용이 없는 것처럼 만들려면 어떻게 바꿔야 할지 생각해 보라. 작업지의 오른쪽에는 반응방지를 시작할 때 그 의례적 행동의 여러 측면을 어떻게 수정할지 적으라. 의례적 행동의 '모든' 측면을 수정할 필요는 없지만, 많이 바꿀수록 좋다. 중요한 점은 어떤 방식으

로든 불완전한 느낌이 들도록 의례적 행동을 바꾸는 것이다.

의례적 행동 줄여 나가기

또 다른 전략은 의례적 행동을 하는 시간을 줄이거나 반복하는 횟수를 줄이는 것이다. 이 전략은 오랜 시간이 소요되거나(샤워하기, 씻기 의례적 행동) 반복을 계속하는 (예: 출입구 들락날락 반복하기) 의례적 행동을 가지고 있는 경우에 특히 효과적이다. 만약 시간을 많이 잡아먹는 의례적 행동이 아니라면(예: 현관문 잠금장치를 재빠르게 확인하는 것), 별로 도움이 되지 않을 수도 있다.

신희 씨는 단번에 손 씻기 강박행동을 완전히 중단하기 어려웠다. 그래서 손 씻는 데 걸리는 시간을 제한하기 위해 타이머를 사용하였다. 처음 시작에는 1분 동안 씻는 것을 허용하였다. 그러나 며칠 후에는 30초로 줄였다. 점차 20초, 10초로 줄여 나갔고, 마침내 전혀 씻지 않게 되었다. 이 전략을 사용할 때에는 목표를 최대한 높게 잡으라. 하지만 여러분이 어느 정도 해낼 수 있을지에 대한 결정은 현실적이어야 한다. 의례적 행동이 전혀 안 나타날 때까지 목표를 점차 줄여 나가야 한다.

의례적 행동 지연시키기

의례적 행동을 통제하는 또 다른 방법은 단순히 그 행동을 지연시키는 것이다. 아마도 짧게는 1~2분, 길게는 몇 시간 또는 며칠이 될 수도 있다. 당연히 의례적 행동을 뒤로 오래 미루면 미룰수록 더 좋다. 여러분은 매 순간 의례적 행동에 저항할 때마다 불안과 불확실성을 감당할 수 있다는 것을 배우고 있는 것이다. 예를 들어, 기도문을 외우거나 행동을 반복하거나 안심을 구하거나 씻거나 확인해야만 할 것 같은 충동을 느낄 때, 15분 정도만 지연시켜 보라. 그런 다음, 15분을 더 버틸 수 있는지 해 보라. 이런 방식으로 최대한 시간을 늘려 보라.

> 의례적 행동을 할 때 시간이나 반복 횟수를 조금 줄여 보는 것은 어떤가?

> 의례적 행동을 뒤로 미루어서 강박증을 저지할 수 있겠는가?

신희 씨는 이 전략을 반복하기 의례적 행동에 이용하였다. 그녀의 노출훈련 중 한 가지는 남동생에게 차 사고가 나는 상상을 하면서 집 현관문을 통과하는 것이었다. 이 노출은 그녀에게 괴로운 장면이 머릿속에서 사라질 때까지 반복해서 현관문을 들락날락 해야 하는 충동을 유발하였다. 하지만 신희 씨는 의례적 행동을 즉시 하는 대신, 30분 동안 지연시키기로 결심하고 상상에서의 노출을 계속하였다. 30분이 지났을 때, 그녀는 여전히 의례적 행동에 대한 충동을 느꼈다. 그래서 30분을 더 지연시켰다. 30분이 다 지나갈 즈음에, 친구에게 전화가 와서 45분 동안 통화를 하였다. 그 후에 신희 씨는 의례적 행동을 해야 한다는 것을 완전히 잊어버렸다. 그녀는 충동이 줄어들 때까지 의례적 행동을 성공적으로 지연시킨 것이다.

의례적 행동을 지연시키고 있는 동안 여러분이 할 수 있는 최선의 일은 노출훈련을 계속하는 것이다. 촉발요인에 직면하라. 그리고 상상기법을 이용해서 의례적 행동을 하지 않았을 때 직면하게 될지도 모르는 두려워하는 결말에 대해 일부러 생각하라. 이것은 강박증에 일격을 가하는 것이다. 왜냐하면 강박증이 아닌 여러분이 상황을 통제하고 있다는 것을 증명하는 것이기 때문이다. 또한 의례적 행동을 지연시키면, 강박적 두려움을 극복하는 데 도움이 되는 인지치료 전략(6단계에 소개된)과 대처 자기진술문(7단계에 소개된)을 사용할 수 있는 시간을 확보할 수 있다. 여러분은 의례적 행동의 장단점을 검토할 수도 있고 의례적 행동에 대한 충동을 촉발하는 생각이나 상황에 대해 좀 더 현실적인 해석을 찾아낼 수도 있을 것이다. 이를 통해 여러분은 새로운 관점을 갖게 되고, 다시 비슷한 상황에 놓일 때 더 이상 의례적 행동을 할 필요가 없다는 것을 알게 될 것이다. 물론 지연은 의례적 행동을 약화시키기 위한 중간 단계의 전략일 뿐이다. 궁극적으로는 의례적 행동을 영원히 뒤로 미루어서 완전히 중단해야 한다.

> 의례적 행동을 지연시키면, 그 시간 동안 여러분은 마음을 가다듬고 이 워크북에서 배운 전투계획을 사용할 수 있는 기회를 가질 수 있다. 여러분은 의례적 행동에 대한 충동이 생각보다 빨리 사라지는 것을 알게 될 것이다.

반응방지를 생활의 일부로 만들기

여러분은 앞에서 제시한 전략들 중 어느 한 가지만으로 의례적 행동을 물리칠 수 있을지도 모른다. 또는 여러 가지를 함께 사용하는 것이 여러분에게는 더 효과적일 수도 있다. 신희 씨는 수정하기(씻기 의례적 행동을 수정하고 제한하기)와 지연시키기(반복하기 의례적 행동을 충동이 가라앉을 때까지 지연시키기)를 함께 사용하였다. 이 사례는 한 전략에서 다른 전략으로 어떻게 옮겨 가는지를 보여 준다. 여러분의 고유한 의례적 행동, 일상적인 생활방식 그리고 치료 프로그램의 진행 정도를 고려해서, 어떤 기법이 자신에게 가장 효과적일지 생각해 보는 것이 중요하다.

가장 효과적 치료가 되려면, 노출 및 반응방지가 여러분 생활의 일부분이 되어야 한다. 단지 하루에 한두 시간 훈련하는 데 그쳐서는 안 된다.

전투계획   반응방지를 '생활의 일부분'으로 생각하는 것이 좋다. 의례적 행동을 하려는 충동에 저항하기 위해 늘 '준비된 상태'로 있어야 강박증을 물리칠 수 있다.

노출훈련에서 여러분은 점점 더 많은 상황에 직면해 가면서, 반응방지도 함께 늘려 나갈 것이다. 결국 여러분은 모든 상황에서 모든 의례적 행동에 저항하는 작업을 하게 될 것이다. 가끔은 다양한 시간과 장소에서 예상치 못하게 의례적 행동에 대한 충동이 생길 수도 있다. 따라서 다양한 상황에서 노출훈련을 하는 것이 중요한 것처럼 모든 다양한 상황에서 꾸준히 저항하는 것에 익숙해져야만 한다. 그러므로 여러분은 계획된 실제에서의 노출훈련과 상상에서의 노출훈련에서 반응방지 작업을 할 뿐만 아니라, 궁극적으로는 언제 어디서든 의례적 행동에 대한 충동에 저항하는 목표를 세워야 할 것이다. 만약 꾸준히 반응방지를 하지 않으면, 여러분은 계속 의례적 행동이 강박적 두려움에 대응하는 최선의 방법이라고 생각할 것이다.

의례적 행동에 저항할 때 발생하는 심한 불안 다루기

반응방지를 시작할 때 불안과 고통이 커지는 것에 대비하라. 마치 외줄타기를 할 때 안전망을 치워 버린 상황과 비슷한 느낌일 것이다! 그러나 불편감이 심해질 때 항복하면 안 된다. 그렇게 하면 강박증에게 놀아나는 것이다. 이미 잘 알고 있는 것처럼 불안한 느낌은 일시적인 것이다. 시간이 지나면 불안은 저절로 사라질 것이다. 불안은 결코 해롭지 않다. 그저 위협을 느꼈다는 신호에 불과하다. 여기서 위협이란 '의례적 행동을 하지 않으면 뭔가 끔찍한 일이 벌어질 수도 있다.'는 잘못된 지각을 말한다. 따라서 노출과 관련된 불안을 다룰 때와 마찬가지로, 의례적 행동을 하지 않았을 때 생기는 불안을 다루는 가장 좋은 방법은 '불안은 일시적이고 해롭지 않으며, 나는 불안에 확실히 대처할 수 있다.'는 사실을 명심하는 것이다. 불안이 저절로 사라지도록 내버려 둘 때, 여러분은 강박적 두려움이 비현실적이라는 것을 더욱 확신하게 될 것이다. 다시 말해, 여러분은 더 이상 안전망이 필요 없다는 걸 알게 될 것이다. 왜냐하면 여러분은 자신이 생각하는 것보다 훨씬 더 뛰어난 외줄타기 선수이기 때문이다!

의례적 행동에 저항하면서 불안이 증가할 때, 바로 그때가 7단계에서 배운 대처 진술문을 되새겨 보기에 좋은 시점이다. 의례적 행동을 하지 않으면 얼마나 끔찍한지를 스스로에게 얘기해서 불안을 더욱 가중시키는 대신에 258쪽에 제시한 대처 진술문을 활용해 보라. 인위적 회피행동이나 안심구하기 없이 불안을 감소시키는 데 도움이 될 것이다. 대처 진술문은 불안을 줄이기 위한 것이 아니라 그 상황을 잘 견딜 수 있도록 격려하기 위한 것임을 기억하라! 불안을 즐길 필요까지는 없다(누구도 즐길 수는 없을 것이다). 하지만 불안 때문에 초래되는 삶의 문제를 줄이려고 한다면, 불안을 받아들이는 것을 배워야만 한다.

치료친구를 위한 팁

심한 불안을 견디는 동안, 지금 같은 때에 함께 있어 주기로 했던 치료친구에게 도움을 청할 수 있다. 치료친구는 여러분의 주의를 일시적으로 다른 데로 돌려 주거나, 여러분이 대처 진술문과 인지치료 전략을 사용할 수 있도록 도와주거나, 또는 단순히 여러분을 공감해 주고 지지해 줄 수 있다. 치료친구에게 연락할 때, 지금 여러분이 많이 불안하므로 이를 극복하기 위해 치료친구의 도움이 필요하다는 것을 설명하라. 물론 치료친구의 역할은 여러분의 불안을 사라지게 하거나 여러분을 안심시켜 주는 것이 아니라, 그 불편감이 저절로 사라질 때까지 여러분이 잘 감당해 나가도록 돕는 것이다.

치료친구가 알아야 할 사항: 지인이나 가족이 심한 불안을 감당해 나갈 때 여러분이 따라야 할 규칙 몇 가지를 소개한다. 지인이나 가족의 고통을 줄여 주려는 마음이 너무 앞서는 것은 아닌지 주의하라. 당연히 그렇게 해 줘야 할 것 같지만, 결국에는 도움이 되지 않는다. 대신에 여러분의 친구가 의례적 행동에 대한 충동에 저항하는 동안 심한 불안에 잘 대처할 수 있도록 도와주는 것이 여러분의 목표다.

이렇게 해 보라
• 친구나 가족이 걱정할 때 주의 깊게 들어 주라.
• 의례적 행동을 하지 않고 버티는 것이 힘든 일이라는 것과 실제로 친구가 엄청난 일을 해내고 있다는 것을 확인시켜 주라.
• 의례적 행동을 하는 대신 여러분에게 도움을 청했다는 것에 대해 칭찬해 주라.
• 258쪽에 있는 대처 진술문을 사용하도록 격려해 주라.
• 잠깐이라도 힘든 상황에서 벗어날 수 있도록 함께 즐거운 일을 해 보라. 예를 들어, 산책이나 영화 보기, 게임 같은 것을 해 보라.

이렇게는 하지 말라
• 친구나 가족을 위해 의례적 행동을 대신 해 주면 안 된다.
• 회피행동은 어떤 것이든 도와주지 말라.
• 모든 게 다 괜찮을 거라고 안심시켜 주지 말라.
• 친구가 의례적 행동을 하겠다고 고집을 피울지라도, 그것은 친구의 개인적인 선택이다. 논쟁하거나, 협박하거나, 비난하지 말라. 스트레스는 강박증을 더욱 악화시킨다.
• 과잉보호하지 말라. 자신의 행동과 문제에 대해 스스로 책임을 질 수 있게 해 주라.
• 절대로 의례적 행동을 물리적인 힘으로 막지 말라.

가족과 친구에게 도움받기

> 가족이나 친구가 여러분이 의례적 행동을 하는 것을 도와주고 있는가?
> 그들이 여러분의 회피전략을 대신 떠맡고 있는가?

신희 씨의 가족은 그녀가 불안해하는 모습을 보기 싫어했다. 그래서 그녀가 강박 촉발요인을 피할 수 있는 일이라면 어떤 것이든 대신 해 주면서 모든 게 괜찮다고 안심시켰다. 예를 들어, 신희 씨의 남편은 매일 밤 잠자리에 들기 전에 모든 가전제품을 대신 확인한 후 그녀에게 보고하였다. 자녀들은 반드시 손을 씻고 난 후에야 집 안의 특정 공간에 갈 수 있었다. 가족은 그녀를 돕고 있는 것이라고 생각했지만, 사실은 그녀의 강박증을 더욱 악화시키고 있었다.

다음 여러 종류의 '도움'들 중에서 여러분을 돕기 위해 친구나 가족이 하고 있는 일이나 그와 유사한 것들을 체크해 보라.

□ 내가 화재를 두려워하기 때문에, 룸메이트가 자신이 사용하는 모든 가전제품의 전기 코드를 뽑는다.

□ 내가 고집을 피우기 때문에, 배우자가 모든 우편물과 식료품을 집 안으로 들이기 전에 일일이 닦는다.

□ 내가 오염에 대해 두려워하기 때문에, 아이들이 특정한 이웃집에는 가지 않는다.

□ 내가 칼을 무서워하기 때문에, 어머니가 내 접시에 있는 음식을 대신 잘라 준다.

□ 성경공부 모임의 리더가 내가 좋은 기독교인이라는 것을 반복해서 안심시켜 준다.

□ 제일 친한 친구가 내가 실수로 다른 사람을 차로 치지 않았다는 것을 확인시켜 준다.

□ 부모님이 내게 강력 세제와 여분의 휴지를 살 돈을 준다.

그들이 비록 좋은 의도로 하는 것일지라도 실제로는 뜻하지 않게 여러분의 강박증을 도와주고 있는 것이다. 여기 가족과 친구가 여러분을 제대로 도울 수 있도록 여러분이 할 수 있는 일들이 소개되어 있다.

첫째, 친구나 가족을 비난하지 말라. 그들은 여러분이 불안해하거나 화가 난 모습을 보고 싶지 않기 때문에, 지금 자신들이 하고 있는 행동을 멈추기 어려울 수 있다. 아마도 그들은 '너무 지나친' 불안이 여러분에게 해로울까 봐 걱정하고 있을 것이다 (하지만 이것은 사실이 아니다). 또한 의례적 행동과 회피행동에 맞춰 주지 않으면, 여러분이 화를 낼까 봐 걱정하고 있을 것이다(아마도 이것은 사실일 것이다). 그들이 치료에 대해 모두 다 이해할 수 있도록, 여러분은 반응방지가 어떻게 효과를 나타내는지와 불안이 해롭지 않다는 것을 설명해 줘야 한다. 심지어는 이 워크북의 제1부를 읽어 보도록 권유할 수도 있다.

둘째, 여러분의 강박증에 주변 사람들이 어떤 방식으로 참여하고 있는지 확인해야 한다. 그리고 그들이 어떻게 올바른 도움을 줄 수 있는지 생각해 보아야 한다. 강박증과의 전투에서의 승패는 친구나 가족이 여러분 편에 서는가에 달려 있다. 그들이 본의 아니게 강박증을 도와서는 안 된다. 그러므로 어른이든 아이든, 친구나 가족은 여러분의 요청에 따라 의례적 행동을 하는 것을 중단해야 한다. 또한 여러분도 그들에게 의례적 행동을 해 달라고 주장해서는 안 된다. 예를 들어, 여러분이 보행자를 치는 것에 대한 강박사고를 가지고 있을 때, 배우자는 여러분이 차에 흠집이 있는지 확인하는 것을 도와서는 안 된다. 그 대신, 여러분과 함께 사는 가족은 지금부터 각자 원하는 대로 행동해야 한다. 단지 여러분이 병균을 무서워한다는 이유만으로 손을 씻어서는 안 된다. 더 이상은 여러분을 위해 순서대로 물건을 배열하거나, 칼을 전부 서랍에 집어 넣고 자물쇠를 채워서는 안 된다. 또한 여러분이 안심을 구해도 응해서는 안 된다.

의례적 행동을 돕는 다른 사람의 역할 중단 작업지(347쪽)에는 가까운 사람들이 여러분의 의례적 행동과 회피행동에 어떻게 관여하고 있는지를 기록하는 칸이 있다. 또한 여러분의 반응반지 계획을 돕기 위해서는 어떻게 고쳐야 하는지를 적는 칸도 있다. 신희 씨의 작업지(346쪽)가 지침이 될 수 있을 것이다. 신희 씨는 작업지를 작성하면서 가족이 자신의 치료에 동참하는 게 얼마나 중요한지 깨닫게 되었다. 그녀는 가족회의를 소집해서, 노출 및 반응방지 기법이 어떻게 작동하는지 설명하였다. 불안은 위험한 것이 아니며 자신은 불확실성에 직면해야 한다는 것을 가족에게 얘기하였다. 또한 그녀는 가족이 자신을 위해 해 주던 의례적 행동과 회피를 중단하도록 요청하였는데, 그것이 치료에 큰 도움이 되었다.

셋째, 적합한 친구와 가족에게 앞으로 그들이 무엇을 해 주기 바라고 무엇을 해 주지 않기를 바라는지 구체적으로 알려 줘야 한다. 의례적 행동을 돕는 다른 사람의 역할 중단 작업지에 근거해서 알려 주면 된다. 그들에게 여러분이 회피나 의례적 행동을 하는 것을 도와달라고 요청하거나 안심을 구하려 할지라도 거절해 달라고 부탁하라. 예를 들면, 그들은 여러분에게 "네가 나한테 그런 질문에는 답하지 말라고 부탁했던 거 기억나니?"라고 이야기할 수 있을 것이다. 의례적 행동에 참여하는 주변 사람들에게 강박증의 악순환에 대해 설명하는 편지를 보내는 것도 좋은 아이디어다. 다음은 그런 편지의 대표적 예다.

_____ 에게
나는 강박증을 치료하기로 결심했어. 네가 내 치료를 도와줬으면 좋겠어. 도와줘야 할 일이 많지는 않아. 사실 지금까지 해 주었던 것보다 뭔가 덜 해 주면 돼!

나는 이런 문제를 가지고 있어. 말도 안 되는 어떤 생각과 의심이 떠오르기 시작하면 매우 괴로워하는 패턴을 가지고 있어. 난 이런 강박사고에 대처하기 위해 지나치게 씻기, 확인하기, 기도하기, 모든 게 괜찮은지 사람들에게 안심구하기와 같은 강박적인 의례적 행동들을 하게 돼. 이런 의례적 행동은 나를 잠깐 동안 편안하게 만들어 줄 수도 있지만, 오히려 여기에 문제가 있어. 길게 보면, 의례적 행동은 내가 강박사고를 극복하는 걸 방해해. 내가 너한테 안심구하기를 하면, 난 강박적 의심이 이치에 맞지 않다는 것을 배우지 못해. 또 내가 불안과 일상적인 수준의 불확실성을 충분히 다룰 수 있다는 것도 배울 수 없어. 이런 과정이 나를 악순환의 고리에 빠지게 하는데, 난 지금 거기에서 벗어나려고 노력 중이야.

나는 그 악순환에서 벗어나기 위해 두려움에 의도적으로 직면한 뒤 안심구하기를 하지 않는 치료 프로그램을 하고 있는 중이야. 이 훈련을 통해 그렇게 많이 안심을 구하지 않고도 불확실성과 불안을 다룰 수 있는 방법을 배우고 있어. 비록 치료 연습을 하는 동안 불안을 느낄 수도 있겠지만, 불안은(심지어 아주 심한 불안조차도) 나에게 해를 끼치지 못할 거야. 기껏해야 불편할 뿐이야. 그러니까 강박증에서 벗어나는 최선의 방법은 두려움에 직면하고, 불안과 싸우거나 안심을 구하는 일을 중단하는 거야.

네가 나를 도울 수 있는 방법이 있어. 난 너에게 안심을 구하지 않으려고 열심히 노력하려고 해. 그런데 내가 만일 실수로 안심을 구하더라도, 네가 대답해 주지 않았으면 좋겠어. 바로 그거야. 대답을 해 주지 말고, 그냥 내가 불안해지게 내버려 둬. 너에게 안심을 구할 때, 나를 안심시키거나 내 기분이 나아지게 만들려고 하지 말고 다음과 같이 말해 줬으면 좋겠어.

- 네가 강박사고와 의심을 가지고 있는 것 같아. 너를 안심시키는 것 말고 내가 어떻게 도와줄까?
- 어떤 안심구하기 질문에도 대답하면 안 된다고 네가 나한테 얘기했던 걸 기억해 봐. 그러니까 난 대답하지 않을 거야.
- 틀림없이 지금 당장은 많이 불안할 거야. 하지만 내가 그 질문에 대답하지 않

는다 해도 곧 불안은 사라진다는 걸 명심해.

네가 이렇게 말할 때, 내가 더 강하게 답을 요구할 가능성이 있어. 안 그러려고 최선을 다하겠지만, 내가 만약 그렇게 해도 넌 절대 굴복하면 안 돼. 내가 많이 괴로워 보이겠지만, 불안은 해롭지 않아. 난 이미 그런 불안들을 겪어 봤어.

삶에서 이런 어려운 시간들을 헤쳐 나가면서, 나는 네 지지와 격려에 고마워할 거야. 적은 내가 아닌 강박증이라는 걸 기억해 줘. 그리고 강박증을 극복해야 할 책임은 네가 아닌 나한테 있다는 걸 기억하렴. 난 정말 진지하게 강박증을 이겨 나가는 데 전념하고 있어. 내가 이야기한 대로 너도 날 도와주기를 바라.

녀의 친구 ＿＿＿＿＿＿＿＿

신희 씨의 의례적 행동을 돕는 다른 사람의 역할 중단 작업지

의미 있는 다른 사람	회피와 의례적 행동에서의 역할	내가 반응방지하는 것을 다른 사람이 도울 수 있는 방법
자녀	• 전화하기 • 내가 요청할 때, 그들에게 아무 문제가 없다고 나를 안심시키기 • 내가 요청할 때, 씻고, 닦고, 옷 갈아입기	• 아무 일 없다고 전화하지 않기 • 안전한지에 대한 질문에 대답하지 않기 • 하루 종일 옷을 갈아입거나 씻지 않기 • 나를 위해 식탁을 닦지 않기
남편	• 그에게 아무 일도 없다고 나를 안심시키기 • 나에게 손대기 전에 전에 씻기	• 아무 일도 없다고 나를 안심시키지 않기 • 나에게 손대기 전에 씻지 않기
김 선생님	• 내가 요청할 때, 화학물질에 대해 나를 안심시키기	• 화학물질이나 독성물질에 대한 질문에 더 이상 대답하지 않기

의례적 행동을 돕는 다른 사람의 역할 중단 작업지

의미 있는 다른 사람	회피와 의례적 행동에서의 역할	내가 반응방지하는 것을 다른 사람이 도울 수 있는 방법

여러 종류의 의례적 행동에 대한 반응방지

다양한 종류의 의례적 행동에 반응방지를 적용할 때 도움이 되는 내용 몇 가지를 소개하려고 한다. 비록 모든 의례적 행동을 다루지는 못하겠지만, 여기서 소개하는 제안과 사례는 대표적 강박행동 또는 덜 일반적인 강박행동 대부분에 적용할 수 있을 것이다. 여기 사례들은 7~8단계에서 노출을 설명할 때 소개했던 예와 동일하다.

전투계획 반응방지를 계획하고 실행하는 동안 다음 쪽으로 가서, 여러분에게 해당되는 종류의 의례적 행동에 대해 읽어 보라.
오염제거 의례적 행동(씻기, 닦기): 349쪽
확인하기와 안심구하기 의례적 행동: 352쪽
정리하기, 배열하기, 숫자세기, 반복하기 의례적 행동: 354쪽
정신적인 의례적 행동: 356쪽
간단한 의례적 행동: 358쪽

이 부분을 꼼꼼히 읽는 동안, 여러분이 생각하고 행동하는 패턴을 바꿔서 강박증을 물리치는 것이 반응방지의 목표임을 늘 기억하라. 여러분은 수용할 만한 정도의 위험과 일상적 수준의 불확실성을 받아들이는 것을 배우는 중이다. 이것이 강박증을 영원히 물리칠 수 있는 유일한 방법이다. 하지만 그렇게 한다는 건, 때때로 '보통 사람들' 또는 '대부분의 사람'이 일반적으로 하는 것 이상으로 노력해야 한다는 걸 의미한다. 곰곰이 생각해 보면, 노출훈련에서와 마찬가지로 내가 반응방지를 위해 여러분에게 제안하는 대부분의 것은 실제로 누구나 아무 생각 없이 늘 하는 행동들이며 나쁜 결말도 초래하지 않는다. 그러므로 의례적 행동을 하지 않아도, 실제 어떤 특별한 위험도 발생하지 않는다. 하지만 의례적 행동을 했을 때에 비해 불확실한 것 같은 느낌을 더 많이 느낄 것이다. 10단계에서는 반응방지 마치기와 '정상적' 행동으로 되돌아가기에 대한 지침을 검토할 것이다.

오염제거 의례적 행동(씻기, 닦기)

오염제거 의례적 행동에 대한 반응방지의 목표는 오염된 것 같은 느낌을 항상 갖게 하는 것이다. 즉, 두려워하는 오염물에 대한 노출이 끊임없이 계속 되도록 하는 것이다. 어쩌면 점진적으로 해야만 할 수도 있다는 걸 염두에 두고 다음 지침들을 따르라. 이 지침들을 달리 조정하거나 바꾸기로 한 경우에는, 앞에서 설명한 수정하기나 지연시키기 등의 전략을 사용해 보라.

- 손, 얼굴 그리고 신체의 다른 부위를 씻지 말라. 심지어는 화장실을 사용하거나 쓰레기를 버린 후에도 또는 음식을 먹거나 다루기 전에도 씻지 말라. 적어도 하루 두 번 양치를 하는 것은 중요하다. 하지만 면도기는 전기면도기를 이용하라. 그래야 최대한 물과 덜 접촉할 수 있다. 또한 치료 프로그램 도중에는 수영도 하지 말라.

  아마도 이런 규칙은 충격적일 것이다. 어쩌면 여러분은 "화장실을 사용하고 나서도 안 씻는 건 위험하지 않나요?"라고 물을지도 모른다. 그러나 실제로 많은 사람이 화장실을 사용한 후 손을 씻지 않는다. 어떤 문화권에서는 화장실을 사용한 후에 손을 전혀 씻지 않지만 건강하게 잘 살고 있다. 마찬가지로, 많은 사람이 먹기 전에 손을 씻지 않는다. 야구장이나 영화관에서 과자를 먹는 사람들에게 손을 씻었는지 물어보라. 그리고 그들이 이전에 어떤 것들을 만졌을지 생각해 보라! 특히 아이들은 흔히 쓰레기통, 바닥, 그 외 다른 '더러운' 물건들을 만진 후에 씻지 않는다. 심지어는 특별히 청결해야 하는 의사나 간호사조차도 원칙을 어길 때가 많고, 종종 청결에 대해 아예 생각조차 안 한다. 일상생활에서 일어나는 것과 치료 프로그램에서 일어나는 것의 유일한 차이는 치료 프로그램에서는 일부러 이런 상황에 직면하고 의도적으로 씻지 않는다는 것이다.

씻기를 중단하면 병에 걸릴 위험이 높아질까? 아마 크지는 않을 테지만 그럴 수도 있고 아닐 수도 있다. 하지만 분명한 것은 씻지 않을 때 생길지도 모르는 어떤 위험보다 강박증상을 줄이기 위해 씻지 않을 때 얻는 이득이 훨씬 크다는 것이다. 당연히 치료 프로그램을 모두 마치고 난 뒤에는 평소처럼 씻고 닦아도 된다. 이에 대해서는 10단계에서 설명할 것이다.

- 다른 방법을 사용해서 오염을 제거하거나 방지하면 안 된다. 예를 들어, 어떤 것을 만질 때에 장갑, 옷소매, 휴지, 수건 같은 것을 사용하지 말라. 옷이나 다른 것으로 손을 닦지도 말라. 특히 손 소독제나 물수건을 사용하지 말라(유혹에 빠지지 않도록 이것들을 버리라!). 다만 대소변에 대해 아주 심한 두려움을 가지고 있는 경우에는 예외다. 이 경우에는 실제에서의 노출을 수행할 준비가 될 때까지 대소변과 접촉하지 않기 위해 화장실에서 장갑을 사용할 수도 있다.

- 가구나 도구 등 물건을 씻거나 닦지 말라. 빨래나 설거지를 추가로 하지 말라. 옷과 접시를 씻기 전에 적어도 한 번 이상씩 사용하라.

- 타이머를 사용해서 매일 딱 10분만 샤워하라. 샤워는 몸이 깨끗해질 정도로만 해야지 의례적 행동으로 변질되어서는 안 된다. 반응방지 중에 하는 샤워의 목표는 완벽하게 깨끗해지는 것이 아니라, 샤워하기 전에 비해 깨끗해지는 것이다. 특수 비누가 아닌 일반 비누를 사용하고, 신체 각 부위는 한 번씩만 씻고 의례적 행동을 하지 말라. 샤워 커튼이나 수도꼭지를 닦지 말라. 수건과 샤워 가운은 다시 사용하고, 한꺼번에 빨래를 할 때 같이 세탁하라. 일단 샤워를 마쳤으면, 노출 목록에 있는 어떤 항목 하나를 택해 다시 자신을 오염시키라.

- 더 이상 가족과 친구에게 씻거나 닦는 의례적 행동에 참여하라고 강요하지 말라. 그 대신 그들에게도 지금 여러분이 따르고 있는 지침을 따르라고 권유하라

(물론 이것은 그들의 선택이다). 또한 안심을 구하기 위해 다른 사람에게 "이거 깨끗해요?"라고 물어보지 말라.

- 여러분이 오염된 것 같은 느낌이 든다는 이유로, 집 안에 있는 '깨끗한' 물건이나 '깨끗한' 장소를 피하지 말라. 주변 전체가 '오염된' 것처럼 느껴져야 한다.
- 이 지침들 중 하나라도 실수하거나 어긴다면, 그것을 의례적 행동 관찰 서식에 적고 즉시 그 오염물에 다시 노출하라. 그래야 오염되었다는 느낌으로 되돌아가서 다시 자연스럽게 습관화가 될 수 있는 기회를 가질 수 있다.

오염 강박사고가 있는 진주 씨(7~8단계에서 소개된)는 손을 씻는 의례적 행동에 몰두하였는데, 신체 배설물이나 공중전화 등 두려워하는 오염물과 접촉하거나 심지어는 상상만 해도 의례적 행동이 촉발되었다. 치료 프로그램 초반부터 모든 씻는 행동을 단번에 중단하는 것은 노출훈련을 해 보기도 전에 그녀가 가장 두려워하는 오염물에 노출되는 것과 마찬가지였다(269쪽, 진주 씨의 노출 위계 참고). 그래서 진주 씨는 선택적 반응방지 전략을 사용하였는데, 두려워하는 여러 오염물에 대한 노출훈련에 보조를 맞추어 점진적으로 의례적 행동을 중단하는 것이었다. 다음은 진주 씨가 시행하였던 훈련 과정이다.

- 1주차: 문 손잡이와 난간을 만지고 나서, 최대한 오랫동안 의례적 행동을 하지 않았다. 그러나 음식을 먹기 전이나 화장실을 사용한 뒤 그리고 쓰레기를 버리고 나서는 씻었다. 씻은 후에는 곧바로 노출훈련 때 문 손잡이에 문질러서 오염시켰던 종이타월을 이용해서 자신을 다시 '문 손잡이 병균'에 오염시켰다. 진주 씨는 이런 방법으로 위계 목록의 첫 항목인 '문 손잡이 병균'에 노출된 느낌을 항상 유지할 수 있었다. 그러나 그 외의 위계 항목에는 노출하지 않았다.
- 2주차: 사람들과 악수하는 노출을 하고 나서 최대한 오랫동안 씻지 않고 참았다. 화장실을 사용하거나 쓰레기통을 만졌을 때를 제외하고는 모든 씻는 행동을 계속 중단하였다. 또한 씻은 후에 다시 '사람에게 존재하는 병균'에 자신을 오염시켰다.
- 3주차: 쓰레기통을 만진 후 손 씻기를 하지 않았다. 음식을 먹기 전과 화장실을

사용한 후에는 손을 씻었지만, 자신을 다시 쓰레기통 병균에 오염시켰다.

- 4주차: 음식 먹기 전과 화장실 사용한 후에만 손을 씻는 원칙을 계속 지켜 나갔다. 그리고 더러운 세탁물이나 신발 안쪽을 만져서 자신을 다시 오염시켰다.

- 5주차: 공중 화장실에 대한 노출을 매일 시행한 후, 최대한 오랫동안 씻지 않고 참았다. 하지만 대소변을 본 후 씻는 것은 여전히 허용하였다. 그리고 종이타월에 묻혀 온 '공중 화장실 병균' 에 자신을 다시 오염시켰다.

- 6주차: 대변을 본 후에만 손을 씻었고, 소변을 본 후에는 손을 씻지 않았다. 언제나 씻고 난 후에는, 소변에 있는 병균에 자신을 다시 오염시켰다(자신의 소변 몇 방울이 묻어 있는 휴지를 만짐으로써).

- 7주차: 음식을 먹기 전과 화장실에 다녀 온 후를 포함해서, 모든 씻기를 완전히 중단하였다. 손을 씻은 다음에는 항상 자신의 대변 얼룩이 묻어 있는 화장실 휴지 조각을 만짐으로써 스스로를 다시 오염시켰다.

확인하기와 안심구하기 의례적 행동

확인을 하거나 안심을 구하는 의례적 행동은 대부분 위해나 실수와 관련된 강박사고에 대한 반응으로 나타나며, 두려워하는 재앙을 유발하거나 충분히 예방하지 못한 책임이 자신에게 있는 것은 아닌지 하는 의심을 가지고 있을 때 이에 대한 반응으로 나타나기도 한다. 그러나 오염에 대한 걱정과 건강에 대한 두려움 때문에 확인하기 의례적 행동을 하는 사례도 있고, 종교적 강박사고를 가지고 있을때 안심구하기 의례적 행동을 할 수도 있다. 다음은 이런 종류의 의례적 행동에 대한 반응방지를 할 때 도움이 되는 몇 가지 지침이다.

- 문, 자물쇠, 창문, 가전제품, 전기 콘센트, 뉴스, 인터넷, 길가, 주머니, 앉은 자리 등을 확인하는 것을 중단하라. 경찰서나 소방서에 재앙이 발생했는지 문의하지 말라.

- 스위치, 자물쇠, 다이얼, 콘센트 또는 그 외에 무엇이든지 만져서 확인하는 의례적 행동을 하고 있다면 만지지 말라. 비록 만지지 않더라도 확인하기 위해 유

심히 쳐다보는 의례적 행동을 하고 있다면, 더 이상 볼 수 없도록 커다란 종이나 테이프로 가리라.

- 친구, 가족, 의사, 성직자, 판매원 등 다른 사람들에게 강박적 두려움에 대한 안심을 구하지 말라. 친구와 가족에게 여러분을 안심시켜 주는 대신에 주의를 잠시 다른 곳으로 돌리게 하거나 치료친구에게 여러분을 부탁해 달라고 얘기하라 (359~360쪽의 극단적 안심구하기에 대한 내용을 좀 더 읽어 보라).
- 두려워하는 상황에 대한 정보를 너무 많이 찾지 말라. 예를 들어, 어떤 독성물질을 사용할 때 병에 걸릴 확률이 얼마나 되는지, 동성연애자가 될 확률은 얼마나 되는지, 폭력적인 강박사고에 따라 행동할 확률이 얼마나 되는지 정확한 정보를 찾으려고 인터넷을 검색하지 말라.
- 두려워하는 결말을 예방하기 위한 또는 부정적인 결과가 발생하지 않을 거라고 스스로를 안심시키기 위한 모든 노력을 중단하라. 즉, 바닥에 있는 '위험한' 물건을 치우기 또는 청소하기, 잠재적 위험에 대해 다른 사람에게 이야기하기, 숫자 세기, 왔던 길 되돌아가기, 안심구하기, 목록 만들기 등의 행동을 하면 안 된다.
- 차 안에서 사이드미러와 백미러를 확인한다면, 시야가 부분적으로 가려지도록 테이프나 종이를 붙이라. 여전히 큰 사물은 보이겠지만, 작은 사물이나 세세한 것은 볼 수 없을 것이다. 뺑소니 사고에 대한 두려움이 있는 경우, 핏자국이나 부딪힌 흔적을 찾기 위해 자동차 외부를 확인하지 말라. 또한 차 사고가 발생했을까 봐 걱정하고 있는 장소로 되돌아가거나 또는 그 부근 길가를 확인하지 말라.
- 실수하는 것에 대한 두려움을 가지고 있다면 이메일이나 서류작업, 봉투 등을 검토할 때 철자나 문법을 점검하는 소프트웨어를 사용하지 말고, 간단하게 슬쩍 한 번만 살펴보라. 계산한 결과를 한 번 이상 확인하지는 말라.
- 실수로 확인을 한 경우에는 불확실성에 다시 자신을 노출시켜 보라. 그렇게 하는 가장 좋은 방법은 두려워하는 결말에 대해 상상에서의 노출을 하는 것이다.

남중 씨는 집과 직장 모두에서 확인하기 의례적 행동을 하였다. 치료 프로그램의 첫 6주 동안, 그는 아파트와 차 안에서 의례적 행동을 중단하는 선택적 반응방지 훈련을 하였다. 집에 전등을 켜 놓은 상태로 외출해서 불이 나는 상상을 하는 노출 첫

주 동안, 그는 집에 되돌아가 불이 났는지 확인해야 할 것 같은 충동에 저항하였다. 또한 창문, 가전제품, 전기 콘센트, 자동차, 수도꼭지를 확인해야 할 것 같은 충동에도 저항하였다. 간혹 실수할 때도 있었지만, 남중 씨는 확인해야 할 것 같은 충동들을 약 90% 정도 참을 수 있었다. 의례적 행동 관찰 서식을 사용해서 모든 의례적 행동을 추적했기 때문에, 그는 자신이 어느 정도 저항하였는지 알 수 있었다. 남중 씨는 아파트에서 확인하기 의례적 행동을 하지 않을 수 있게 되자, 직장 및 다른 곳에서 확인하기 의례적 행동에 저항하기 시작했다.

정리하기, 배열하기, 숫자세기, 반복하기 의례적 행동

이런 의례적 행동에 대한 반응방지는 간단한다. 의례적 행동을 수행하려는 충동에 저항함으로써 불충분, 부정확, 불규칙, 불균형, 불완전하다는 느낌이나 생각에 빠져들면 된다. 만약 고통스러운 강박사고에 대한 반응으로 또는 비참한 결말을 막기 위해 그런 의례적 행동을 수행하고 있다면, 의례적 행동을 하지 않음으로써 운명을 시험해 보라. 여기 몇 가지 지침을 소개한다.

- 다시 배열하거나 다시 정돈하는 것을 중단하라. 치료 프로그램을 하는 동안, 방이나 집, 직장 등의 장소를 어질러진 상태로 유지하라.
- 숫자세기, 만지거나 두드리기, 특정한 방식으로 사물을 바라보거나 응시하기, 단어나 구절을 반복하기, 온 길을 되돌아가기 등으로 균형을 맞추거나 대칭을 맞추고 싶은 충동에 저항하라.
- 이미 읽거나 쓴 것을 다시 읽거나 다시 쓰고 싶은 충동에 저항하라.
- 불행한 일이 벌어질까 봐 두렵다는 이유로 또는 마음속에 괴로운 생각이 떠올랐다는 이유로 행동을 반복하지 말라. 그 대신, 불행이나 원치 않는 그 생각에 대해 상상에서의 노출을 시행하라.
- 종교적인 관습이나 고해성사를 완벽하게 못한 것 같아 두려워서 또는 집중하지 못해서 하느님이 노하셨을까 봐 두렵다는 이유로 여러 번 반복하지 말라. 하느님은 여러분의 진심을 이해하실 거라는 믿음을 가져야 한다(361~363쪽의 종교적

인 의례적 행동에 대해 조금 더 읽어 보라).

- 어떤 행동을 반복하는 것에 저항할 수 없다면, 다른 장소에서 틀리게 반복해 보라. 또는 그 효과가 덜하도록 정해진 횟수가 아닌 다른 숫자만큼 반복해 보라.

- 정리하기, 배열하기, 숫자세기, 반복하기 등의 의례적 행동들 중 어떤 것들은 자동적으로 이루어지기 때문에 중단하기가 매우 어렵다. 어쩌면 여러분은 그것들을 통제할 수 없다고 느낄 수도 있다. 여러분이 그것들을 통제할 수 있도록 우선 단순 자기관찰을 통해 자신이 언제 그런 의례적 행동을 하는지를 추적해 보라. 휴대용 계수기의 도움을 받는 것도 좋다. 의례적 행동을 통제하기가 쉬워질 것이다. 그런 다음 그 의례적 행동을 수정해서 틀리게 수행해 보라. 예를 들어, 순서를 틀리게 세거나, 숫자를 셀 때 주의를 분산시키거나, '틀린' 방식으로 만지거나 응시하라. 이렇게 하는 것이 일단 가능해지면, 그 의례적 행동을 중단하는 것이 틀림없이 더 쉬워질 것이다.

예지 씨는 위계에 따른 노출훈련을 진행하면서, 그 노출 항목에 맞추어 의례적 행동에 저항하는 점진적 반응방지 훈련을 하였다. 매주 하나씩 새로운 노출 항목에 직면하였고, 거기에 대응하는 또 하나의 의례적 행동을 중단하였다.

- 1주차: 철자와 글자를 완벽하지 않게 쓰는, 즉 '엉망진창으로' 쓰는 훈련을 한 다음, 다시 읽거나 다시 쓰는 행동을 중단하였다. 단지 노출훈련을 할 때에만 그렇게 한 것이 아니라, 모든 일상적인 필기를 할 때도 그렇게 하였다.

- 2주차: 편지봉투에 엉망진창으로 주소를 쓰는 노출을 추가하였다. 동시에 편지봉투를 검토하고, 우편번호를 다시 쓰고, 주소를 다시 확인해야 할 것 같은 충동에도 저항하였다.

- 3~4주차: 집에서 물건을 어지럽게 옮겨 놓는 실제에서의 노출을 수행하면서, 동시에 정리하고 배열하는 의례적 행동을 포기하였다.

- 5주차: 왼쪽 또는 오른쪽 어느 한쪽에 대한 노출을 수행할 때는 좌우 의례적 행동에 저항할 수 있었다. 하지만 예측하지 못한 상황에서 이 단어들을 접할 때는 의례적 행동을 중단하기 어려웠다. 왜냐하면 자신이 인식하기도 전에 자동적으

로 의례적 행동이 나오기 때문이었다. 예를 들어, '빨간 불에서는 우회전하지 마시오.' 라는 문장을 읽을 때, 왼쪽이라는 단어가 저절로 마음속에 떠올랐다. 그녀의 치료친구는 그것과 반대 방향을 말하는(또는 생각하는) 훈련을 하면 의례적 행동을 '취소' 할 수 있다고 조언해 주었다. 그러면 다시 불균형 상태가 될 수 있기 때문이었다. 예를 들어, 어떤 사람이 "나는 주식 값이 오른 다음에 팔 거야." 라고 말하는 것을 듣고, '오른' 이라는 단어를 중화시키기 위해 자동적으로 '왼쪽' 이라는 단어를 마음속에 떠올렸다면, 다시 불균형 상태를 만들기 위해 스스로에게 '오른쪽' 이라는 단어를 말하는 것이다. 이런 기법은 매우 효과적이었다.

정신적인 의례적 행동

전적으로 마음에서만 벌어지는 의례적 행동은 실제로 그 행동을 하는 것(예: 씻기, 확인하기, 배열하기)만큼 중요해 보이지 않을 수 있다. 그러나 정신적인 의례적 행동도 반응방지에서 목표로 삼아야 하는 중요한 것이다.

전투계획   정신적인 의례적 행동의 반응방지에서 가장 좋은 방법은 의례적 행동을 처음 유발했던 강박적 사고나 촉발요인에 좀 더 노출(상상 또는 실제)하는 것이다.

정신적인 의례적 행동은 겉으로 나타나는 의례적 행동보다 훨씬 알아차리기 어렵다. 그래서 반응방지를 할 때 종종 빠뜨린다. 하지만 어떤 환자는 자신이 정신적인 의례적 행동을 하고 있다는 것을 인식해서 중단한 후에 획기적인 호전을 보인다. 이 워크북의 앞부분에서 정신적인 의례적 행동을 강조한 이유가 바로 여기에 있다. 정신적인 의례적 행동은 치료할 때 반드시 고려해야 할 중요한 요소다.

정신적인 의례적 행동에 대한 반응방지는 원치 않는 생각을 중화시키고 불안을 줄이기 위해 또는 두려워하는 재앙을 예방하기 위해 마음속으로 반복하는 모든 '안전한' 생각, 단어, 구절, 숫자, 기도문들을 목표로 한다. 또한 어떤 결정이나 두려움에 대한 안심을 얻기 위해 하는 정신적 확인, 분석, 검토 등도 목표가 된다. 그러나 생각을 멈추는 것은 행동(씻기나 확인하기 같은)을 멈추는 것보다 훨씬 더 어려운 일이다.

- 불안을 줄이거나, 두려워하는 결말을 예방하거나, 또는 고통스러운 강박사고와 의심에 대항하는 어떤 단어나 구절을 스스로에게 반복하지 말라. 어떤 장면도 주문을 외우듯이 떠올리지 말라.

- 정신적인 의례적 행동을 하지 않으려고 노력하는 대신, 다른 무언가를 생각하려고 해 보라. '다른 무언가'는 의례적 행동에 대한 충동을 불러일으키는 불편하고 원치 않는 생각이어야 한다. 예를 들어, '죽음'이라는 단어를 본다면, 의례적 문구인 '생명'이라는 단어를 떠올리지 않으려고 애쓰는 대신, 죽음에 대한 생각을 더 깊게 해 보라. 여러분을 불편하게 만드는 생각을 하면서 동시에 정신적인 의례적 행동을 할 수는 없을 것이다.

- 성직자가 요구하지 않는 한, 강박적 두려움에 대응하기 위해 기도문이나 종교적 구절(예: '하느님, 저를 도우소서.')을 말하지 말라. 실제로 예배를 드리는 중이라면, 틀리게 말했거나 집중을 못했다는 이유로 기도문을 반복하지 말라(361~363쪽의 문제 해결 부분에서 종교적인 의례적 행동을 중단하는 것에 대해 조금 더 다룰 것이다).

- 정신적인 의례적 행동을 자기도 모르게 자동적으로 했을 때는, 되돌아가서 정신적인 의례적 행동이 무효가 되도록 괴로운 강박사고나 상황에 의도적으로 다시 직면하라.

- 정신적인 의례적 행동에 저항할 수 없다면, 효과가 불충분하게 느껴지도록 틀린 방법으로 해 보라.

- 용납할 수 없는 강박적 사고의 의미를 분석하려는 충동에 저항하라. 또한 이런 괴로운 생각이 어디에서 유래하는지 심사숙고해서 알아내려는 충동에도 저항하라. 그 대신, 원치 않는 생각에 의도적으로 노출하라. 중요하든 그렇지 않든 간에, 그 생각이 무엇을 의미하는지 불확실한 상태로 머물러 있어야 한다는 것을 명심하라.

- 만약 강박사고가 여러분이 가진 어떤 끔찍한 특성을 의미할까 봐 두려워한다면 (예: 폭력적이라거나, 정상적이지 않다거나, 변태 같다거나, 비도덕적이라거나, 그 밖에 끔찍하거나 위험한 사람이라는), 자신의 과거력을 검토하거나, 성적으로 흥분되는지 신체 징후들을 관찰하거나, 강박사고에 동의하는지 알아보기 위해 스스로를

'시험' 해 보거나, 또는 강박사고가 사실인지 증거를 찾기 위해 그 밖에 다른 행동을 하려는 충동에 저항하라.

자녀에 대한 폭력적 강박사고를 가지고 있었던 철원 씨는 공격적으로 행동할 것 같은 두려움을 줄이고 불안을 통제하기 위해 정신적인 의례적 행동을 사용했다. 불쾌한 생각이 마음속에 떠오를 때면 원치 않는 그 생각을 중화시켜 마음이 편해지도록, '난 아들을 해치고 싶지 않아.' 라는 문구를 반복적으로 되뇌었다. 그는 자신이 정말로 그 끔찍한 일을 저지를 수 있는 '그런 부류의 사람' 인지 가늠해 보는 데(분석하는 데) 많은 시간을 낭비했다.

철원 씨는 반응방지를 하면서, 중화시키는 구절을 더이상 사용하지 않았고 자신이 가진 생각의 의미를 분석하는 것도 중단했다. 만약 분석을 시작한 경우에는, '그 생각이 어디로부터 오는지 그리고 정말 무엇을 의미하는지 확실히 아는 것은 절대로 불가능하다.' 라는 사실을 상기하는 훈련을 하였다. 그러나 가장 유용했던 전략은 그저 의례적 행동에 대한 충동이 생길 때마다, 원치 않는 생각에 대한 상상에서의 노출을 더 많이 하는 것이었다. 즉, 안전한 생각을 하는 대신, 불안이 습관화가 될 때까지 원치 않는 강박사고에 집중했다.

간단한 의례적 행동

정신적인 의례적 행동과 마찬가지로 간단한 의례적 행동도 간과하기 쉽다. 간단한 의례적 행동은 흔히 매우 짧고 미묘하기 때문이다. 하지만 그렇다고 해서 속아서는 안 된다. 만약 간단한 의례적 행동이 여러분의 불안을 줄여 주거나 또는 여러분이 어떤 두려워하는 결말을 막은 것처럼 생각하게 한다면, 그 행동은 반드시 중단해야 한다. 간단한 의례적 행동을 발견하고(1단계), 이해하고(2단계), 관찰하는 것(9단계)은 언제 그 행동이 발생할 가능성이 높은지를 예측하고 중단하는 데 도움이 될 것이다. 어떤 간단한 의례적 행동은 노출훈련 동안 여러분이 노출 상황을 덜 고통스럽게 만들려고 시도해서 발생한다. 그러나 그렇게 되면, 당연히 습관화 과정은 엉망이 되고 노출훈련이 소용없어진다. 간단한 의례적 행동을 하고 있다는 것을 알아차리는 즉시 그 의례적 행동을 취소하려고 시도하라. 또는 간단한 의례적 행동을 유발하는 생각이나 촉발요인에 다시 자신을 노출시키라.

문제 해결

극단적 안심구하기

안심을 구하는 의례적 행동을 중단하는 데 어려움을 겪고 있다면, 그것은 아직도 안전에 대한 '궁극적 보장' 또는 강박사고를 완전히 안심할 수 있게 해 주는 '확실한 정보'를 결국 찾게 될 거라고 믿고 있다는 것을 의미한다. 그래서 이 문제에 대해 명확하게 정리하려고 한다. 만약 지속적으로 안심을 구하는 것이나 질문하는 것 그리고 정보를 모으는 것을 포기할 수 없다면, 진짜 문제는 아직 '올바른' 또는 '최선의' 정보를 얻지 못한 데 있는 것이 아니라, 도저히 얻을 수 없는 종류의 확실성을 요구하는 데 있다. 여러분은 더 이상 걱정할 필요가 없도록, 여러분이 알고 싶어 하는 것들을 대답해 줄 사람이 어딘가 있을 것이라고 생각하고 싶어 한다. 그러나 불행하게도 그런 사람과 정보는 존재하지 않는다. 우리 모두는 때때로 확실한 보장 없이 단지 합리적 수준의 확실성만을 가지고 살아가야 한다. 대부분의 사람은 심지어 꽤 좋지 않은 결말에 대해서도 합리적 수준의 확실성만으로 아무렇지도 않게 살아간다. 재앙에 대한 위험을 어느 정도 감수한 채 운전도 하고, 계단도 오르내리고, 가전제품의 플러그를 꽂아 놓는다. 하지만 강박증은 이런 합리적 수준의 확실성이 마치 부족한 것처럼 느끼게 한다. 그래서 여러분은 티끌만큼의 의심조차 없어야 한다는 생각에 헛되이 사로잡히게 된다.

만약 안심을 구하는 것을 도저히 중단할 수 없다면, 어떤 지침을 마련해 보도록 하라. 예를 들어, 내 환자 중 어떤 사람들은 안심을 구하기 위해, 성직자나 전문가 또는 전문의 등 권위 있는 사람들과 이야기하게 해 달라고 요구하였다. 만약 그렇다면, 다음과 같은 방법을 추천한다.

> 여전히 불가능한 보장을 요구하고 있는가?

- 최근에 이런 사람이나 전문가에게 자문을 받아 본 적이 있는가? 그렇다면 그 사람이 뭐라고 하던가? 여러분이 지금 물어보고 싶어 하는 질문은 이전에 그 전문가에게 가져갔던 사안들과 많이 다른가? 여러분 생각에 전문가가 어떤 말을 할지 이미 알 것 같으면, 아마도 여러분이 생각하는 답이 맞을 것이다. 그것은 여러분이 새로운 정보를 얻기 위해서가 아니라 단지 불안을 줄이기 위해서 정보를 구한다는 것을 의미한다. 만약 그렇다면 여러분은 전문가와 얘기하고 싶은 것을 참아야만 한다.

- 전문가와 이야기하는 것을 참을 수 없다면, 가급적 짧게(최대 30분) 딱 한 번만 자문을 받아 보라.

- 물어볼 질문과 사안들의 목록을 미리 만들어서 자문을 받으라. 구체적 상황에 대한 질문은 피하라. 예를 들어, 감염 전문가에게 "내가 누구, 누구, 누구로부터 에이즈에 걸리게 될 확률은 얼마나 되지요?" 라고 묻는 것보다는 "에이즈에 걸릴 확률에 대해 설명해 줄 수 있나요?" 라고 묻는 것이 적절하다.

- 미리 준비한 질문에 한정해서 물어보라.

- 자문이 끝난 후에는 전문가의 대답을 깊이 생각하고 강박적 두려움을 불러일으키는 상황에 적용해 보라. 안심구하기가 필요하다고 느낄 때, "전문가는 이것에 대해 뭐라고 말할까?" 라고 스스로에게 물어보는 습관을 들이라. 이런 습관은 여러분이 안심을 구해야 하기보다는 자신의 판단과 직관에 따라 행동하는 것을 배우도록 도와줄 것이다.

치료친구를 위한 팁

전문가를 만나기 전에 치료친구에게 질문 목록을 만드는 걸 도와달라고 부탁하면 좋다. 전문가나 권위가 있는 사람에게 자문을 받을 때 친구가 함께할 수 있다면 더할 나위 없이 좋을 것이다.

치료친구가 알아야 할 사항: 여러 구체적인 상황에 포괄적으로 적용할 수 있는 대답을 얻을 수 있게, 비교적 일반적인 질문을 만들도록 도와주라. 미리 준비했던 질문에 한정해서 물어보라. 그렇게 해야 자문이 또 하나의 안심구하기 의례적 행동으로 바뀌는 것을 확실히 막을 수 있다.

자동적인 의례적 행동 다루기

어떤 의례적 행동은 여러분이 인식하지 못한 상태에서 자동적으로 일어나는 것처럼 보일 것이다. 예를 들어, 무의식적으로 바지에 손을 닦거나 어떤 일을 하면서 숫자를 세거나 호주머니를 확인하거나 그 외에 비슷한 행동들이다. 만약 그렇다면 이런 의례적 행동들을 통제할 수 있는 몇 가지 방법이 있다.

- 자동적인 의례적 행동을 촉발하는 요인들이 무엇인지 확실하게 이해하라. 필요하다면, 의례적 행동을 분석하는 2단계로 되돌아가서 자동적인 의례적 행동을 분석해 보라. 자동적인 행동의 맥락을 이해하면 통제하는 데 도움이 될 것이다.
- 이 장에 있는 의례적 행동 관찰 서식을 이용해서 자동적인 의례적 행동을 주의 깊게 관찰하라. 만약 의례적 행동이 너무 재빨리 나타나거나 자주 나타나서 기록하기 어려울 경우에는 휴대용 계수기를 구입해서 추적해 보라. 이렇게 하는 목적은 자동적인 의례적 행동에 주의를 기울여서 중단할 수 있게 하려는 것이다.
- 자동적인 의례적 행동을 촉발시키는 상황이나 생각에 대한 노출훈련을 더 많이 하라. 그런 다음 그 의례적 행동을 억제해 보라.
- 노출훈련이 아닌 일상에서 자동적인 의례적 행동을 발견하면 그것을 붙잡아서 중단하거나 수정해 보라. 그 의례적 행동을 너무 늦게 알아차려서 중단하거나 수정할 수 없을 때는, 의례적 행동 맨 뒤에 뭔가 다른 것을 덧붙이라. 그렇게 하면 그 자동적인 의례적 행동이 덜 효과적인 것처럼 느껴질 것이다.
- 완전하게 저항할 수 있을 때까지 자동적인 의례적 행동을 최대한 오랫동안 지연시키라.

종교적인 의례적 행동(병적 죄책감) 끝내기

기도하기, 고백하기, 종교적 관습 반복하기와 같은 종교적인 의례적 행동에 대해서는 이미 이 장의 다른 부분에서 논의하였다. 그럼에도 불구하고 여러분은 노출 및 반응방지가 종교적 신념과 충돌하는 것처럼 느낄 수도 있다. 하지만 앞선 단계들에서 설명한 것처럼, 강박증 치료 프로그램이 종교적 신념이나 관습을 거스를 아무런 이유가 없다. 제대로 하기만 하면, 인지행동치료는 여러분의 신앙 생활과 완벽하게 조화를 이룰 것이다. 여러분이 강박증으로 고통받고 있는 신앙인이라면, 오히려 신앙적 믿음을 굳게 하고 하느님께 더 다가가는 데 이 워크북을 사용하길 바란다. 나와 작업하였던 병적 죄책감을 가진 많은 사람은 인지행동치료 기법을 활용해서 이런 목표를 달성하였다.

주된 문제는 치료 프로그램을 수행하는 동안 중단하지 말아야 할 건강한 종교적 행동과 반드시 중단하여야 할 강박적 행동의 차이를 구별하는 것이 언제나 쉬운 것만은 아니라는 사실이다. 그런 불확실성 때문에 여러분은 신앙적 규율을 어기는 것을 불안해하고, 어떠한 규율도 어기지 않았다는 절대적 확신을 얻으려 한다. 그러나 하느님으로부터 기적적인 계시가 오지 않는 한, 여러분은 의례적 행동을 포기하는 것이 종교적 규율을 위반하는 것인지에 대한 판단을 직접 내려야 할 수밖에 없다. 어쩌면 여러분은 어떤 지침을 세우기 위해 성직자로부터 자문을 받고 싶을 수도 있다. 만약 그렇다면 앞서 소개한 안심구하기에 관한 문제 해결 부분을 참고해 보라. 그러나 실제로 환자들에게 어떤 행동이 강박증상이고, 어떤 행동이 종교적인 것인지 질문해 보면, 거의 언제나 성직자들과 똑같은 대답을 한다. 다시 말하면, 아마도 여러분은 이미 어떤 행동이 무엇에 해당하는 것인지 알고 있을 것이다. 여러분은 단지 그 불확실성에 직면하는 것이 필요할 뿐이다.

간단히 말해서, 강박적 두려움에서 비롯된 '종교적' 행동은 신앙적이지 않다. 그것이 무엇이든 오히려 믿음이 없는 것이다. 집중이 안 돼서 기도를 여러 차례 해야 하고, 하느님의 눈 밖에 날까 봐 두려운 나머지 반복해서 죄를 고백해야 하며, 제대로 하지 않은 것 같아서 종교적 관습과 의례적 행동을 반복해야 한다면, 여러분은 하느님이 신실한 믿음을 알고 계신다는 것을 믿지 못하는 것이다.

다음과 같은 상황을 상상해 보라. 이웃이 여행을 가면서 일주일 동안 개를 맡아 달라고 부탁하였다. 그런데 밤낮을 가리지 않고 하루에도 몇 번씩 전화를 해서, 개에게 밥을 먹이고 산책을 시키라고 그리고 간식을 너무 자주 주지 말라고 당부하고 또 당부한다. 여러분도 개를 키우고 있기 때문에 이미 모든 것을 다 알고 있는데도 말이다. 어떤 생각과 느낌이 드는가? 만약 이웃이 쉴 새 없이 전화해서 이런 일들을 당부한다면, 그 사람은 여러분이 개를 돌보는 것을 못미더워 하는 것임에 틀림없다! 역설적이게도, 기도문이나 종교적 관습 또는 고백을 의례적으로 반복할 때, 여러분은 하느님을 똑같은 방식으로 취급하는 것이다. 우리가 성경에서 읽은 대로 하느님은 사랑이고 자비로우며 모든 것을 다 알고 계시다면, 그분은 여러분의 진심이 무엇인지 그리고 강박증을 극복하기 위해 무엇을 하고 있는지 다 이해할 것이다. 하느님에게는 옆에서 계속 잔소리하는 사람이 필요없다.

이 점을 염두에 두고, 어떤 행동이 죄악과 파멸에 대한 두려움에 기인한 것인지, 그리고 어떤 행동이 참된 사랑과 신념에 따른 건강한 신앙적 활동인지 구별해 보라. 겉으로는 진정한 신앙적 활동처럼 보이지만 사실은 두려움에서 비롯된 의례적 행동을 중단할 때, 여러분은 하느님과 더 가까워지고 더욱 참된 믿음을 갖게 될 것이다.

지금까지 해 오던 회피 패턴과 의례적 행동을 새로운 것들로 바꾸면 어떻게 되는가

어떤 전통적인 정신분석적 관점에 따르면, 마치 두더지 게임처럼 강박적 행동 하나를 중단하면 다른 새로운 강박행동이 그 자리를 차지한다고 여겨 왔다. 그러나 지금 우리는 그렇게 단순하지 않다는 것을 알고 있다. 그럼에도 불구하고 노출 및 반응방지를 하기 시작할 때, 마치 새로운 의례적 행동이 나타나는 것처럼 보일 수 있다. 여기에는 두 가지 설명이 가능하다.

첫째, 치료 프로그램이 잘 진행되고 있지만, 좀 더 심각한 의례적 행동을 중단하는 도중에, 지금까지 미처 인식하지 못했거나 주의를 기울이지 못했던 다른 의례적 행동이 눈에 보이기 시작하는 것이다. 물론 이 경우에 해결책은 지금까지 주의를 덜 기울였던 다른 의례적 행동에 치료 프로그램을 집중하는 것이다.

둘째, 의례적 행동을 중단하기 시작하면서, 여러분이 다른 한편으로는 불안으로부터 회피하거나 도망치기 위해 그것을 다른 방식들로 전환하고 있는 것이다. 예를 들어, 상태가 나빠 보이지 않으려고 더 많은 강박 촉발요인을 피하거나 또는 더욱 미묘한 방식으로 의례적 행동을 할 수도 있다. 예를 들어, 심한 씻기 의례적 행동을 가지고 있던 한 여성이 일주일 만에 의례적 행동을 '단숨에 중단'하였다. 도저히 믿을 수가 없었다! 하지만 믿기지 않을 정도로 순식간에 호전된 것처럼 보인 데에는 이유가 있었다. 몇 시간씩 손을 씻어야 했던 것을 어떻게 일주일 만에 중단했는지 물어보았을때, 그녀는 어떤 오염된 것도 만지지 않으려고 집에 도우미를 고용했다고 대답하였다. 정교하고도 비싼 이 회피전략은 절대로 강박증을 치료하는 것이 아니다.

어떤 의례적 행동을 중단했을 때 다른 새로운 회피 패턴이나 의례적 행동이 나타나는 것은 반응방지 계획을 충분히 폭넓게 세우지 않았다는 것을 의미한다. 다시 돌아가서, 두려움을 촉발하는 요인을 회피하거나 도망치려는 목적을 지닌 모든 행동을 확실하게 끝내야 한다. 또한 실제에서의 노출을 사용해서 가지고 있는 회피행동들을 반드시 다루어야 한다.

자, 이제 여러분은 도전할 준비가 되었다

지금 여러분은 적에 대해 신뢰할 만한 정보도 있고 전투전략을 이해하고 있으며, 강박증과 맞서 싸우는 데 필요한 최강의 무기들로 무장되어 있다. 이제 자신 있게 전진해서 적과 싸워 무찌를 시점이다. 강박증과의 전투에서 매번 승리하지는 못하겠지만 포기해선 안 된다. 여러분이 가진 전투계획과 무기는 이미 그 효과가 입증된 것이다. 그 계획과 무기를 신중하게 제대로 사용하면, 여러분은 승리할 것이다. 다음에서는 강박사고와 강박행동을 없애기 위해 여러분이 6~9단계에서 배운 전략들을 모두 다 합치는 데 필요한 작업지와 도구들을 소개할 것이다. 그리고 10단계에서는 여러분이 호전되는 과정을 기록하는 것과 강박증이 시도할지도 모르는 모든 반격으로부터 여러분을 보호하는 것을 배울 것이다.

모두 다 합치기

여러분은 인지치료, 실제에서의 노출, 상상에서의 노출, 반응방지를 어떻게 사용하는지를 배웠기 때문에 이제 이 기술들을 모두 합쳐서 사용할 준비가 되었다. 여기서는 지금까지 배운 것들을 모두 합치는 데 필요한 도구들을 소개할 것이다. 또한 계획된 노출훈련의 시간표와 스케줄을 짜는 방법을 알려주고, 미리 계획된 노출훈련을 시행할 때 사용할 서식을 제공할 것이다.

시간표

어떻게 인지행동치료 프로그램 스케줄을 짜야 하는가

이 프로그램의 시간표는 일주일 단위로 나뉘어 있다. 아마도 일주일이면 다음 단계로 넘어가기 전에 각 기술을 충분히 익히고 훈련할 수 있을 것이다(다음에 제시한 시간표를 참고하라). 이미 6~9단계를 꼼꼼히 읽어서 흐름을 잘 알고 있겠지만 간략하게 요약해 보겠다. 여러분의 인지행동치료 스케줄로 사용할 수 있도록 자신이 계획한 날짜를 적어도 좋다.

1주차(시작:　　년　　월　　일)
- 6단계를 읽으라.
- 6단계에서 배운 인지치료 기법을 매일 45분씩 훈련하라.

2주차(시작: 년   월   일)

• 매일 45분씩 인지치료 기법 훈련을 계속 하라.

• 7~9단계를 읽으라.

• 4단계에서 작성했던 실제에서의 노출 및 상상에서의 노출 위계와 반응방지 계획을 검토하고, 바꾸어야 할 부분이 있는지 살펴보라. 여러분이 인지치료 기법을 사용하기 시작할때 노출 항목과 주관적 불편감 점수가 달라지는 경우가 가끔 있다.

• 각 주마다 실제 및 상상에서의 노출 위계 항목을 정하고, 또 각 노출훈련에 맞추어 저항할 목표 의례적 행동을 정해서 369쪽의 계획된 노출훈련 스케줄 서식을 완성하라. 중간 정도의 주관적 불편감 점수를 유발하는 위계 항목부터 시작해서 가장 괴로운 실제 및 상상에서의 노출 위계 항목에 이를 때까지 점진적으로 나아가야 한다는 것을 기억하라.

• 2주차의 적당한 시점부터, 329쪽의 의례적 행동 관찰 서식을 사용해서 의례적 행동을 관찰하기 시작하라.

3주차(시작: 년   월   일)

• 3주차에 할당된 위계 항목에 대한 노출훈련을 시작하라. 별도로 시간을 정해서 한 번에 1시간씩 하루 두 차례 훈련하라. 매번 노출훈련을 시행하기 전에 첫 10분 동안은 인지치료 기법을 사용하여 노출에 대비하라. 374~375쪽에 제시한 계획된 노출훈련 작업지를 사용해서 각 노출훈련을 하는 동안 주관적 불편감 점수를 기록하라.

• 이번 주의 노출훈련에 상응하는 의례적 행동에 저항하는 반응방지를 시작하라. 만약 어떤 의례적 행동을 해 버린 경우에는, 항상 '노출된' 느낌이 들 수 있도록 그 위계 항목에 대한 노출을 다시 간단히 시행하라.

• 의례적 행동을 계속 관찰하라. 의례적 행동에 저항할 수 없다면 336쪽의 의례적 행동 수정 작업지를 이용해서, 그 의례적 행동을 완전히 중단할 준비가 될 때까지 수정된 반응방지 전략을 시도해 보라.

• 매일 자기 전에 노출훈련 작업지와 의례적 행동 관찰 서식을 검토하라. 두려움

에 대한 직면과 의례적 행동에 대한 저항에 어느 정도 진전이 있는지를 파악하는 데 도움이 될 것이다.

- 그 주가 끝날 때까지 훈련하고 있는 위계 항목에 아직 습관화가 되지 않았다면, 비록 여전히 어느 정도 불안을 유발할지라도, 그 항목을 충분히 다룰 수 있다는 느낌이 들 때까지 노출을 계속한 후에 다음 항목으로 넘어가라. 다음 항목으로 넘어갈 준비가 되었는지 결정하는 방법은 다음 표를 참고하라.

다음 위계 항목으로 넘어갈 준비가 된 것인가

다음 단계로 옮겨 갈 준비가 되었는지의 여부, 즉 불안을 유발하는 상황이나 침투사고에 습관화가 된 것 같은 느낌, 그리고 강박적 두려움이 사라진 것 같은 느낌은 매우 개인적이고 주관적인 판단이다. 한 항목을 극복하고 다음 항목으로 넘어가야 하는지의 여부를 결정하는 데 다음 기준들을 사용해 보라.

- 노출 상황에서 전반적으로 편안한가?
- 주관적 불편감 점수가 20점 이하로 떨어졌는가?
- 주관적 불편감 점수가 가벼운 수준(20점 이하)에서 10분 동안 지속되는가?
- 의례적 행동에 대한 충동이 상당히 줄어들었거나 완전히 없어졌는가?

4~5주차 및 그 이후(시작:　　년　　월　　일)

- 3주차와 마찬가지로 노출훈련을 하라. 위계 항목들을 모두 직면할 때까지, 계획된 노출훈련 스케줄에 따라 매주 다음 노출훈련으로 넘어가야 한다. 위계에 있는 모든 항목을 끝마칠 때까지 치료 프로그램을 지속해야 한다. 최소 5주에서 최대 10주 이상 걸릴 수 있다.
- 각 주에 할당된 노출훈련과 이전에 시행한 모든 노출훈련에 상응하는 의례적 행동들에 대한 저항을 계속하라.
- 멈추는 것이 불가능한 의례적 행동은 의례적 행동 관찰 서식에 기록하고 계속 관찰하라.
- 노출훈련 생활방식을 시작하라. 이미 계획된 노출을 통해 훈련한 위계 항목들을 일상생활에서도 직면할 수 있는 기회를 만들라.
- 계속해서 매일 작업지를 검토하라.

노출 및 반응방지 계획의 스케줄 짜기

369쪽에 제시한 계획된 노출훈련 스케줄 서식은 강박증과의 전투에 대한 계획서다. 여러분은 이 서식에다 어떤 실제 및 상상에서의 노출을 수행할지 그리고 어떤 의례적 행동을 중단할지에 대한 계획을 세울 것이다. 이렇게 하려면 여러분이 처음에 노출 위계와 반응방지 계획을 작성하였던 4단계로 되돌아가야 할 것이다. 4단계에서 작정한 위계들과 이 장에서 작성하는 현재 치료계획 사이의 주된 차이점은, 여기서는 여러분이 쉽게 따라 할 수 있도록 실제에서의 노출, 상상에서의 노출 그리고 반응방지 계획을 한데 합쳐서 세운다는 것이다. 다음은 그 방법이다.

우선, 처음에 작성하였던 위계 항목들을 다시 살펴보고, 4단계를 읽은 이후로 위계 항목이나 주관적 불편감 점수가 변한 게 있으면 조정하라. 그다음, 주관적 불편감 점수가 약 30~40점 정도 되는 상황(또는 침투사고)을 골라서 훈련 스케줄에 기록하라 (실제에서의 노출과 상상에서의 노출 각각을 기록하는 칸이 있다). 여러분이 선택한 첫 항목이 상응하는 상상(또는 실제) 위계 항목을 가지고 있다면, 그것도 해당되는 칸에 적으라. 그다음, 방금 적은 위계 항목으로 노출훈련을 할 때 유발될 의례적 행동을 반응방지 계획에서 골라서 훈련 스케줄의 맨 오른쪽 칸에 기록하라. 그런 다음, 조금 더 어려운 노출 항목 및 의례적 행동을 골라서 훈련 스케줄의 다음 줄에 기록하라. 7, 8, 9단계에서 소개한 사례들이 여러분이 실제에서의 노출과 상상에서의 노출 그리고 반응방지를 어떻게 합치는지를 이해하는 데 도움이 되었을 것이다. 필요하다면, 그 사례들을 다시 읽어 보라. 여러분은 치료친구에게 도움을 청할 수도 있다. 7~9단계에서 소개하였던 남중 씨가 작성한 계획된 노출훈련 계획표를 370쪽에 제시하였다.

이 스케줄은 딱 정해진 게 아니라는 것을 명심하라. 필요할 때 고칠 수 있게 볼펜 대신 연필로 쓰는 것이 좋다. 일단 시작하고 나면 어떤 상황은 생각했던 것보다 직면하기 쉬운가 하면, 어떤 상황은 생각했던 것보다 어려워서 뒤로 미루고 다른 항목을 먼저 노출해야 하는 경우가 흔히 있다. 여러분이 계속 호전되는 데 도움이 된다면, 진행하면서 얼마든지 고쳐도 상관없다.

계획된 노출훈련 스케줄

• 각 주에 할당된 훈련을 마친 뒤에는 목록에서 지우라.

주차	노출훈련: 어떤 위계 항목을 훈련할 것인가?	반응방지: 어떤 의례적 행동을 중단할 것인가?
	실제에서의 노출:	
	상상에서의 노출:	
	실제에서의 노출:	
	상상에서의 노출:	
	실제에서의 노출:	
	상상에서의 노출:	
	실제에서의 노출:	
	상상에서의 노출:	
	실제에서의 노출:	
	상상에서의 노출:	
	실제에서의 노출:	
	상상에서의 노출:	
	실제에서의 노출:	
	상상에서의 노출:	
	실제에서의 노출:	
	상상에서의 노출:	
	실제에서의 노출:	
	상상에서의 노출:	
	실제에서의 노출:	
	상상에서의 노출:	
	실제에서의 노출:	
	상상에서의 노출:	

계획된 노출훈련 스케줄: 남중 씨

• 각 주에 할당된 훈련을 마친 뒤에는 목록에서 지우라.

주차	노출훈련: 어떤 위계 항목을 훈련할 것인가?	반응방지: 어떤 의례적 행동을 중단할 것인가?
3	실제에서의 노출: 전등 스위치를 켰다가 끄고 외출하기	전등 확인하기
	상상에서의 노출: 집에 불이 나서 다 타 버림	
4	실제에서의 노출: 소방서 앞길로 운전하며 소방차 보기	안심구하기
	상상에서의 노출: 집에 불이 나서 다 타 버림	
5	실제에서의 노출: 집의 창문을 열었다 닫은 후 외출하기	창문 잠금장치 확인하기
	상상에서의 노출: 창문을 잠그지 않아서 누가 집으로 침입함	
6	실제에서의 노출: 자동차 주차 브레이크를 풀었다가 조인 후 차에서 떠나기	주차 브레이크 확인하기, 안심구하기
	상상에서의 노출: 차가 언덕 밑으로 굴러서 사고를 일으킴	
7	실제에서의 노출: 가전제품을 켰다가 끄고 외출하기	가전제품 확인하기
	상상에서의 노출: 집에 불이 나서 다 타 버림	
8	실제에서의 노출: 수도꼭지를 틀었다 잠그고 외출하기	수도꼭지 확인하기
	상상에서의 노출: 집 안이 물바다가 되고 중요한 것들을 잃어버림	

🦋 계획된 노출훈련 작업지 사용하기

374~375쪽에 제시한 계획된 노출훈련 작업지는 계획된 노출훈련을 할 때 사용해야 할 서식이다. 이 작업지는 노출을 수행하는 과정 내내 도움이 될 것이다. 매일 두 번씩하는 노출훈련을 한 장에 모두 기록해도 좋다. 아마도 여러분은 수주 동안 노출훈련을 할 테니 작업지를 충분히 복사해 두는 것이 좋다. 노출훈련을 할 때 작업지를 사용하는 방법은 다음과 같다. 376~377쪽에는 남중 씨가 작성한 작업지가 소개되어 있다.

노출훈련에 대한 설명 그날에 수행할 노출훈련에 대해 자세히 적으라. 어떤 상황을 직면할 것인가? 어떤 생각과 의심을 직면할 것인가? 어디서 노출훈련을 할 것인가? 가능하면 두 개의 노출훈련을 서로 비슷하게 만들라. 하지만 약간 달라도 상관없다. 예를 들어, 문을 잠그지 않고 외출한 책임과 관련된 강박적 의심에 대한 작업을 하고 있는 경우, 가장 마지막으로 집을 나서는 것과 가장 마지막으로 사무실에서 나가는 것을 같은 날에 훈련하는 것이 좋다. 이 두 가지 상황에 대한 상상에서의 노출도 실제에서의 노출과 비슷할 것이다.

어떤 의례적 행동에 저항할 것인가 이 노출훈련을 수행할 때 여러분이 하고 싶어질 의례적 행동들을 적으라. 물론 이것은 반응방지를 통해 중단할 것과 동일한 의례적 행동이다.

인지치료 전략 이 두 번의 노출훈련을 준비하는 데 사용할 인지적 전략을 간단히 나열하라.

두려워하는 결과 의례적 행동을 하지 않고 두려워하는 상황이나 생각에 직면하기 때문에 발생할 것 같은 두려워하는 결과를 적으라. 만약 두려워하는 결과가 먼 미래에 발생하는 것이라면 그 내용을 서식에 적으라.

인지치료 전략을 사용하여 다시 생각해 보았을 때 수정된 결과 3번에 기입한 인지전략을 훈련하라. 그다음 노출훈련이 초래할 결과에 대해 좀 더 현실적이고 덜 위협적인 예측을 적으라. 아마도 두려워하는 결과는 여러분이 이전에 생각했던 것보다 덜 심각할 것이다. 위험은 받아들일 수 있을 정도로 낮을 것이다. 만약 두려워하는 결과가 먼 미래의 일이어서 실제 발생할지 여부를 알 수 없다면, 아마도 인지치료가 그런 불가피한 불확실성을 잘 다루어 나가도록 도와줄 것이다. 이 경우에 수정된 결과는 다음과 같을 것이다. '너무 불안해지거나 의례적 행동을 하지 않고도 그런 불가피한 불확실성을 잘 다루어 나갈 수 있을 것이다.' 그러나 이것이 두려움이 틀렸다고 여러분을 안심시켜 주는 진술문이 되면 안 된다. 오히려 노출훈련에서 위험을 무릅쓰고 불확실성에 직면할 수 있도록 여러분을 도와주는 것이어야 한다.

두려움에 직면할 용기를 얻기 위해 그리고 직면해서 초래된 불안을 견디기 위해, 노출훈련을 하는 동안 수정된 결말에 대해 생각하는 것은 괜찮다.

주관적 불편감 점수 추적하기 여러분은 7단계에서 5분마다 주관적 불편감 점수를 평가하고, 작업지에 그래프로 그리는 방법을 배웠다. 같은 날에 실시한 첫 번째 노출훈련과 두 번째 노출훈련을 구분할 수 있도록 그래프를 그릴 때 범례를 사용하라. 그렇게 하면 훈련을 반복할수록 더 빨리 습관화가 되는지를 확인할 수 있을 것이다. 또한 노출훈련 결과를 하루하루 비교해 볼 수도 있을 것이다. 만약 잘 진행되면, 동일한(또는 비슷한) 노출 상황에 직면할 때마다 주관적 불편감 점수가 더 빨리 줄어드는 것을 확인할 수 있을 것이다. 그러나 이렇게 숫자로 평가하는 게 누구에게나 쉽고 도움이 되는 것은 아니다. 모든 것을 숫자로 평가하고 기록하는 것이 너무 부담되고 힘들게 느껴진다면, 반드시 그렇게 하지 않아도 된다. 여러분이 어떻게 하고 있는지 시각적으로 보는 것이 도움이 되기는 하지만, 머릿속으로 추적할 수 있다면 그것도 상관 없다. 만약 여러분이 특정 숫자에 대한 강박적 두려움을 가지고 있다면, 주관적 불편감 점수를 사용하는 것이 너무 힘들 수도 있다. 그런 경우에는, 그 목표 상황에서 불편감이 유의하게 감소해서 의례적 행동에 대한 충동을 더 이상 느끼지 않는다는 일관된 느낌에 의존할 수밖에 없다.

노출로부터 무엇을 배웠는가 두 번의 노출훈련을 마친 후 훈련의 실제적인 결과에 대해 적으라. 주관적 불편감 점수가 감소하였는가? 예상했던 것만큼 노출이 어려웠는가? 끔찍한 일이 발생했는가? 의례적 행동을 안 할 수 있었는가? 만약 두려워하는 결과가 먼 미래의 일인 경우, 그런 불확실성에 대해 편안하게 느낄 수 있었는가? 위험이나 의심과 함께 살 수 있다는 것을 배웠는가? 여러분의 강박사고는 그 힘을 잃었는가?

노출 그래프의 변화 두 번의 노출을 마친 다음, 현재의 훈련 작업지와 이전 것을 검토해 보고 어떠한 변화가 있는지 기록해 보라. 두려움에 직면하는 것이 점점 쉬워지고 있는가? 주관적 불편감 점수가 노출훈련을 처음 시작할 때에 비해 더 빨리 감소

하고 있는가? 실제에서의 노출훈련을 하는 것이 여러분이 생각했던 것보다 덜 끔찍
했는가? 이렇게 변화해 가는 것을 관찰하면 치료 프로그램을 진행해 가는 동안 여
러분에게 동기부여가 될 것이다. 아주 작은 진전일지라도 그것을 보는 것은 보람이
된다.

인지행동치료 프로그램 5주차에 접어든 남중 씨의 계획된 노출훈련 작업지를 376~
377쪽에 제시하였다. 여러분의 작업지를 작성하는 데 참고가 될 것이다.

돌격 앞으로

전투를 알리는 나팔 소리가 울려 퍼지고 있다. 전력을 다하자! 필요한 모든 정보와
서식으로 무장한 여러분은 강박사고와 의례적 행동에 대한 인지행동치료의 핵심인
노출 및 반응방지 작업을 시작할 준비가 되었다. 이제는 여러분이 정말 열심히 작업
하고, 두려움에 직면하며, 스스로 세운 목표를 향해 움직이기 시작할 차례다. 늘 쉬
울 거라고 기대하지 말라. 때로는 어려움이 닥칠 것이다. 그러나 지금 여러분은 잘
준비된 상태다. 여러분은 해낼 수 있다! 평안한 미래를 위해 지금은 불안을 견뎌야
한다는 것을 명심하라. 여러분의 노력은 결실을 맺을 것이다. 노출훈련을 모두 마친
후에는 10단계를 읽어 보라. 호전된 상태를 유지하는 데 도움이 될 것이다. 자, 돌격
앞으로!

374 모두 다 합치기

계획된 노출훈련 작업지

날짜: ____월____일

1. 노출훈련에 대해 적으라(어떤 상황이나 생각에 노출하려고 하는가?).

_____

_____

_____

2. 어떤 의례적 행동에 저항하려고 하는가?

_____

_____

_____

3. 어떤 인지치료 전략을 사용하려고 하는가?

_____

_____

_____

4. 의례적 행동을 하지 않고 이런 노출을 할 때, 여러분이 두려워하는 결과는 무엇인가?

_____

_____

_____

5. 인지치료를 사용한 후 다시 생각해 보았을 때, 더 현실적인 결과는 무엇일까?

_____

_____

_____

6. 그래프를 사용해서, 주관적 불편감 점수를 기록하라.

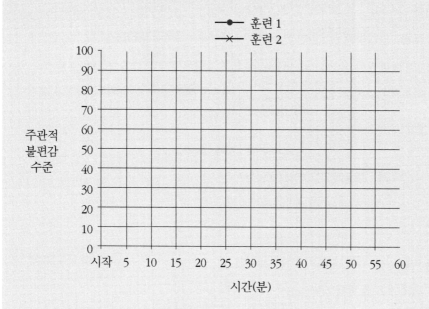

7. 노출훈련의 결과를 적으라. 무엇을 알게 되었는가?

_____

_____

_____

8. 매일 노출 그래프를 검토하라. 어떤 변화가 보이는가?

_____

_____

_____

계획된 노출훈련 작업지: 남중 씨

날짜: 8월 6일

1. 노출훈련에 대해 적으라(어떤 상황이나 생각에 노출하려고 하는가?).

   아파트의 모든 창문을 열었다가 자세히 보지 않고 전부 재빨리 닫는다. 그런 다음 아파트 밖으로 나와, 실수로 창문을 잠그지 않은 부주의한 행동 때문에 누군가가 침입하는 상상을 한다.

2. 어떤 의례적 행동에 저항하려고 하는가?

   모든 창문이 확실하게 잘 잠겨 있는지 확인하기

3. 어떤 인지치료 전략을 사용하려고 하는가?

   평생 모은 돈 걸기 기법

4. 의례적 행동을 하지 않고 이런 노출을 할 때, 여러분이 두려워하는 결과는 무엇인가?

   아마도 실수로 창문을 잠그지 않거나 열어 놓은 채 외출할 것이다. 나는 누군가가 침입할지도 모른다는 불확실성을 감당할 수 없다.

5. 인지치료를 사용한 후 다시 생각해 보았을 때, 더 현실적인 결과는 무엇인가?

   평생 모은 돈을 걸어야 한다면, 내가 창문을 안 잠그거나 열어 놓은 채 외출하지 않을 것이라는 데 걸겠다. 또한 침입을 당하지 않을 거라는 데 돈을 걸겠다. 그 일이 일어날 확률은 내가 이따금씩 생각하는 것만큼 높지는 않다. 그러나 설령 그렇다 해도 나는 확신할 수 없다.

계속

6. 그래프를 사용해서, 주관적 불편감 점수를 기록하라.

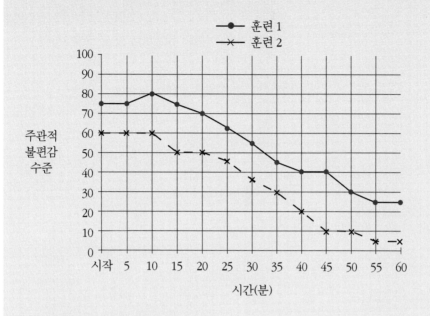

7. 노출훈련의 결과를 적으라. 무엇을 알게 되었는가?

아무도 침입하지 않았고 나는 불확실성을 견딜 수 있었다. 주관적 불편감 점수는 내가 확인을 하지 않아도 감소하였다.

8. 매일 노출 그래프를 검토하라. 어떤 변화가 보이는가?

훈련을 하면 할수록 내 주관적 불편감 점수는 더 빨리 감소한다. 나는 의례적 행동에 더 쉽게 저항할 수 있다.

프로그램을 마치고 호전된 상태 유지하기

여러분은 지난 몇 주에 걸쳐 점점 더 어려운 노출훈련에 도전해 왔고, 회피행동과 의례적 행동을 중단해 왔다. 그 결과로 여러분의 강박적 두려움과 의례적 행동에 대한 충동이 감소해서 이전에 매우 위협적으로 보이던 상황이나 괴로운 생각에 대해서 훨씬 편안하게 느낄 수 있게 되었기를 바란다. 아마도 여러분은 이제 지금까지 회피하던 장소에도 갈 수 있고 회피하던 활동도 더 많이 할 수 있을 것이다. 시간을 많이 잡아먹던 의례적 행동에서 자유롭게 되면서 여유시간이 늘어나고, 여러분은 그 시간에 정말 원하던 것들을 할 수 있게 되었을 것이다.

10단계에서는 치료의 초점을 '적극적인 치료 단계'에서 '잘 지내는' 단계 또는 '유지' 단계로 옮겨 갈 것이다. 우리는 여러분의 치료 경과를 검토하고, 현재의

프로그램을 시작한 후 삶이 어떻게 변했는가?

상태를 프로그램을 처음 시작했을 때와 비교할 것이다. 여러분은 호전된 상태를 유지하는 것이 단 한 번으로 이루어지는 것이 아니라 지속적인 과정이라는 것을 배울 것이다. 회복된 상태를 유지하려면, 지금까지 습득해 온 것과 비슷한 기술들을 일상생활에서 계속 훈련하는 습관을 들여야 한다. 또한 다시 나빠지지 않도록, 그리고 비록 일시적으로 악화되더라도 완전한 재발로 이어지지 않도록 방심하지 말아야 한다.

🐾 치료 종결 후 '인지행동치료 생활방식' 으로 살기

체중을 줄이기 위해 다이어트를 결심한 적이 있는가? 비만 때문에 식습관 변화가 필요하다고 생각하는 사람들은 '그저 한두 달 다이어트를 하면 체중을 줄일 수 있겠지.' 라고 생각한다. 그러나 다이어트는 그때만 효과가 있고, 멈추면 효과가 없어진다. 여러분은 다이어트가 끝나자마자 예전 식습관으로 돌아갈 것이고, 빠졌던 체중도 다시 예전으로 돌아갈 것이다. 다이어트는 체중 감량을 위한 단기적 해결책이 될 수는 있겠지만 장기적으로는 대개 실패한다.

강박증 인지행동치료 프로그램을 마치 다이어트처럼 만들지 말라! 그렇게 되면 여러분은 얼마 지나지 않아 예전의 회피행동과 의례적 행동으로 되돌아갈 가능성이 높다. 이 워크북의 10단계 프로그램을 영구적인 생활방식의 변화로 생각하라. 강박증 증상은 하나의 악순환 고리다. 여러분은 어떻게 성공적인 치료를 계획하고, 어떻게 스스로에게 동기를 부여해서 두려움에 직면하도록 하는지에 대해 배웠다. 무엇보다 중요한 것은, 여러분은 이미 악순환을 차단하는 방법뿐만 아니라 강박사고, 회피행동 및 의례적 행동을 줄이는 기술을 배웠다는 사실이다. 프로그램을 마친 뒤에도 그동안 배운 것들을 모두 잊어버리지 말고, 생활방식의 한 부분으로 삼아 계속 좋은 상태를 유지해야 한다. 이 장에서는 인지행동치료를 생활방식에 통합하는 방법 몇 가지를 제안할 것이다.

> 최종 목표가 정신적으로 건강한 상태를 유지하고, 강박사고와 의례적 행동을 조절할 수 있는 것이라면, 그것은 정말 끝이 없고 평생 지속되는 목표다. 여러분은 계속해서 두려움에 직면하고 의례적 행동에 대한 충동에 저항해야 한다. 그렇게 하는 게 건강한 것이기 때문이다.

노출을 생활방식의 일부로 만들기

노출훈련을 시작할 때 덜 두려운 상황에서 두려운 상황으로 점진적으로 훈련했던 것처럼, 계획된 노출훈련을 끝낼 때에도 갑작스럽게 중단하는 것보다 점진적으로 줄여 가는 것이 좋다. 그렇게 하면 지금까지 힘들게 노력해서 극복한 예전의 패턴으로 되돌아갈 위험을 줄일 수 있다. 노출훈련을 처음 몇 주간은 이틀에 한 번, 그 후에는 일주일에 두 번, 그다음에는 일주일에 한 번으로 줄여 가라.

물론 강박사고와 의례적 행동이 다시 나타나기 시작하면 노출훈련의 빈도를 다시 늘려야 한다. 노출훈련 스케줄을 줄이고 수개월 동안 잘 지낸다면, 그다음에는 계획적으로 하는 훈련을 모두 중단해도 된다. 훈련 스케줄을 중단하지만, 모든 노출을 중단하는 것은 아니다. 7단계에서 언급한 것처럼, 여러분은 일상생활의 모든 다양한 상황에서 기회가 있을 때마다 노출을 계속해야 한다(생활방식 노출). 즉, 그것은 지금부터 강박사고와 관련된 상황을 회피하지 않고 앞으로 다

전투계획 프로그램의 유지 단계를 시작할 때, 훈련을 갑자기 중단하지 말고 서서히 줄여 나가라. 강박사고와 강박행동에 대한 충동이 다시 나타나면, 훈련의 빈도를 늘릴 수 있도록 준비되어 있어야 한다.

노출을 생활방식의 한 부분으로 만드는 것은, 강박사고를 촉발했던 상황으로부터 도망치지 않고 다가가는 것을 의미한다.

가가는 습관을 들이는 것을 의미한다. 심지어 더 이상 그 상황이 별다른 고통을 유발하지 않을지라도 마찬가지다. 강박증상이 예전으로 되돌아가는 것을 막기 위해서는, 여러분이 한때 회피하고 멀리했던 상황과 고통스러운 생각을 계속 경험하여야 한다. 이와 같은 프로그램 종결 후 회기들이 여러분의 새로운 패턴을 강화하고 반복 학습하는 데 도움이 될 것이다.

또한 여러분은 이전에 훈련했던 상황과는 다른 새로운 상황들에서 이러한 노출을 계속 시도해야 한다. 예를 들어, 나리 씨는 적극적인 치료 시기에 그동안 회피해 오던 특정 브랜드의 살충제(벌레 스프레이)를 사용함으로써 독성 화학물질에 대한 노출훈련을 하였고 얼마 후 훨씬 익숙해지게 되었다. 그 후 그녀는 의도적으로 다른 종류의 살충제 및 유사제품들(예: 제초제, 비료)로 노출을 확대함으로써 치료 프로그램의 효과를 넓혀 나갔다. 태석 씨는 죽음에 대한 강박사고를 가지고 있었다. 그는 할아버지를 비롯하여 돌아가신 친척들의 사진을 바라봄으로써 그 강박사고에 직면하였다. 더 나아가 태석 씨

전투계획 노출훈련의 횟수를 줄이기 시작하면, 연습을 해야 한다는 사실 자체를 잊어버릴 위험이 있다. 그러지 않도록 주의하라! '해야 할 일' 목록에 적어 놓거나, 치료친구에게 자신을 상기시켜 달라고 부탁하거나, 또는 컴퓨터가 자동적으로 알림 메시지를 보내도록 설정해 놓는 등 잊어버리지 않는 방법을 찾아보자.

는 임종이 가까운 다른 친척의 모습을 상상해 보기도 하였다. 그런 시도를 통해 이치에 맞지 않는 침투사고에 대해 그동안 배운 것을 확장시켰고, 새로운 패턴을 강화시켰다.

노출을 생활방식으로 만드는 또 다른 방법은 기회가 있을 때마다 '간단한 노출'을 하는 습관을 들이는 것이다. 아인 씨는 서류를 작성할 때 실수를 할지도 모른다는 강박사고를 가지고 있었는데, 편지봉투에 주소를 적은 다음 다시 확인하지 않고 우체통에 넣는 훈련을 함으로써 그런 두려움을 대부분 극복하였다. 또한 상상에서의 노출을 이용해서, 그런 실수에 따른 두려운 결말과 불확실성에 직면하였다. 심지어 그녀는 현재 이미 적극적 치료 단계를 마친 상태였지만, 매일 의도적으로 서류에 작은 실수를 하는(예: 단어의 철자를 잘못 쓴다거나, 마침표를 찍지 않는다거나) 간단한 노출을 수행하였다.

> 호전된 상태를 유지하기 위해, 생활방식에 포함시킬 만한 간단한 노출에는 어떤 것이 있는가?

그러나 주관적 불편감 점수를 계속 자세히 추적하지는 않았다. 모든 사람이 종종 작은 실수를 하며, 자신도 예외가 아니라는 것을 받아들여야 할 때라는 걸 알았기 때문에, 마침내 아인 씨는 이 기법이 매우 효과적이라는 것을 깨닫게 되었다. 민성 씨도 간단한 노출을 하였다. 그림이 기울어져 있을 때 유발되는 '딱 맞지 않다'는 느낌에 익숙해질 수 있도록 일부러 그림을 조금 비뚤게 걸어 놓았다.

이제 두려움에 직면하는 생활방식을 계속 유지하기 위한 다섯 가지 원칙을 정해 보자. 다음은 그 예다.

- 집에서 외출할 때마다 다리미 코드를 꽂아 두고 나가라.
- 뭔가를 버릴 때마다 쓰레기통 겉면을 만지라.
- 날카롭고 위험한 물건을 볼 때마다 사랑하는 사람을 해치는 생각을 의도적으로 해 보라.
- 비밀번호를 정할 때마다 불편함을 느끼는 숫자나 단어를 사용해 보라.
- 외출하기 전에 집에서 화장실을 사용하지 말고 공중 화장실을 사용해 보라.

이제 다음 빈칸에 여러분이 새롭게 설정한 간단한 노출 규칙을 써 보라.

나의 간단한 노출 규칙
• _____
• _____
• _____
• _____
• _____

반응방지 줄여 나가기

이제 반응방지 규칙을 조금 완화시킬 때다. 의례적 행동을 관찰하는 것을 중단해도 된다. 하지만 의례적 행동을 다시 해도 된다는 뜻은 아니다! 더 정확히 말하자면, 대부분의 사람이 하는 행동을 하되 두려워서가 아니라 필요에 따라 하자는 것이다. 일반적으로,

전투계획 생활방식의 일부가 될 때까지 간단한 노출 규칙을 잘 보이는 장소 (예: 냉장고, 욕실 거울)에 붙여 놓으라.

만약 강박적 두려움 때문에 어떤 행동을 한다면 그것을 의례적 행동으로 간주하고 저항해야 한다. 이제는 여러분이 한때 어려움을 겪었던 각각의 행동을 왜 하는지 알아차리는 습관을 길러야 한다는 뜻이다. 스스로에게 "내가 이것을 왜 하고 있는가?" "이 행동은 다른 사람들이 당연하게 여기는 행동인가?"와 같은 질문을 해 보라. 또 다른 좋은 전략은 6단계에서 소개했던 '평생 모은 돈 걸기' 기법을 사용하는 것이다.

3개월 동안 인지행동치료 기법을 시행한 후에, 형우 씨는 불운의 숫자(13과 666)에 대한 강박적 두려움과 기도를 하는 의례적 행동이 없어졌다. 그러던 어느 날, 가족 여행을 위해 항공권을 구입하였는데 총 지불 금액이 666,130원이었다. 형우 씨는 매우 당황했다. '두 가지 불운의 숫자가 모두 한꺼번에! 하느님이 가족 여행을 가지 말라고 하는 것임에 틀림없어.' 라는 생각이 들었다. '뭔가 끔찍한 일이 우리에게 일어날지도 몰라.' 라고 생각한 형우 씨는 기도하기 의례적 행동을 해야 할 것 같은 강한 충동을 느꼈다. 그렇지만 한편으로는 의례적 행동을 하는 것이 잘못된 방향이라는

걸 알았다. 그래서 그는 스스로에게 질문하였다. "이 숫자들이 하느님께서 보내 준 신호일까 아니면 우연의 일치일까? 평생 모은 돈을 걸어야 한다면 어느 편에 걸어야 할까?" 형우 씨는 지금까지 해 온 모든 노출 및 반응방지 작업을 떠올렸고, 마침내 아마도 우연의 일치에 불과할 것이라고 생각하게 되었다. 그는 안전을 위한 기도를 하는 의례적 행동을 거부하고, 대신 여행을 선택함으로써 강박증을 물리쳤다.

'정상적' 또는 보편적 행동 패턴을 취하는 것은 여러분의 치료 기술을 일상생활로 확장하는 좋은 방법이다. 예를 들어, 치료 프로그램을 수행하는 동안 확인하기 의례적 행동을 중단하기 위해 모든 전등 스위치와 전기 콘센트에 덮개를 덮어 놓았다면, 이제는 덮개를 벗겨도 된다. 만약 확인해야 할 것 같은 충동이 들면 일상적인 방식으로 확인하라. 예를 들어, 만지거나 세세하게 살펴보는 대신, 스위치를 한 번 힐끗 보고 외출하는 것이다. 만약 오염제거 의례적 행동을 가지고 있다면, 여러분은 프로그램을 수행하면서 오랫동안 거의 모든 손 씻기를 중단했을 수도 있다. 이제는 손을 씻고 싶은 충동이 들 때, 좀 더 정상적인 패턴으로 씻으면 된다. 손을 씻어도 되지만 손이 정말 더러울 때만 씻는 것이다. 손에 잉크, 기름, 화학물질 또는 뭔가 끈적거리거나 냄새가 나는 것이 묻어 있는가? '손을 자세히 살펴보지 않아도' 뭔가 불쾌한 것이 보이거나 느껴지거나 냄새가 난다면 '간단하게' 손을 씻으라. 슬쩍 살펴보거나 냄새를 맡아 봤는데도 잘 모르겠거든 손을 씻지 말라. 여기서 '손을 자세히 살펴보지 않아도'와 '간단하게'라는 말을 강조한 것은 그것이 성공의 열쇠이기 때문이다! 일상적으로 손을 살펴보는 것을 강박적인 의례적 행동으로 만들어서는 안 된다.

일상적 또는 '정상적' 행동에 대한 지침이 뒤에 소개되어 있다. 이 지침을 그대로 따라도 되지만, 만약 여러분이 이 목록에 없는 다른 종류의 의례적 행동을 가지고 있다면 여러분 자신만의 지침을 만들 필요가 있을 것이다. 386쪽에 제시한 정상적인 행동으로 돌아가기 작업지에 한때 여러분이 의례적으로 했던 행동들을 어떻게 다룰 것인지 목록을 작성해 보라. 일상적인 행동과 지나치거나 의례적인 행동을 구별하기가 어렵다면, 치료친구(또는 친한 친구나 가족)에게 물어보라.

정상적인 행동으로 돌아가기 위한 지침

씻기
- 하루에 다섯 번 이상 손을 씻지 말라.
- 휴대용 손 세정제를 사용하지 말라.
- 20초 이상 손을 씻지 말라.
- 식사 전, 화장실 사용 후, 또는 자세히 살펴보지 않아도 뭔가 불쾌한 것이 보이거나 느껴지거나 냄새가 날 때에만 손을 씻으라.
- 강력 비누가 아닌 보통 비누를 사용하라.
- 문을 열거나 어떤 물건을 만지거나 변기 물을 내릴 때 반드시 손으로 하라. 휴지, 옷소매, 발 등 다른 것을 사용하면 안 된다.

샤워하기
- 하루에 한 번, 10분 동안만 샤워하라.
- 자세히 살펴보지 않아도 알 수 있을 정도로 더러운 것이 묻어 있거나 땀이 많이 났거나 냄새가 날 때만 샤워를 추가로 10분 더 하라.
- 중요한 행사(예: 데이트 약속이나 결혼식)를 준비할 때는 샤워를 추가로 10분 더 해도 된다.
- 강력 비누와 샴푸가 아닌 보통 비누와 샴푸를 사용하라.

청소하기
- 한 달에 한 번, 또는 자세히 살펴보지 않아도 먼지나 더러운 것이 보일 때만 집 안 청소(샤워기, 변기, 싱크대, 바닥, 소파 등)를 하라.
- 강력 세정제가 아닌 보통 세정제를 사용하라.
- 옷은 입고 난 후에만, 딱 한 번만 보통 세제로 세탁하라.

확인하기 및 안심구하기
- 확인하기 의례적 행동을 유발시키는 상황에서 한 번 이상 확인하지 말라.
- 어떤 이유에서든 확인하기 위해 차를 돌리지 말라(거울이나 창문 밖을 슬쩍 한 번 보는 것은 허용된다).
- 출입문 잠금장치나 전자제품 등을 확인할 때, 가능하면 한 번 눈으로만 확인하라.
- 대신 확인해 달라고 다른 사람에게 요구하지 말라.
- 강박적 두려움을 유발하는 문제에 대해 같은 사람에게든 다른 사람에게든 한 번 이상 안심을 구하지 말라.

기도하기 및 종교적인 의례적 행동
- 성직자들의 특별한 지시가 없다면, 예배할 때와 식사 전 그리고 취침 전 이외에는 기도하지 말라.
- 강박사고나 강박적 두려움과 관련된 상황에서, 그에 대한 반응으로 기도문을 읊지 말라.
- 기도문은 단 한 번만 말하고 반복하지 말라. 비록 기도할 때 집중하지 못했거나 기도문을 완벽하게 말하지 못했다는 의심이 들지라도 반복하지 말라.
- 각 종교의식은 딱 한 번씩만 하라. 처음에 '완벽하지 않게' 했을지라도 반복하지 말라.
- 같은 죄에 대해서 한 번 이상 고해하지 말라.

정상적인 행동으로 돌아가기 작업지

이제 반응방지는 끝났다. 다음과 같은 의례적 행동을 하는 대신, (의례적 행동을 적으라)	다음과 같은 '정상적인' 행동으로 바꾸겠다.

문제 해결

　노출 및 반응방지를 오랫동안 꾸준히 지속하기란 쉬운 일이 아니다. 한동안은 그 전략을 계속 사용해야 하는 것이 버겁게 느껴질 수도 있다. 생활방식의 일부가 되면 그렇게 어려워 보이지는 않을 것이다. 그러나 만약 노출 및 반응방지에 대한 동기부여가 계속 지속되지 않을 때에는 다음 제안들을 시도해 보라.

- 인지행동치료 전략을 계속 사용할 때 얻을 수 있는 이점을 적어 보라. 직장이나 학교에서의 성취는 얼마나 나아질까? 사회활동이나 이성교제에서는 얼마나 나아질까? 스스로를 바라보는 시각에는 어떤 영향을 줄까? 387쪽에 제시한 작업지에 여러분의 답을 적어 보라.
- 이 프로그램을 시작한 이후로 얼마나 호전되었는지 평가해 보라(389쪽에 나오는

'경과 평가하기'를 보라). 프로그램을 시작했을 때에 비해 지금은 얼마나 나아졌 는가? 나아진 정도를 생각해 보면 동기부여가 될 것이다.

• 단기 목표와 그 목표를 달성했을 때 받을 보상을 정하라. 목표를 달성한 경우에 만 스스로에게 보상을 줘야 한다. 5단계에서 소개하였던 전략들이 도움이 될 것 이다. 388쪽의 목표 및 보상 작업지에 여러분이 정한 목표와 보상을 기록하라.

• 일주일 내내 꾸준히 어떤 특정 상황에 대한 노출훈련을 했거나, 특정한 의례적 행 동들을 중단한 경우에만 영화감상, 여행, 쇼핑 등과 같은 즐거운 활동을 하겠노라 고 스스로와 계약을 맺어 보라. 그 내용을 389쪽에 있는 작업지에 채워 넣으라.

• 9단계에 있는 관찰 서식(329쪽)을 사용하여 의례적 행동을 계속 추적하라. 다른 사람들이 볼 수 있는 곳(예: 집에서는 냉장고 문)에 관찰 서식을 붙여 놓으라. 여러 분이 의례적 행동에 저항하는 것을 가족들이 볼 수 있을 것이다. 또한 여러분이 거둔 성취를 가족들이 보고 축하해 주면, 여러분에게 기쁨이 될 것이다.

인지행동치료 전략이 생활방식의 일부가 되었을 때 얻을 수 있는 것

1. 일상의 중요한 영역들(직장, 가정, 학교, 사회생활, 자원봉사, 여가 생활 등)에서 나는 이 전보다 얼마나 잘하게 될까?

_____

_____

_____

2. 자아상은 얼마나 나아질까?

_____

_____

_____

또 하나 주의해야 할 점은 호전된 상태를 유지하기 위해 지나치게 엄격하거나 절 대적인 목표를 설정하지 않는 것이다. 형석 씨는 치료 프로그램을 다 마쳤고 수주 동

목표 및 보상 작업지

목표:

_____

_____

(_____년 ____월 ____일)까지 목표 이루기

이 날짜까지 목표를 달성할 경우 보상:

_____

_____

안 반복하기, 배열하기 의례적 행동을 중단해 왔다. 하지만 그는 비현실적인 목표를 세웠고, 절대 다시는 의례적 행동을 하지 않겠다고 선언하였다. 이것은 오히려 실패의 지름길이다. 모든 사람은 불가피하게 어느 정도 의례적 행동을 할 수밖에 없다. 심지어는 강박증을 가지고 있지 않은 사람들도 그렇다! 형석 씨는 책장의 책들을 배열해야 한다는 충동에 결국 저항할 수 없게 되자 자책하기 시작했다. '나는 실패자야. 내 자신을 통제할 수 없어.' 또한 '어차피 의례적 행동을 절대 하지 않겠다는 원칙을 깼기 때문에, 이제는 의례적 행동을 해도 상관없어.' 와 같은 다른 부정적인 생각들을 하게 되었다. 즉, 상황이 더욱 악화되기 시작한 것이다.

강박증과의 전쟁에서 항상 완벽해야 한다는 기대를 버리라. 형석 씨처럼 가끔 실수를 저지르는 것은 지극히 정상적인 일이다. 의지가 부족해서 실수를 하는 게 아니다. 대개 특정 상황이나 사건 때문에 혹은 훈련이 부족해서 실수를 하게 된다. 다행히 이런 것들은 모두 통제가 가능한데, 우리는 이 장의 후반부에서 이 문제를 다룰 것이다. 스스로에게 비현실적인 원칙을 강요하면, '역시 난 안 돼.' 라고 자포자기하면서 다시 원래의 상태로 되돌아가는 '절제 위반 효과' 가 나타날 수 있다. 일단 원칙을 한 번 어기

> 호전된 상태를 유지하기 위한 여러분의 목표들은 현실적인 것인가? 완벽주의자가 되지 않고도 계속 좋은 상태를 유지할 수 있는가?

고 나면 마치 계속 어겨도 괜찮은 것처럼 느껴지기 시작하고, 결국 여러분은 잘못된 길로 가게 된다. 그 함정에 빠지지 않으려면, 완벽주의자가 되려고 하지 말라. 때때로 일부 강박사고와 의례적 행동을 경험할 거라고 예상하라. 하지만 걱정하지 말라. 그럴 때 어떻게 해야 하는지 이미 여러분은 알고 있다.

경과 평가하기

지금까지 노출훈련 작업지를 사용하여 주관적 불편감 점수를 추적해 왔다면, 이미 여러분은 치료 프로그램을 통해 자신이 얼마나 호전되었는지 알고 있을 것이다. 아마도 주변 사람들로부터도 여러분의 기분이나 행동이 달라졌다는 말을 들었을 것이다. 지금 어느 정도 호전되었는지 더 잘 파악하기 위해 또는 전반적으로 호전에 대한 여러분의 느낌을 확실히 하기 위해, 2단계에서 사용했던 척도들을 다시 사용해서 현재 남아 있는 강박적 두려움과 회피 및 의례적 행동의 수준을 평가해 볼 수 있다. 390쪽에는 목표 증상 평가 서식(치료 후)이 제시되어 있다. 93쪽을 넘겨 보고, 그때 적었던 두려운 상황, 생각, 의례적 행동을 목표 증상 평가 서식(치료 후)에 똑같이 기입하라. 그

(_____ 년 ___월 ___일)부터 1주일 동안 나는 다음 행동을 하겠다.

_____

_____

(1주간 매일 해야 할 노출훈련이나 하지 말아야 할 의례적 행동을 적어 보자.)

나는 다음 행동을 하지 않겠다.

_____

_____

(1주일 뒤 위에 적은 목표를 달성할 때까지 자제하기로 결심한, 좋아하는 활동이나 쇼핑 또는 그 밖의 활동을 적어 보자.)

목표 증상 평가 서식(치료 후)

파트 1. 강박적 두려움

각 촉발요인/침투사고에 대해 두려워하는 정도를 0점(전혀 두렵지 않음)에서 8점(극도로 두려움)까지의 척도를 사용해서 평가하라.

0	1	2	3	4	5	6	7	8
전혀		조금		중간 정도		많이		극도로

	두려워하는 촉발요인 또는 침투사고	두려움 점수
a.		
b.		
c.		

파트 2. 회피행동

각 항목을 얼마나 회피하는지 평가하라.

0	1	2	3	4	5	6	7	8
전혀		드물게		때때로		자주		항상
0%				50%				100%

	두려워하는 항목, 상황 또는 침투사고	점수
a.		
b.		
c.		

파트 3. 의례적 행동에 소비하는 시간

매일 각 의례적 행동을 하는 데 소비하는 시간을 평가하라.

0	1	2	3	4	5	6	7	8
전혀		드물게		때때로		자주		항상

	의례적 행동	점수
a.		
b.		
c.		

다음, 현재 상태의 두려움과 회피행동 그리고 의례적 행동의 정도를 0~8점 척도로 평가하라. 이 서식에 기입하는 방법이 잘 생각나지 않으면, 90~96쪽(2단계)을 읽어 보라.

점수가 0~3점에 해당되면, 증상 때문에 많이 괴롭지는 않은 상태다. 4점 이상이면, 여전히 적어도 중간 정도의 두려움을 가지고 있거나 꽤 자주 회피행동과 의례적 행동을 보이는 상태다. 7점 이상이면, 여전히 상당한 문제를 가지고 있고 더 많은 도움이 필요할 가능성이 높은 상태다. 하지만 2단계에서의 점수와 비교해 보았을 때 어떤가? 점수가 낮아졌다면 호전된 것이다. 여러분이 원한다면, 치료 전후에 몇 퍼센트나 달라졌는지도 확인해 볼 수 있다. 다음 공식에 점수를 넣어 보라.

$$[(\text{치료 전 점수} - \text{치료 후 점수}) \div \text{치료 전 점수}] \times 100 = \text{변화 퍼센트}$$

$$[(\qquad - \qquad) \div \qquad] \times 100 =$$

프로그램 5단계에서 세웠던 목표는 어떠한가? 182~183쪽의 강박증과의 전투에서 나의 목표 작업지를 참고해 보라. 여러분이 세웠던 목표들을 다음 목표 달성 작업지에 적고, 각각을 0(호전 없음)~8점(목표달성) 척도로 평가해 보라.

목표 달성

• 여러분이 세웠던 개인적 목표를 얼마나 달성했는지 아래 척도를 사용해서 평가해 보라.

0	1	2	3	4	5	6	7	8
호전 없음		조금 호전됨		중간 정도 호전됨		상당히 호전됨		목표 달성

	목표	점수
1.		
2.		
3.		
4.		
5.		

원하는 만큼 호전되지 못했다면

강박증처럼 강하고 교활한 적을 물리치는 것은 쉽지 않다. 여러분의 호전 정도는 기대에 못 미칠지도 모른다. 이 프로그램의 적극적 치료 단계에서 더이상 얻을 게 없는 것 같은데, 좀 전에 했던 평가에서는 여전히 강박증으로 인해 어려움을 겪고 있는 것으로 나온다 할지라도 실망하지 말라. 만약 다음 두 가지 문제 중 어느 하나가 여러분을 방해한다고 믿는다면, 일상생활에서의 노출을 계속하고, 적극적 치료 단계로 되돌아가라.

지속적으로 훈련해야 한다는 사실을 잘 기억하지 못하는 경우   화장실 거울이나 차 안처럼 잘 보이는 전략적 위치에 메모 붙이기, 스스로에게 이메일 보내기, 알람 설정하기, 친구나 가족에게 상기시켜 달라고 부탁하기, 훈련이 일상생활이 되도록 매일 같은 시간에 훈련하게 스케줄 짜기 등 잊어버리지 않게 하는 전략들을 사용해 보라.

불안 때문에 때때로 노출훈련을 피하는 경우   불안은 위험하지 않다는 것, 그리고 단기간 동안 불안을 느끼도록 자신을 그냥 내버려 두는 것이 장기적으로 여러분이 호전되는 데 중요하다는 것을 명심하라. 노출훈련을 시행하기 전에 6단계에서 배운 인지치료 전략을 사용해 보라.

그 밖에 다른 이유로 프로그램이 중단되었다면, 인지행동치료 전문가를 찾아가 보는 것이 좋다. 적극적 치료 단계로 되돌아가기로 결정했다면, 우선 지난 수주 동안 여러분에게 가장 효과적이었던 전략들을 찾아보라. 그 전략들에 더욱 집중한다면 더 좋은 효과를 거둘 수 있을 것이다.

어떤 것이 가장 효과적이었는가

다음 강박증 인지행동치료 전략 목록표를 읽고, 어떤 것이 여러분에게 가장 효과가 있었는지 표시해 보라. 또한 그 전략들을 통해 무엇을 배웠는지 생각해 보고, 394쪽의 강박증 치료 검토 작업지를 채워 보라.

강박증 인지행동치료 전략 목록표

다음 중 도움이 되었던 전략에 ✓ 표시하라.

	단계	전략
1. ___	1	강박증 증상, 원인, 치료에 대해 배우기
2. ___	2	강박증상 분석하기
3. ___	3	강박증의 인지행동치료 모델에 대해 배우기
4. ___	4	인지행동치료가 어떻게 작용하는지 배우기
5. ___	4	노출 및 반응방지를 위한 치료 계획 세우기
6. ___	6	증거 검토하기
7. ___	6	연속선 기법
8. ___	6	파이-차트 기법
9. ___	6	평생 모은 돈 걸기 기법
10. ___	6	이중 잣대 기법
11. ___	6	실험 기법
12. ___	6	비용-효과 분석
13. ___	7	실제에서의 노출
14. ___	8	상상에서의 노출
15. ___	9	반응방지

강박증 치료 검토 작업지

1. 나에게 가장 효과적이었던 인지행동치료 전략:

_____

_____

_____

2. 이 전략이 효과적이었던 이유:

_____

_____

_____

3. 이 전략이 가장 효과적으로 적용된 문제:

_____

_____

_____

4. 인지행동치료 프로그램에서 배운 가장 중요한 점:

_____

_____

_____

강박사고와 의례적 행동 없이 살아가기

한때 강박사고와 의례적 행동으로 매우 많은 시간을 낭비하고 일상생활에 지장이 많았는가? 그렇다면 이제 그동안 강박증상이 차지하던 시간을 다른 것들로 채울 수 있다. 강박사고와 의례적 행동이 일상에 끼어들 틈이 없도록 생산적이고 보람 있는 활동으로 채우는 것이 중요하다. 무엇으로 그 시간을 채울 것인가? 강박적 두려움에서 자유로워진 후 앞으로 무엇을 할 것인가?

아마도 여러분은 새로운 활동들을 계획하거나 새로운 기술을 개발해야 할 필요가 있을 것이다. 사회활동, 취미, 자원봉사, 취업 등은 강박증상의 재발을 막는 데 도움이 될 것이다. 그동안 강박증 때문에 삶이 심각한 방해를 받아왔거나, 여러분의 새로운 시도가 실패할까 봐 특히 걱정이 된다면, 직업치료사나 사회복지사의 전문적인 도움을 받아 보는 것도 좋다. 환자들이 강박증으로부터 되찾은 시간에 하는 활동들의 예는 다음과 같다.

강박증으로부터 되찾은 시간에 즐길 수 있는 활동	
그림 그리기	지역사회 모임에 참여하기
작곡하기	골프나 조깅 시작하기
강박증에 관한 책 쓰기	팀 스포츠 배우기
독서클럽에 가입하기	승마 배우기
결혼 정보회사에 가입하기	뜨개질이나 자수 배우기
자원봉사나 취업 알아보기	영화관이나 콘서트 가기
복학하기	낱말 맞추기나 퍼즐 맞추기
강박증 지지모임을 시작하거나 그 모임에 가입하기	외식하기
운동 동호회에 가입하기	전 세계 박물관 여행하기
악기 배우기	관광하기
명상이나 요가 배우기	등산하기
야구 카드나 우표 수집하기	헬스클럽 다니기
자전거 타기	마사지 받기
스키 타기	

이런 것들은 살아가면서 해 보고 싶을 만한 즐거운 활동들이다. 민우 씨에게는 숫자세기, 확인하기, 안심구하기 등의 의례적 행동들이 거의 생활의 전부였다. 민우 씨는 불운의 숫자에 대한 강박사고와 재앙에 대한 두려움이 줄어들면서, '시간이 이렇게 많은데 이제 뭐하지?'라는 생각을 하였다. 그는 즐거운 활동들로 그 시간을 채우려 하였다. 민우 씨는 헬스클럽에 다니면서 5km 단축마라톤을 위한 훈련을 시작하였다. 재앙에 대한 책임감 강박사고에 계속 집착하는 대신, 마라톤 훈련 프로그램에

참가하면서 더욱 건강한 느낌을 가질 수 있었다.

이미 앞에 열거한 활동들을 해 보았는데도 별로 흥미를 느끼지 못하였다면, 여러분이 즐길 수 있는 다른 활동들로 대체해도 좋다. 이미 재미를 위해 하고 있는 활동이 있다면 그것을 계속 하라. 앞으로 몇 주 동안, 여러분이 재미를 위해 한 활동들을 기록하고 얼마나 즐거웠는지를 평가해 보라. 특별히 따로 시간을 떼어서 이런 활동들에 투자하라. 방해받지 말고, 다른 일보다 우선순위에 두라. 심리학자 고든 애스먼슨(Gordon Asmundson)과 스티븐 테일러(Stven Taylor)는 다음에 제시한 즐거운 활동 평가 서식을 사용해서 여러분이 즐거워하는 활동을 계속 추적해 볼 것을 제안하였다. '전혀 즐겁지 않음(0점)' ~ '매우 즐거움(4점)'의 5점 척도로 평가해 보라. 즐거운 정

즐거운 활동 평가 서식

앞으로 몇 주 동안, 여러분이 재미를 위해 한 활동들을 적으라. 각 활동이 얼마나 즐거웠는지 다음 척도를 사용해서 평가하라.

0	1	2	3	4
전혀 즐겁지 않음				매우 즐거움

날짜	활동	즐거움 점수
예시	미술관 방문하기	4
예시	헬스장 가서 운동하기	3

도가 그저 그런 수준이라면 2점으로 평가하라. 매 주말에 그동안 평가했던 것을 살펴보라. 평균 3점이나 4점인 활동들은 계속 지속하고, 3점 미만의 활동들은 다른 것으로 대체하라. 어느 정도 시행착오가 있겠지만, 결국 여러분에게 진정한 즐거움을 주는 활동들의 목록을 찾을 것이다.

일시적 악화 다루기와 재발 방지

여러분은 이 프로그램을 통해서 얻은 치료 효과를 계속 유지할 수 있을 가능성이 매우 크다. 아마도 심지어 시간이 가면 더 좋아질 것이다. 그러나 치료 프로그램의 유지 단계 동안 계속 인지행동치료 기법을 사용한다 해도, 강박증의 회복 과정에는 대개 장애물을 만나게 마련이다. 그런 장애물을 만났을때, 그것을 극복하고 계속 호전된 상태를 유지해야 할 것이다. 무엇보다 이런 일시적 악화가 전격적인 재발로 이어지지 않도록 하는 것이 중요하다.

일시적 악화란

일시적 악화란, 강박증 극복 과정에서 일단 실질적인 호전을 보이기 시작한 이후에 다시 강박적 두려움이 눈에 띄게 증가하는 것을 말한다. 그러나 두려움과 불안이 강박증의 일시적인 악화를 시사하는 첫 번째 증상이 아닐 수도 있다. 때로는 회피나 의례적 행동의

> 어떤 상황을 회피하거나 안심을 구한다면 정상적인 행동인가, 아니면 의례적 행동이 증가하고 있다는 징후인가?

증가가 첫 번째 징후로 나타나기도 한다. 정현 씨의 예를 들어 보자. 그녀는 생화학 연구실에서 일하는 것에 대한 두려움을 꽤 많이 극복하였으며, 유해한 화학물질에 노출되는 사고에 대한 걱정도 많이 줄어들었다. 그러던 어느 날 정현 씨는 자신이 치사량의 위험물질을 흡입한 것은 아닌지 안심을 구하기 위해 대학 위험관리본부에 다섯 번이나 전화를 걸어 확인했다는 사실을 깨달았다. 그것은 그녀의 강박증상이 일시적으로 악화되고 있다는 첫 번째 징후였다.

뚜렷한 이유가 없는 행동들 역시 일시적인 악화의 징후일 수 있다. 예를 들어, 헌재 씨는 걸인과 노숙자가 많은 도심 지역에 대해 편안해지려고 많은 노력을 하였다. 그러나 어느 날 아내에게 도심 기차역에 혼자 나가 아들을 마중하라는 얘기를 하는 순간, 자신이 특별한 이유 없이 그 지역에 가는 것을 피하고 있다는 사실을 깨달았다.

어쩌면 여러분은 내가 별것 아닌 일을 과장해서 걱정한다고 생각할 수도 있다. 연구실 내의 화학물질은 어쨌든 잠재적으로 유해하다는 정현 씨의 걱정은 어쩌면 당연한 것이다. 헌재 씨 역시 도심까지 운전하는 것이 단지 너무 피곤했을 수도 있다. 그렇다. 정현 씨와 헌재 씨의 행동은 다양한 이유로 설명될 수 있을 것이다. 하지만 의례적 행동이나 회피행동이 증가한 징후라면 어떤 것이든 일시적 악화를 시사하는 것일 수도 있으므로 즉각적인 주의를 기울여야 한다.

일시적 악화인가 재발인가

> 일시적 악화는 발생 여부의 문제가 아니라, 언제 발생하느냐의 문제다. 일시적 악화는 피할 수 없는 것이지만, 대부분 쉽게 다룰 수 있다. 그러나 재발은 전혀 다르다. 재발은 강박증이 다시 시작되고 있다는 초기 경고 신호를 여러분이 놓쳤다는 것을 의미한다. 일시적 악화를 빨리 인식하고, 재발로 이어지지 않도록 예방하는 것이 매우 중요하다.

일시적 악화 그 자체를 너무 염려할 필요는 없다. 대개는 일시적이며 단지 일회성일 때가 많다. 또한 일시적 악화를 지금까지 가장 효과적이었던 인지행동치료 기법을 좀 더 자주 훈련해야 한다는 신호로 생각하면 비교적 쉽게 다룰 수 있다(394쪽 작업지 참고). 하지만 일시적 악화가 자주 발생하고 예외가 아니라 규칙이 되어 버리면 재발을 고려해 봐야 한다. 재발은 훨씬 통제하기 어려운 과거의 강박사고와 행동 패턴으로 되돌아가는 것을 의미하며 훨씬 더 심각한 것이다. 대부분의 재발은 예방이 가능하다. 중요한 것은 일시적 악화의 첫 번째 징후가 나타났을 때 재빨리 대처해서 재발로 넘어가지 않도록 미리 차단하는 것이다. 그러려면 우선 일시적 악화와 재발의 원인을 이해해야 한다.

일시적 악화와 재발의 원인은 무엇인가

일시적 악화와 재발을 초래하는 요인에는 여러 가지가 있다. 정서적·육체적 스트레스는 가장 큰 요인들 중 하나다. 경제적 어려움, 학교나 직장에서의 문제, 대인관계 문제, 가족 내 우환이나 가족 구성원의 사망, 개인의 건강 문제, 집을 떠나 생활하는 것(예: 대학 진학), 임신 등 스트레스가 되는 모든 사건은 저항력을 낮추고 기력을 떨어뜨려 여러분을 건강하지 못한 생각과 행동 패턴에 더욱 취약하게 만든다. 여러분이 가진 강박적 두려움에 딱 들어맞는 사건 역시 일시적 악화를 가져올 수 있다. 명수 씨는 몽정을 경험한 후 정액으로 오염될지도 모른다는 강박사고를 재경험하였다. 민희 씨는 성범죄자에 대한 텔레비전 광고를 본 후 아동 성추행에 대한 강박사고가 다시 발생하였다. 이런 우연의 일치 이후에 나타나는 일시적 악화는 이해할 만하며, 증상이 원점으로 돌아갔다는 뜻은 아니다. 여러분은 이미 강박증과 한 번 싸워 이긴 적이 있기 때문에 또다시 싸워 이기기는 틀림없이 훨씬 쉬울 것이다.

일시적 악화가 힘든 상황에서만 나타나는 것은 아니다. 어느 기간 동안 잘 지내다가 생각지도 못한 때 일시적 악화를 경험하기도 한다. 인수 씨는 가장 심각한 문제였던, 오염과 관련된 강박증상을 잘 극복한 것처럼 보였다. 그는 이제 문을 열거나 난간을 잡거나 여러 물건을 만진 후에도 손을 씻지 않을 수 있었다. 그는 '마침내 편안해지고 강박증을 극복해서 정말 좋아.' '더 이상 노출훈련을 안 해도 되니 기뻐.' 라고 생각하였다. 그러나 얼마 지나지 않아 다시 회피행동을 하기 시작했고 손을 점점 더 많이 씻게 되었다. 정말 생각지도 못한 일이 일어난 것이다. 이런 경우의 일시적 악화는 여러분이 너무 안일했다는 것을 뜻할 수도 있다. 만약 인수 씨가 강박사고를 극복한 이후에도 노출훈련을 계속 했다면, 일시적 악화는 나타나지 않았을 수도 있다.

또한 치료를 받는 동안 노출 및 반응방지 훈련을 충분히 하지 않은 경우에도 일시적 악화가 나타날 가능성이 높다. 즉, 위계에 있는 가장 두려운 촉발요인이나 생각에 직면하지 않았거나, 일부 의례적 행동을 중단하지 않았거나, 노출훈련을 할 때 미묘한 회피행동을 사용했거나, 또는 충분히 다양한 상황에서 두려움에 직면하지 않았다면, 나중에 일시적 악화가 나타날 위험이 높다. 노출 및 반응방지 훈련을 마지막까지 철저히 하지 않으면, 강박증은 슬금슬금 다시 돌아올 것이다.

맞춤형 재발 방지 계획

재발 방지는 스트레스를 유발하거나 일시적 악화를 촉발할 가능성이 높은 상황들을 늘 인식하고 대비하는 것에서 시작한다. 여러분은 경고 신호를 늘 살펴야 하고, 일시적 악화를 이미 여러분이 극복하는 방법을 알고 있는 일시적인 후퇴로 간주하고 접근해야 한다. 그런 다음, 이 워크북에서 배운 기술과 전략을 이용해서 상황을 반전시키면 된다. 일시적 악화를 발견하고 대처하는 데 효과적인 전략들은 다음과 같다.

때때로 스스로를 평가하기

재발을 방지하는 가장 좋은 방법 중 하나는, 여러분이 어떻게 지내고 있는지를 정기적으로 평가하는 것이다. 390쪽에서 소개한 목표 증상 평가 서식(치료 후)을 다시 완성해 보면, 이전 강박사고나 회피행동 또는 의례적 패턴들이 모르는 사이에 다시 생긴 것이 아닌지 분명하게 확인할 수 있다. 스트레스를 많이 받고 있을 때나 받은 후에는 일시적 악화의 위험이 높아지기 때문에 더욱 주의 깊게 증상을 관찰해야 한다. 단, 자신이 여전히 잘하고 있는지에 대한 확신을 얻기 위해(즉, 안심을 얻기 위해), 너무 많이 살피거나 강박적으로 확인하지 않도록 주의하라. 그것 자체가 의례적 행동이며, 재발에 대한 과도한 불안을 불러일으킬 수 있다. 6개월마다 한 번씩 증상을 평가하는 것이 가장 적절하다.

'고위험' 상황 파악하기

스트레스를 받고 있을 때에는 일시적 악화의 위험이 높아지기 때문에, 강박사고와 의례적 행동이 증가할 수도 있다는 가능성을 염두에 두고 대비하면 당황하지 않을 수 있다. 최근에 가까운 친척이 사망하거나 연인과 헤어졌는가? 직장에서 스트레스를 받거나 경제적 압박에 시달리고 있는가? 이와 같은 부정적 스트레스뿐만 아니라 적응이 필요한 긍정적인 일들 또한 스트레스로 작용할 수 있다. 새로운 일을 시작하려고 하는가? 아기를 낳았는가? 처음으로 독립하려고 하는가? 최근에 결혼을 했는가? 스트레스를 유발하는 사건이나 상황들은 어떤 것이든 일시적 악화를 가져올 위험을 높이므로 '고위험' 상황에 해당한다. 스트레스가 되는 사건이 다가올 때, 여러분은 강박사고와 의례적 행동이 다시 나타날 가능성에 대비해야 한다. 여러분이 준비되어 있으면, 일시적 악화에 방심하지 않고 즉각적인 행동을 취할 수 있다. 만약 스트레스 사건이 경고 없이 갑자기 발생한다 해도, 여전히 대처할 시간은 있다. 하지만 일시적 악화에 즉시 대처하는 게 중요하다는 것을 명심하라. 오래 지체할수록, 강박적 두려움이 커질 시간을 주는 것이다.

앞으로 몇 달 안에 예상되는 고위험 상황은 어떤 것이 있을까? 그 상황들을 다음 작업지에 적고, 잠재적인 일시적 악화를 물리치기 위한 기술들을 사용해 보라.

재발 방지 계획 : 나의 고위험 상황

- _____
- _____
- _____
- _____
- _____

경고 신호 감지하기

재발을 막기 위해서는 여러분이 일시적으로 악화되고 있다는 경고 신호를 알아차려야 한다. 다음에 나오는 몇 가지 잠재적 경고 신호를 잘 살펴보라.

- 강박 촉발요인에 직면했을 때 신체적 불안 증상의 증가
- 강박사고의 증가
- 의례적 행동이나 회피행동의 증가
- 쉽게 짜증이 나거나 기분이 가라앉는 것
- 회피행동이나 의례적 행동이 다시 나타나서 대인관계 스트레스가 증가하는 것

이와 같이 강박증상이 다시 나타나는 경고 신호를 감지했을 때는 재발 방지 태세

로 돌입해야 하며, 일시적 악화가 재발로 넘어가지 않도록 다음 기법들을 사용해야
한다.

긍정적 태도 유지하기

여러분은 일시적 악화의 첫 신호를 확인하고 매우 당황할 수도 있다. 그러나 자책
하지 말라. 일시적 악화는 정상적이며 피할 수 없다는 것을 기억하라. 아무리 최선을
다해도 일시적 악화는 이따금씩 발생한다. '맙소사, 난 실패하고 있어!' '이건 끔찍
해. 이 짓을 다시 할 수는 없어.' 와 같은 생각은 스스로를 절망에 빠지게 하고 스트레
스만 가중시킬 뿐이다. 스트레스가 강박사고와 의례적 행동을 증가시킨다는 것을 기
억하라. 자신을 탓하지 말고, 그저 '뭔가 잘못된 것을 고치면 돼.' 라고 스스로에게 이
야기하라. 그다음엔 행동하라! 다음 대처 진술문이 일시적 악화를 효과적으로 다루
는 데 도움이 될 것이다.

'모든 게 괜찮아. 그 일은 일어날 수밖에 없었어. 일시적인 악화는 누구나 경험해.'
'재발로 넘어가기 전에 발견해서 다행이야. 지금 뭘 해야 할지 알고 있어.'
'어찌됐든, 의례적 행동이 늘어났어. 더 열심히 해야겠군.'
'예전에도 이 문제를 이겨 낸 적이 있어. 다시 못할 이유가 없지!'

행동을 취하기

여러분이 이 책을 읽고 훈련하면서 강박증에 대해 이미 배운 것들을 다시 검토해
보자. 다음 세 가지 물음에 답해 보라. 강박사고와 의례적 행동이 다시 나타나고 있
다고 느껴질 때 해야 할 것과 하지 말아야 할 것들에 대해 생각해 보는 데 도움이 될
것이다. 대현 씨는 사랑하는 사람에게 불운이 닥칠지도 모른다는 강박적 두려움과
의심을 가지고 있었다. 인지행동치료 프로그램을 마친 후, 그는 다음 질문에 답을 하
면서 재발 가능성에 대한 준비를 시작하였다. 그는 이 과정을 통해 강박증의 재발을
막기 위해 해야 할 것과 하지 말아야 할 것을 생각해 볼 수 있었다. 404~405쪽에 대
현 씨의 답이 나와 있다.

1. 원치 않는 침투사고에 대해 그리고 그 침투사고가 어떻게 불안을 불러일으키는 강박사고로 발전하는지에 대해 지금까지 배운 것을 모두 적어 보라.

- _____
- _____
- _____
- _____
- _____
- _____

2. 불안, 강박사고 그리고 불확실한 느낌을 단기적으로는 줄여 줄 수도 있지만, 장기적으로는 강박적 두려움을 더욱 악화시키는 행동 패턴들을 적어 보라.

- _____
- _____
- _____
- _____
- _____
- _____

3. 지금까지 배운 것 중 강박적 두려움에 대처하거나 극복하는 데 도움이 되는 것은 무엇인가? (힌트: 이것은 쓸모없는 행동 패턴을 바꾸기 위해 특정한 기법을 사용하는 것과 관련이 있다.)

- _____
- _____
- _____
- _____
- _____
- _____

대현 씨의 답

1. 지금까지 원치 않는 침투사고에 대해서 그리고 그 침투사고가 어떻게 불안을 불러일으키는 강박사고로 발전하는지에 대해 배운 것을 모두 적어 보라.

- 사람들은 누구나 때때로 부정적이고 침투적인 생각을 한다.
- 강박증이 없는 사람은 그런 생각을 의미 없는 '정신적 소음'으로 여긴다.
- 나는 그런 생각이 매우 중요하고 의미 있는 것이라고 잘못 해석한다.
- 이런 잘못된 해석은 나를 불안하게 만들고, 그 생각에 사로잡히게 한다.
- 그 생각은 안 하려고 시도할수록 점점 더 심해진다.

2. 불안, 강박사고 그리고 불확실한 느낌을 단기적으로는 줄여 줄 수도 있지만, 장기적으로는 강박적 두려움을 더욱 악화시키는 행동 패턴들을 적어 보라.

- 강박사고를 분석해서 그것이 사실인지 아닌지 알아내려고 한다.
- 나쁜 생각을 안 하려고 시도하지만, 그럴수록 오히려 더 생각난다.
- 어떤 특정한 행동을 해도 불운이 초래되지 않을 것이라고 다른 사람에게 안심을 구한다.
- 나쁜 일이 발생하는 것을 막기 위해, 머릿속으로 어떤 구절이나 숫자를 중얼거린다 (정신적인 의례적 행동).
- 강박사고를 떠오르게 하는 특정한 상황이나 항목을 피한다.

3. 지금까지 배운 것 중 강박적 두려움에 대처하거나 극복하는 데 도움이 되는 것은 무엇인가? (힌트: 이것은 쓸모없는 행동 패턴을 바꾸기 위해 특정한 기법을 사용하는 것과 관련이 있다.)

- 강박적 두려움이 현실적인가에 대해 의문을 갖게 만드는 증거들을 고려하는 것을 배웠다.
- 두려움에 직면하면 일시적으로 불안해지겠지만, 결국 불안은 사라지고 더 이상 두려워하지 않아도 된다는 것을 배울 것이다.
- 불쾌한 생각을 그냥 내버려 두면 불안은 결국 줄어들며, 그 생각은 나를 점점 덜 괴롭

계속

> 힐 것이다.
>
> • 정신적인 의례적 행동을 하지 않아도, 끔찍한 일은 누구에게도 일어나지 않을 것이다.

다음 단계들을 따라가 보라. 일시적 악화를 알아차려서 강박증상을 다시 통제해야 할 때 도움이 될 것이다.

1. 강박적 두려움을 지지하는 증거와 반대하는 증거들을 생각해 보라. 침투적 생각을 다르게 해석할 수 있는 대안이 있는가? 강박사고, 불확실성, 두려워하는 촉발요인에 대해서 더 도움이 되는 해석과 사고방식들을 적어 보라.

   • _____
   • _____
   • _____
   • _____

2. 쓸모없는 생각 패턴을 바꾸는 데 도움이 되었던 인지치료 전략들을 훈련하라. 일시적인 악화를 통제하기 위해 사용한 전략들을 나열해 보라. 어떤 것이 가장 도움이 되었는가?

   • _____
   • _____
   • _____
   • _____

3. 강박사고를 더욱 강하게 만드는 모든 행동에 대한 충동을 억제하라. 예를 들어, 두려움을 유발하는 상황에 대한 회피나 강박적인 의례적 행동, 안심구하기, 정신적인 의례적 행동, 사고억제, 간단한 의례적 행동에 대한 충동을 억제해야 한다. 여러분이 하지 않으려고 노력하는 것들을 적어 보라. 예를 들어, '괴로운 생

각을 억지로 밀어내려고 하지 않을 거야.' '내 주민등록번호에 6이 있어도 괜찮은지 재차 확인하기 위해 목사님에게 전화하지 않을 거야.' 등이다.

• _____
• _____
• _____
• _____

4. 두려움을 촉발하는 요인들과 상황들을 피하고 있다면, 이런 상황들에 대한 단계적 노출훈련 계획을 세워 보라. 만약 촉발요인이 너무 위협적이어서 직면하기 어렵다면, 우선 쉬운 것부터 시도해서 점차 더 두려운 상황으로 옮겨 보라. 회피하고 있는 상황들을 적어 보고, 그에 직면하기 위해 여러분이 취하고 있는 조치들을 적어 보라. 여러 가지 다양한 상황에서 노출훈련을 해야 한다는 것을 명심하라. 보다 높은 새로운 한계에 진정으로 도전할 때, 강박적 두려움은 완전히 극복되고 다시 돌아오지 않을 것이다.

• _____
• _____
• _____
• _____

5. 재앙에 대한 강박적 의심과 생각을 가지고 있는가? 그렇다면 상상에서의 노출 계획을 세워 보라. 문제가 되는 강박사고를 기록하고, 상상에서의 노출기법을 이용해서 어떻게 직면할지 적어 보라.

• _____
• _____
• _____
• _____

치료친구와 함께 작업을 해 왔다면, 일시적 악화로부터 벗어나는 것을 도와달라고 부탁해 보라. 만약 치료자와 함께 작업해 온 경우라면, 여러분이 제자리로 돌아오기 위한 작업을 함께할 수 있도록 '치료 프로그램 종결 후 추가 회기' 스케줄을 잡는 것을 고려해 보라. 여러분은 회복에 필요한 기술들을 이미 익혔기 때문에 생각보다 빨리 원래대로 회복될 것이다. 여러분의 회복은 대부분 이미 알고 있는 것을 검토하고, 해야 할 노출훈련의 계획을 수립하며, 의례적 행동을 줄이는 것에 달려 있다. 일시적 악화가 발생한 원인을 주의 깊게 평가하고, 앞으로 유사한 상황에 대처할 수 있도록 계획을 잘 세운다면, 여러분은 이전보다 훨씬 더 탄탄하게 회복될 것이다.

전문적 도움받기

임상 전문가 찾기

만일 강박사고, 회피 그리고 의례적 행동 등의 문제가 심각하다면, 이 워크북에만 의지하지 말고 정신건강 전문가를 만나 보라. 충분한 경험을 가진 임상 전문가를 찾는 데는 시간이 조금 걸릴 수 있다. 인지행동치료가 강박증에 효과적이기는 하지만 모든 치료자가 그에 익숙하거나 충분히 수련받은 것은 아니다. 치료자를 찾기 위한 정보를 신경정신의학회나 심리학회에서 얻을 수도 있을 것이다. 만약 여러분이 심리학과에 인지행동치료 수련 프로그램이 개설되어 있는 대학, 또는 정신건강의학과가 있는 병원 근처에 살고 있다면, 거기서 수련 중인 치료자로부터 인지행동치료를 받을 수 있는지 전화나 인터넷을 통해 알아볼 수 있을 것이다. 수련 중인 치료자에게 치료를 받는 것에 대해 너무 염려할 필요는 없다. 특히 불안장애나 강박증의 인지행동치료에 대한 수련을 받고 있거나, 경험이 있을 때에는 더욱 그렇다. 수련 중인 치료자는 지도감독을 매우 철저하게 받을 것이다. 양질의 치료를 받을 수 있을 뿐만 아니라 대개 저렴할 것이다.

자격 요건 확인하기

어떤 경로를 통해 치료자를 찾았든지 간에, 치료를 받는 것에 대해 동의하기 전에 그 치료자가 면허를 가지고 있는지 확인해야 한다. 그런 다음, 치료자에게 어떤 자격증을 가지고 있는지, 그리고 어떤 치료법을 사용하고 있는지 설명해 달라고 요청하라. 여러분이 묻고 확인해야 할 질문과 답은 다음과 같다. 이런 질문을 하는 것을 주저하지 말라. 여러분이 필요한 치료를 받을 수 있는지 확인하는 것은 중요하다.

1. 당신은 어떤 접근법을 사용해서 강박증을 치료하는가?

(답: 행동치료적 접근 또는 인지행동치료적 접근. 만일 '게슈탈트' '정신역동' '절충주의' '정신분석' '인본주의' '로저스 방식' '융 방식' 이라고 대답한다면, 그들은 여러분이 찾고 있는 치료자가 아니다!)

2. 어떤 인지행동치료 방법을 사용하는가? 치료는 어떻게 진행되는가?

(답: 두려워하는 상황과 생각에 직면하는 것(노출)과 의례적 행동을 멈추는 것(반응방지)이 설명에 포함되어 있어야 한다. '바이오피드백' 'EMDR' '최면' '이완' '사고멈춤' 과 같은 설명을 한다면, 여러분이 찾고 있는 치료자가 아니다!)

3. 강박증 인지행동치료를 위해 정식으로 어떤 수련을 받았는가?

(답: 정식으로 수련을 받은 치료자를 찾아야 한다. 대학원에서 수련을 받았거나, 전문가로부터 일대일 수련과 지도감독을 받았거나, 다수의 세미나와 워크숍 등을 통해 인지행동치료 수련을 받은 치료자여야 한다. 단순히 인지행동치료에 관한 책을 많이 읽었거나, 몇 번의 워크숍이나 강의를 들은 것만으로는 부족하다. 인지행동치료를 몇 시간 만에 배울 수는 없으며, 최소 몇 달 간의 수련 기간이 필요하기 때문이다.)

4. 인지행동치료를 사용해서 몇 명의 강박증 환자를 치료해 보았는가?

(답: 적어도 5~10명의 치료 경험이 있어야 한다.)

5. 인지행동치료의 결과는 어떠했는가?

(답: 연구결과에 따르면, 대부분은 최소 50% 이상의 증상 감소를 경험한다. 치료자에게서 인지행동치료를 어떻게 사용해야 좋은 결과를 얻을 수 있는지 그 방법을 알고 있다는 자신감이 느껴져야 한다.)

6. 호전되는 것을 느끼려면 대개 얼마 동안 인지행동치료를 받아야 하는가? 치료는 보통 얼마나 오랫동안 받는가(회기의 수, 주 수, 개월 수)?

(답: 대부분의 인지행동치료 프로그램은 20회기 이내에 마친다. 만약 치료 기간이 20회기보다 훨씬 길다면, 그 치료자는 인지행동치료와 더불어 또 다른 치료전략을 사용한다는 걸 의미할 수도 있다.)

7. 노출훈련을 치료 회기 중에 치료자와 함께하는가, 아니면 숙제로만 하는가?

(답: 회기 중에 여러분이 노출훈련을 하는 것을 도와주고, 회기와 회기 사이에는 혼자서 훈련할 수 있도록 숙제를 내 주는 치료자를 찾아보라.)

8. 치료자가 치료실 밖으로 나가서 내가 노출훈련을 하는 것을 도와줄 수 있는가?

(답: 예.)

9. 실제에서의 노출과 함께 상상에서의 노출도 사용하는가?

(답: 예.)

10. 강박증 치료에 있어 내가 어디쯤 와 있는지 치료자가 살펴볼 수 있기 위해 그동안 내가 사용해 온 강박증 자습서를 가져와도 괜찮은가?

(답: 예.)

이 질문들에 모두 옳게 대답하는 치료자를 찾지 못할 수도 있지만, 대부분의 질문에 제대로 대답한다면 대개 적합한 치료자일 가능성이 높다. '사고장 요법'이나 '환생요법'과 같이 여러분이 전에 한 번도 들어본 적이 없는 치료를 권유한다면 의심을 해 봐야 한다. 또한 지나치게 자신하거나, 완치가 가능하다고 주장하거나, 치료 성공을 장담하는(사실이라고 하기에는 너무 근사해 보이는 이야기를 하는) 사람은 경계해야 한다. 마지막으로, 치료 기간이 얼마나 될지에 대답을 하지 못한다면, 여러분은 다른 치료자를 찾아보아야 한다.

일부 치료자는 인지행동치료 전반에 대한 지식은 있지만 강박증 인지행동치료에 대한 경험은 없을 수 있다. 이런 경우에는 치료자가 공포증, 사회불안증, 또는 공황장애를 치료할 때 인지행동치료를 사용하고 있는지 물어보라. 이들 질환에 대한 치료는 강박증 인지행동치료와 유사하다. 그러므로 만약 그렇다면 여러분은 그 치료자가 강박사고와 의례적 행동을 치료하는 데 필요한 기본 지식을 가지고 있다고 생각해도 된다. 어쩌면 여러분은 자신의 고유한 강박사고와 의례적 행동에 알맞은 치료 방법을 재단하는 데 이 워크북을 사용하고자 제안할 수도 있을 것이다.

만약 여러분이 강박증상에 대한 약물치료를 고려하고 있다면, 경험이 있는 정신과 의사를 찾아보자. 강박증 전문가를 찾을 수 없다면, 전반적으로 불안장애 치료에 익숙한 전문가를 찾아보자. 대개 강박증 약물치료는 다른 불안장애의 약물치료와 비슷하다.

마치는 말

축하한다! 그동안 수고했다. 1~10단계에 담겨 있는 지식과 정보 그리고 인지행동치료 전략들이 여러분이 강박증을 극복하는 데 많은 도움이 되었기를 바란다. 내가 인지행동치료를 좋아하는 가장 큰 이유는 그것이 대부분의 사람에게 효과적인 것 외에도, 그 기술들을 익히고 훈련하면 영원히 여러분의 것이 되기 때문이다. 여러분은 매주 무엇을 할지 조언을 구할 필요가 없다. 매번 약값을 지불할 필요도 없다. "내게 물고기 한 마리를 달라. 그럼 나는 하루를 먹을 수 있다. 내게 물고기 잡는 법을 가르쳐 달라. 그럼 나는 평생을 먹을 수 있다."라는 고대 중국의 속담처럼, 여러분은 누구도 빼앗을 수 없는 기술과 지식을 갖게 되었다. 여러 힘든 과정을 거치면서, 여러분은 강박사고와 의례적 행동을 물리칠 수 있는 '물고기 잡는 법'을 배웠다. 여러분이 평생 동안 '먹을 수 있기를' 간절히 바란다.

411

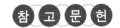 참 고 문 헌

Baer, Lee. (2000). *Getting Control*. New York: Plume.

Ciarrocchi, Joseph. (1995). *The Doubting Disease: Help for Religious Obsessions and Compulsions*. Mahwah, NJ: Paulist Press.

De Silva, Padmal, and Rachman, Stanley. (2004). *Obsessive-Compulsive Disorder: The Facts*. New York: Oxford University Press.

Foa, Edna, and Wilson, Reid. (2001). *Stop Obsessing: How to Overcome Your Obsessions and Compulsions*. New York: Random House.

Grayson, Jonathan. (2004). *Freedom from Obsessive-Compulsive Disorder*. New York: Berkley.

Hyman, Bruce, and Dufrene, Troy. (2008). *Coping with OCD: Practical Strategies for Living Well with Obsessive-Compulsive Disorder*. Oakland, CA: New Harbinger.

Landsman, Karen, Rupertus, Kathleen, and Pedrick, Cherry. (2005). *Loving Someone with OCD: Help for You and Your Family*. Oakland, CA: New Harbinger.

Munford, Paul. (2004). *Overcoming Compulsive Checking*. Oakland, CA: New Harbinger.

Munford, Paul. (2005). *Overcoming Compulsive Washing*. Oakland, CA: New Harbinger.

Penzel, Fred. (2000). *Obsessive-Compulsive Disorder: A Complete Guide to Getting Well and Staying Well*. New York: Oxford University Press.

Purdon, Christine, and Clark, David A. (2005). *Overcoming Obsessive Thoughts*. Oakland, CA: New Harbinger.

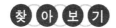

저자 소개

Jonathan S. Abramowitz PhD

채플힐에 위치한 노스캐롤라이나 대학교의 심리학과 교수이자 불안 및 스트레스장애 클리닉의 책임을 맡고 있다. 그 이전에는 로체스터 소재 메이요 클리닉에서 강박증 및 불안장애 프로그램을 만들고 책임자로 있었다. 국립정신보건원을 비롯한 여러 곳에서 연구비를 지원받아 강박증 연구를 진행하고 있으며, 그 우수성을 인정받아 여러 상을 수상하였다. 강박증 재단의 과학자문위원을 맡고 있으며, 현재 아내와 두 딸과 함께 채플힐에 살고 있다.

역자 소개

▪ 대표 역자

김세주(Kim Sejoo)

정신과 전문의, 연세대학교 의과대학 정신과학교실 교수

이영준(Lee Youngjoon)

임상심리전문가, 연세대학교 의과대학 의학교육학과 연구교수

▪ 공동 역자

강알리샤(Kang Alicia)

임상심리전문가, 세브란스병원 정신건강의학과 임상심리실 수련과정 수료

강지인(Kang Jeein)

정신과 전문의, 연세대학교 의과대학 정신과학교실 조교수

고민정(Kho Minjung)

정신과 전문의, 분당제생병원

김민경(Kim Minkyung)

임상심리전문가, 세브란스병원 정신건강의학과 임상심리실 수련과정 수료

김승준(Kim Seungjun)
정신과 전문의, 건양대학교 의과대학 정신과학교실 조교수

김영란(Kim Youngran)
임상심리전문가, 세브란스병원 정신건강의학과 임상심리실 수련과정 수료

김혜원(Kim Haewon)
정신과 전문의, 연세대학교 의과대학 정신과학교실 강사

박상미(Park Sangmi)
임상심리전문가, 세브란스병원 정신건강의학과 임상심리실 수련과정 수료

박진영(Park Jinyoung)
정신과 전문의, 연세대학교 의과대학 정신과학교실 조교수

송수정(Song Soojung)
임상심리전문가, 세브란스병원 정신건강의학과 임상심리실 수련과정 수료

예미숙(Ye Misuk)
임상심리전문가, 세브란스병원 정신건강의학과 임상심리실 수련과정 수료

이은혜(Lee Eunhye)
임상심리전문가, 세브란스병원 정신건강의학과 임상심리실 수련과정 수료

정경운(Jhung Kyungun)
소아정신과 전문의, 국립서울병원 소아정신과

최원정(Choi Wonjung)
정신과 전문의, 국립건강보험 일산병원 정신건강의학과

강박증 극복하기

삶을 되찾기 위한 10단계 워크북

Getting Over OCD: A 10-Step Workbook for Taking Back Your Life

2015년 8월 25일 1판 1쇄 발행
2022년 9월 20일 1판 5쇄 발행

지은이 • Jonathan S. Abramowitz
대표역자 • 김세주 · 이영준
펴낸이 • 김 진 환
펴낸곳 • (주) **학지사**

04031 서울특별시 마포구 양화로 15길 20 마인드월드빌딩 5층
대표전화 • 02) 330-5114   팩스 • 02) 324-2345
등록번호 • 제313-2006-000265호
홈페이지 • http://www.hakjisa.co.kr
페이스북 • https://www.facebook.com/hakjisabook

ISBN 978-89-997-0725-4 93510

정가 22,000원

이 도서의 국립중앙도서관 출판시도서목록(CIP)은 서지정보유통지원시스템
홈페이지(http://seoji.nl.go.kr)와 국가자료공동목록시스템(http://www.nl.go.kr/kolisnet)
에서 이용하실 수 있습니다.
(CIP제어번호: CIP2015020144)

출판미디어기업 학지사

간호보건의학출판 **학지사메디컬** www.hakjisamd.co.kr
심리검사연구소 **인싸이트** www.inpsyt.co.kr
학술논문서비스 **뉴논문** www.newnonmun.com
원격교육연수원 **카운피아** www.counpia.com